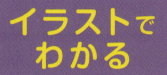

イラストでわかる
歯科医学の基礎

第5版

監修　村上秀明　天野　修
　　　大川由一　西村　康
　　　吉田　篤

永末書店

執筆者一覧

◆監修

村上秀明	大阪大学大学院歯学研究科歯科放射線学講座 教授
天野　修	明海大学歯学部形態機能成育学講座解剖学分野 教授
大川由一	千葉県立保健医療大学健康科学部歯科衛生学科 教授
西村　康	神奈川歯科大学短期大学部歯科衛生学科 特任教授
吉田　篤	宝塚医療大学保健医療学部口腔保健学科 教授

◆執筆（五十音順）

天野　修	明海大学歯学部形態機能成育学講座解剖学分野 教授
池尾　隆	大阪歯科大学歯学部生化学講座 教授
石原和幸	東京歯科大学微生物学講座 教授
井上富雄	京都光華女子大学短期大学部歯科衛生学科 教授
江口貴子	東京歯科大学短期大学歯科衛生学科 講師
川端重忠	大阪大学大学院歯学研究科微生物学講座 教授
岸野万伸	宝塚医療大学保健医療学部理学療法学科 教授
城戸瑞穂	佐賀大学医学部生体構造機能学講座組織・神経解剖学 教授
佐藤　元	明海大学歯学部病態診断治療学講座薬理学分野 講師
杉原直樹	東京歯科大学衛生学講座 教授
住友倫子	徳島大学大学院医歯薬学研究部口腔微生物学分野 教授
田畑　純	九州栄養福祉大学食物栄養学部食物栄養学科 教授
長谷則子	神奈川歯科大学短期大学部歯科衛生学科 特任講師
西村　康	神奈川歯科大学短期大学部歯科衛生学科 特任教授
畠中能子	関西女子短期大学歯科衛生学科 教授
日野出大輔	徳島大学大学院医歯薬学研究部口腔保健衛生学分野 教授
福井　誠	徳島大学大学院医歯薬学研究部口腔保健衛生学分野 講師
溝口尚子	明海大学歯学部形態機能成育学講座生理学分野 講師
村上　聡	松本歯科大学歯学部病理学講座 教授
山口雅也	国立研究開発法人医薬基盤・健康・栄養研究所細菌情報学プロジェクト プロジェクトリーダー
吉川美弘	大阪歯科大学歯学部生化学講座 講師
吉田　篤	宝塚医療大学保健医療学部口腔保健学科 教授
李　昌一	神奈川歯科大学歯学部社会歯科学講座災害歯科学分野 教授、 東京歯科衛生専門学校 副校長

序　文

　歯科医学の進歩に伴い、歯科衛生士が身につけるべき知識や情報は年々増加しています。しかしながら、限られた教育課程のなかで、多くの知識や情報を完璧にマスターすることは困難です。そこで、歯科衛生士としての基本的な資質と能力を養成するために、卒業までに学ぶべき必須の項目とその到達目標を提示したものが歯科衛生学教育コア・カリキュラムです。

　また、歯科衛生士国家試験は、歯科衛生士法に基づいて「歯科衛生士として必要な知識や技能」を身につけているかどうかを問われるもので、この内容を具体的な項目によって示したのが、歯科衛生士国家試験出題基準です。その試験科目は9つに分かれています。

　本書は、上記のコア・カリキュラムと国家試験出題基準にある項目の一つひとつについて、イラストを用いて分かりやすく説明することを目的に2007年に初めて出版されました。その後、コア・カリキュラムや国家試験出題基準が変更される度に改訂を重ねてきました。また、これまで上記の9つの分野のうち基礎的な3つの分野のみを対象としてきました。

　この度、本書は、コア・カリキュラムや国家試験出題基準が2022年にそろって変更されたのを機に第5版として改訂することになりましたが、これまで対象としてきた3つの分野、すなわち「一：人体の構造と機能」「二：歯・口腔の構造と機能」「三：疾病の成り立ち及び回復過程の促進」に加えて、読者からの要望が強かった「四：歯・口腔の健康と予防に関わる人間と社会の仕組み」を新たに加え、より総合的な内容に改訂されました。

　本書を用いて、学校での授業や講義の内容をまとめ、よりくわしく学ぶことにより、歯科医学の分野の系統立った知識の整理に活用してほしいと思います。そして、歯科衛生士を目指す者や歯科医学を学ぼうとする者にとって、国家試験の合格のみならず、国家資格を得てからも愛用されるものとなることを願っております。

2025年1月

監修者一同

目　次

第1章　人体の構造と機能

1　人体の発生　　（解剖学・生理学分野）　2

1）受精と着床　2
2）胚葉　2
3）胎児の発育　4
4）発生異常　4
5）出生前診断　4
6）多能性幹細胞　4

2　人体の構成　　（解剖学分野）　6

1）からだの方向用語　6
2）器官　7
3）組織　8
4）細胞　20
5）からだの構成　24

3　血液　　（生理学分野）　28

1）血液の組成　28
2）血液型と輸血　29
3）止血　31

4　循環器系　　（解剖学・生理学分野）　32

1）心臓　32
2）血管　33
3）リンパ　35
4）循環の調節　36

5　呼吸器系　　（解剖学・生理学分野）　39

1）呼吸器系の構造　40
2）外呼吸と内呼吸　41
3）ガス交換　42
4）呼吸の調節　44

6　消化器系　　（解剖学・生理学分野）　45

1）消化器系の構造と働き　46

2）胃における消化　　　　　　　　　　　　　47
3）腸における消化と吸収　　　　　　　　　48
4）肝臓、膵臓、胆嚢　　　　　　　　　　　49
5）排便　　　　　　　　　　　　　　　　　50

7　運動器系　　　　　　　　（解剖学・生理学分野）　51

1）骨　　　　　　　　　　　　　　　　　　51
2）骨の連結　　　　　　　　　　　　　　　55
3）骨格筋　　　　　　　　　　　　　　　　55

8　泌尿器系　　　　　　　　（解剖学・生理学分野）　59

1）腎臓の構造　　　　　　　　　　　　　　59
2）尿の生成　　　　　　　　　　　　　　　60
3）排尿　　　　　　　　　　　　　　　　　61

9　生殖器系　　　　　　　　（解剖学・生理学分野）　62

1）男性生殖器　　　　　　　　　　　　　　62
2）女性生殖器　　　　　　　　　　　　　　62
3）第二次性徴とホルモン　　　　　　　　　62
4）卵巣および子宮の周期的変化　　　　　　63

10　内分泌系　　　　　　　　（解剖学・生理学分野）　64

1）内分泌の役割　　　　　　　　　　　　　64
2）内分泌器官とホルモンの種類　　　　　　65

11　神経系　　　　　　　　　（解剖学・生理学分野）　70

1）神経系の構成　　　　　　　　　　　　　70
2）中枢神経系　　　　　　　　　　　　　　71
3）末梢神経系　　　　　　　　　　　　　　73

12　感覚器系　　　　　　　　（解剖学・生理学分野）　76

1）感覚の種類と性質　　　　　　　　　　　76
2）皮膚の構造と役割　　　　　　　　　　　77
3）一般体性感覚　　　　　　　　　　　　　77
4）特殊感覚　　　　　　　　　　　　　　　78

13　栄養と代謝　　　　　　　　　（生化学分野）　81

1）栄養素　　　　　　　　　　　　　　　　81
2）エネルギー代謝　　　　　　　　　　　　82
3）物質代謝　　　　　　　　　　　　　　　84
4）酵素　　　　　　　　　　　　　　　　　87

v

14 恒常性 （生理学分野）88

- 1）体液の区分 88
- 2）電解質 88
- 3）体液量と浸透圧の調節 89
- 4）酸塩基平衡 90
- 5）体温 90

15 遺伝 （解剖学・生理学分野）92

- 1）染色体と遺伝子 92
- 2）DNA の複製 93

16 加齢と老化 （解剖学・生理学分野）94

- 1）器官・組織の変化 94
- 2）老化の機序 94

第2章 歯・口腔の構造と機能

1 口腔・顎顔面・頭頸部の構造 （口腔解剖学・口腔生理学分野）98

- 1）口腔前庭・固有口腔 98
- 2）口蓋 98
- 3）舌 99
- 4）唾液腺 100
- 5）頭、顔面、頸部の骨 101
- 6）顔面の筋 105
- 7）口腔の神経系 109
- 8）口腔の血管系 112

2 歯と歯周組織の構造 （口腔解剖学・口腔生理学分野）115

- 1）歯の種類と歯式 115
- 2）歯の形態 116
- 3）咬合 121
- 4）歯を構成する組織と歯周組織 122
- 5）エナメル質 122
- 6）象牙質 124
- 7）セメント質 126
- 8）歯髄 127
- 9）歯根膜 127
- 10）歯槽骨 128
- 11）歯肉 128

3 歯と歯周組織の組成 （口腔解剖学・口腔生理学・口腔生化学分野） 129

1）歯の組成 129
2）歯の石灰化 129
3）歯の脱灰と再石灰化 129
4）唾液の成分 130

4 口腔・顎顔面・頭頸部の機能 （口腔生理学分野） 131

1）歯と口腔の感覚 131
2）嚥下、吸啜、顎反射、嘔吐 134
3）構音、発声 137

5 歯と歯周組織の機能 （口腔解剖学・口腔生理学・口腔生化学分野） 139

1）歯髄の機能 139
2）歯周組織の機能 139

6 口腔と顎顔面の発生と加齢 （口腔解剖学・口腔生理学分野） 141

1）鰓弓（咽頭弓）の発生 141
2）口腔の発生 142
3）顎顔面の発生 143
4）舌の発生 144
5）二次口蓋の発生 145
6）歯堤と歯胚の出現 146
7）歯冠形成期 147
8）歯根形成期（歯の萌出） 148
9）歯の交換 149
10）歯の加齢変化 150
11）口腔の加齢変化 151

第3章 疾病の成り立ちと回復過程の促進

1 病気の原因（病因） （病理学分野） 154

1）内因 154
2）外因 155

2 疾患の病理と病態 （病理学分野） 157

1）先天異常 157
2）細胞・組織の傷害（退行性病変） 158
3）循環障害 163
4）増殖と修復（進行性病変） 168

vii

5）炎症 172
6）腫瘍 177

3 口腔疾患の病理と病態 （口腔病理学分野）182

1）歯の発育異常 182
2）歯の損耗（tooth wear）（咬耗症、摩耗症、酸蝕症）......184
3）歯の付着物、沈着物と着色 184
4）う蝕 185
5）歯髄の病変 186
6）歯周組織の病変 187
7）口腔領域の囊胞 191
8）口腔領域の腫瘍 192
9）口腔領域のその他の病変 193
10）口腔の創傷治癒 197

4 微生物 （微生物学分野）198

1）微生物の種類 198
2）微生物の顕微鏡による観察 205
3）微生物の病原性 206

5 感染 （微生物学分野）210

1）感染の成立 210
2）感染の種類 211
3）感染の経路 213
4）消毒と滅菌 214

6 免疫系と免疫 （病理学・生理学分野）216

1）免疫の種類と免疫機構 217
2）ワクチン 221
3）免疫と疾患 221

7 口腔感染症 （口腔微生物学分野）224

1）口腔内微生物叢 224
2）プラーク微生物叢 225
3）ミュータンスレンサ球菌のう蝕病原性とう蝕部位 227
4）おもな歯周病とおもな原因菌 228

8 生体と薬物 （薬理学分野）230

1）薬物の作用機序 230
2）薬物動態 233
3）ライフステージと薬物 236
4）薬物の副作用 237

5）医薬品の分類と薬物の取り扱い 238
6）調剤 239

9　薬物と薬理作用　　　　　　　　　　（薬理学分野）　240

1）中枢神経系作用薬物（向精神薬）................... 240
2）末梢神経系作用薬物 242
3）局所麻酔薬 244
4）抗炎症薬 245
5）呼吸器系に作用する薬物 248
6）循環器系に作用する薬物 248
7）止血薬と抗血栓薬 249
8）抗菌薬 249
9）消毒薬 252

第4章　歯・口腔の健康と予防にかかわる人間と社会の仕組み

1　総論　　　　　　　　　　　　　　（口腔衛生学分野）　256

1）歯・口腔の機能 256
2）歯・口腔の付着物・沈着物 256

2　口腔清掃　　　　　　　　　　　　（口腔衛生学分野）　259

1）歯磨剤 259
2）洗口剤 260

3　う蝕の予防　　　　　　　　　　　（口腔衛生学分野）　261

1）う蝕の基礎知識 261
2）う蝕の予防方法 263
3）フッ化物によるう蝕予防 264

4　歯周病の予防　　　　　　　　　　（口腔衛生学分野）　265

1）歯周病の基礎知識 265
2）歯周病の予防方法 266
3）歯周病予防へのケア・アプローチ 266

5　その他の歯科疾患とその予防　　　（口腔衛生学分野）　267

1）口臭とその予防 267
2）口腔がんとその予防 268
3）歯の損耗とその予防 268
4）口腔機能低下症とその予防 268

ix

6 環境・社会と健康　　　（衛生学・公衆衛生学分野）　269

1）健康の概要	269
2）人口	271
3）環境と健康	273
4）疫学	278
5）感染症	281
6）生活習慣と生活習慣病	283
7）食品と健康	284

7 地域保健　　　（衛生学・公衆衛生学分野）　286

1）地域保健	286
2）地域歯科保健	288
3）母子保健	288
4）母子歯科保健	288
5）学校保健	289
6）学校歯科保健	290
7）成人・高齢者保健	291
8）成人・高齢者歯科保健	291
9）産業保健	292
10）産業歯科保健	292
11）災害時の保健	293
12）災害時の歯科保健	293
13）国際保健	294
14）国際歯科保健	294

8 保健・医療・福祉の制度　　　（衛生学・公衆衛生学分野）　295

1）法規	295
2）医療の動向	296
3）社会保障	297

9 歯科疾患の疫学と歯科保健統計　　　（保健統計学分野）　302

1）歯科疾患の指標	302
2）歯科疾患の疫学	305
3）歯科保健調査	306

索引　307

本書を無断で複写複製すること（コピー、スキャン、デジタルデータ化等）は、「私的使用のための複写」など著作権法上の限られた例外を除き禁じられています。大学、病院、診療所、企業などにおいて、業務上使用する目的（診療、研究活動を含む）で上記の行為を行うことは、その使用範囲が内部的であっても、私的使用には該当しません。
また、私的使用に該当する場合であっても、代行業者等の第三者に依頼して上記の行為を行うことは違法となります。
なお、いかなる場合においても、スキャン等した複製データの売買、譲渡および共有は違法であり、禁じられています。

JCOPY　＜出版者著作権管理機構 委託出版物＞

本書を複製される場合は、そのつど事前に、出版者著作権管理機構
（電話 03-5244-5088、FAX 03-5244-5089、e-mail：info@jcopy.or.jp）の許諾を得てください。

第1章

人体の構造と機能

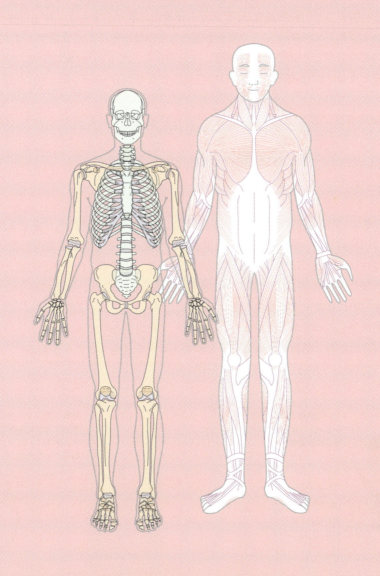

第1章 人体の構造と機能

1 人体の発生

- 私たちの身体が形づくられていく一連の現象を発生という。発生は受精によりスタートする。有性生殖を経て1個の細胞である受精卵が細胞分裂し、細胞増殖を重ね、多様な細胞に分化する。さらに組織発生、器官発生を経て身体が形成される。

1) 受精と着床

- 生殖細胞である精子と卵子が合体して両者の核が融合することによって受精卵が生じる。1つの受精卵は細胞分裂を繰り返し、最終的には多細胞で構成されるヒトになる。受精から出生までの時期は、卵期、胚子期（受精後第3週～第8週）、胎児期（受精後第9週～第38週）に分けられる。妊娠22週から生後7日を周産期という。
- 卵巣から排卵された卵細胞は、卵管采から卵管内に取り込まれる。精子は膣から子宮頸管、卵管へと移動し、卵管膨大部で卵子と遭遇して受精が起こる。受精が完了すると卵割（受精卵の細胞分裂）が始まり、2細胞、4細胞、そして8～16細胞で桑の実のような形の桑実胚となる。受精後約4.5～5日で胚盤胞となり、5～6日頃に子宮粘膜に付着し着床する。
- 受精は排卵後に起こるが、産科臨床では月経後胎齢で妊娠週数を表す（図1-1-1、1-1-2）。

2) 胚葉

- 着床に伴い、子宮粘膜は脱落膜へと変化する。胚盤胞は子宮粘膜へと深く入り込みながら、内側は内細胞塊に、表層の細胞は扁平となり胎盤のもととなる栄養膜細胞へと分化する。内細胞塊はその後、二層、三層と変化し、外胚葉、中胚葉、内胚葉からなる三層性胚盤となる（表1-1-1）。胚盤の背側には羊膜と羊膜腔が形成され、次第に胚子は羊膜に包まれた羊水の中に存在するようになる。
- 胚子期に多くの器官が形成されることから、この時期のウイルス感染、エックス線照射などの物理的刺激、薬物、ホルモンなどが先天異常を誘発することがある。

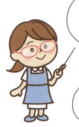

1つの細胞である受精卵が赤ちゃんになっていく仕組みを学ぶのが発生学です。

びっくりするほど変わりますよ！

妊娠に気づくころに心臓や神経など大切な器官がつくられます。お母さんを大切にしてね！

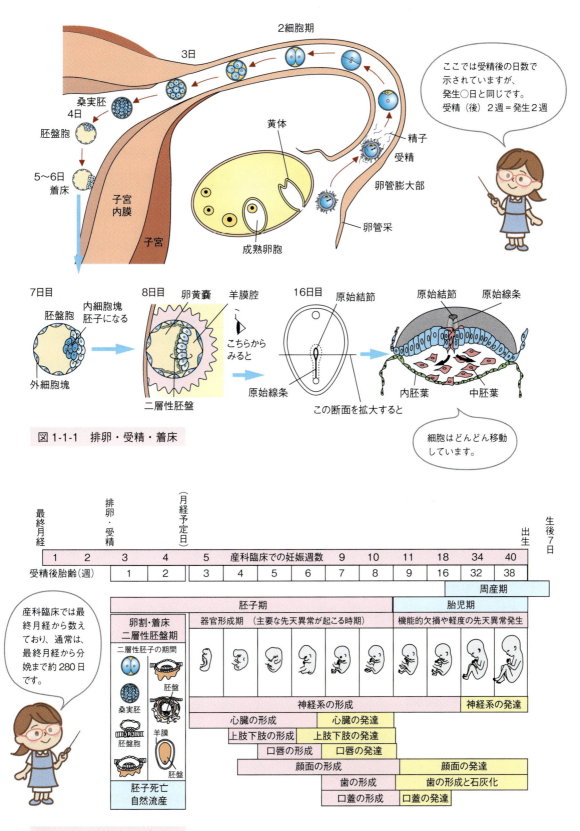

図 1-1-1　排卵・受精・着床

図 1-1-2　受精から出生まで

第1章　人体の構造と機能

3）胎児の発育

- 受精後9週以後の子宮内の個体を胎児という。
- 胎児期は、胚子期に形成された器官原基が大きさを増し、出産後に子宮外の環境に適応できるように機能を成熟させる。生殖器や脳の分化は胎児期に進むことから、胚子期に引き続いて母体への十分な注意が必要である。胎児期後半は皮下脂肪も増え、急激に大きくなる。
- 妊娠満22週（最終月経齢）以後の胎児が母体外に娩出されることを分娩という。妊娠満22〜36週の分娩を早産、満37〜41週を正期産、満42週以後を過期産という。妊娠満22週未満の娩出を流産としている。
- 妊娠22週から出生後7日までの出生前後を周産期と呼ぶ。
- 胎児や新生児の身長や体重は人種や時代により異なる。

4）発生異常

- 出生時に認められる、あるいは出生前の原因により生後に起こる形態あるいは機能的な異常を発生異常あるいは先天異常と呼ぶ。出生児の3％は何らかの発生異常をもつ。
- 発生異常は、遺伝的要因、環境要因、多因子遺伝（複数の遺伝子と環境要因の複合作用）により起こる。
- 胚子期（受精後3〜8週）は奇形因子への感受性が高いので、先天異常の臨界期と呼ぶ。
- 母体への葉酸の投与は、無脳症など脳や脊髄となる神経管の閉鎖障害を防ぐことができる。

5）出生前診断

- 妊娠中の子宮内の胎児の頭殿長や器官形成の程度は、超音波診断が行われる。異常がみつかれば、新型出生前検査、母体血清マーカー検査なども行われる。染色体異常や遺伝子異常等の確定的な検査として羊水検査や絨毛検査が行われる場合もあるが、流産のリスクもある。
- 出生前の診断により胎児への治療あるいは出生後の治療ができる場合もあるが、診断ができても異常が起こる原因は特定できないことも多い。
- 出生前診断およびその結果は、生まれてくる命の選択にもつながる重大なものである。診断を受けるかどうか、あるいは異常がみつかったときは遺伝カウンセリングを受けることが望ましい。周囲の人々と医療者による倫理的かつ精神的な当事者への配慮はきわめて重要である。

6）多能性幹細胞

- 胚盤胞の内細胞塊は生殖細胞を含む身体のあらゆる細胞に分化することができる全能性を備えた細胞である。内細胞塊からつくることができる胚性幹細胞（ES〈embryonic stem〉細胞）は医療応用を見据えた研究が続いている。
- iPS（induced pluripotent stem）細胞（人工多能性幹細胞）は皮膚や血液から採取した体細胞に3つの遺伝子を導入することによりつくることができ、さまざまな細胞に分化することのできる多能性を備えた細胞である。

表 1-1-1　胚葉と器官・組織

受精卵	内細胞塊		羊膜	
		外胚葉	表層外胚葉	表皮・爪・毛・皮膚腺 内耳 下垂体前葉 エナメル質 乳腺 口腔粘膜
			神経外胚葉	中枢神経（脳・脊髄） 網膜 下垂体後葉 松果体
			神経堤	神経節・感覚神経 頭部の骨格・結合組織 副腎髄質・色素細胞など 象牙質、歯髄・歯周組織
		中胚葉		骨・筋・結合組織 心膜・胸膜・腹膜・脾臓、副腎皮質 血管・リンパ球・血球 腎臓・尿管・腎臓、体腔の上皮 子宮・卵管と導管
		内胚葉		消化管（食道・胃・十二指腸・空腸・回腸・大腸）の上皮 呼吸器（気管・肺）・甲状腺・胸腺などの上皮 肝臓・膵臓・胆嚢・膀胱・尿管・尿道の上皮 咽頭・鼓室（中耳）・耳管・扁桃・上皮小体の上皮
	栄養膜			胎盤
				卵黄血管・臍帯血管・血球

（城戸瑞穂）

2 人体の構成

1）からだの方向用語

（1）解剖学的な正位　図1-2-1

- 身体の中の構造の相対的な位置を示す際に基準とする身体の位置を示す体位は、胸を張り、顔を正面に向け、つま先を前に向け足の裏を地面に付け、両足をそろえ、肘は伸ばして身体の両側に下ろし、掌を前に向けて指を伸ばした状態である。そして、身体の方向を3つの直交する平面で定義する。
- 矢状面：正面から矢が貫く方向。正中面に平行に身体を通る垂直面。身体を左右不均等に分割する場合もある。
- 正中矢状面：垂直に身体の中心を前後方向に切り、左右均等に、半分に分ける面。
- 前頭面：矢状面に垂直な左右方向の断面。冠状面とも呼ぶ。身体を前後に分ける。
- 水平面：直立した場合に地面と平行な面をいう。矢状面と前頭面に垂直になる。横断面ともいう。

（2）からだの各部、方向と体位　図1-2-1、図1-2-2

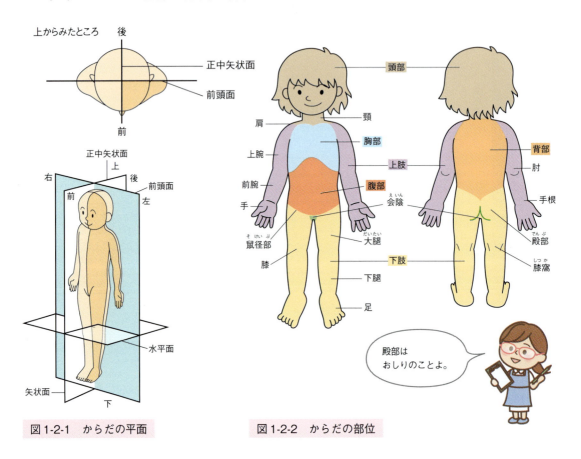

図1-2-1　からだの平面

図1-2-2　からだの部位

2）器官　図1-2-3

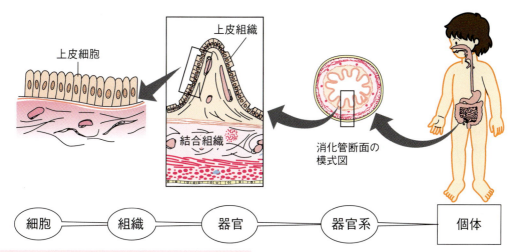

図1-2-3　組織が混ざり合い器官をつくっている

- 生物は細胞からなっている。私たちのからだ（個体）は、同じような形や働きをもつ細胞が集まり組織を形成し、組織が混ざり合い器官をつくっている。多数の器官が集まって一連の働きをするものを器官系という（図1-2-4）。
- 骨格系：人体には約200個の骨があり、その連結により身体の支柱である骨格ができる。
- 筋系：筋は平滑筋・心筋・骨格筋の3種に分けられる。骨と骨格筋を合わせて運動系ということもある。
- 消化器系：口腔（歯、舌を含む）、咽頭、食道、胃、小腸、大腸等の消化管と付属する消化腺（唾液腺、肝臓、膵臓など）からなる。
- 呼吸器系：鼻腔、咽頭、喉頭、気管、気管支、肺からなる。呼吸にかかわる。
- 泌尿器系：腎臓、尿管、膀胱、尿道からなる。尿の産生、排出にかかわる。
- 生殖器系：精巣、精管、卵巣、卵管、子宮など子どもをつくることにかかわる。
- 内分泌系：下垂体、甲状腺、上皮小体、副腎など。ホルモンを分泌し、内部環境を調節する。
- 脈管系または循環系：血管系とリンパ系とに分けられる。身体の細胞は常に維持に必要な酸素や栄養の補給を受け、不要なものを排出しなければならない。この輸送を体内の血液とリンパの循環により行っている。血管系は心臓・動脈・毛細血管・静脈からなる。リンパは毛細血管から浸み出した組織液のことである。リンパ系は毛細リンパ管、リンパ管、およびリンパ節からなる。
- 神経系：中枢神経（脳、脊髄）、末梢神経（脳神経、脊髄神経）からなる。身体の内外の環境を感知し、調節、あるいは運動を行う。
- 感覚器系：皮膚、眼、耳（平衡聴覚器）、鼻（嗅覚器）、舌（味覚）など触覚、味覚、聴覚、視覚、嗅覚など感覚にかかわる特殊化した構造をもつ（図1-2-4）。
  - 一般感覚と特殊感覚がある。
    - 一般感覚：皮膚・粘膜での痛覚、温度覚、触（圧）覚など
    - 特殊感覚：嗅覚（鼻）、視覚（眼）、聴覚（耳）、平衡覚（耳）、味覚（舌）があり、それぞれ特殊化した構造を示す。

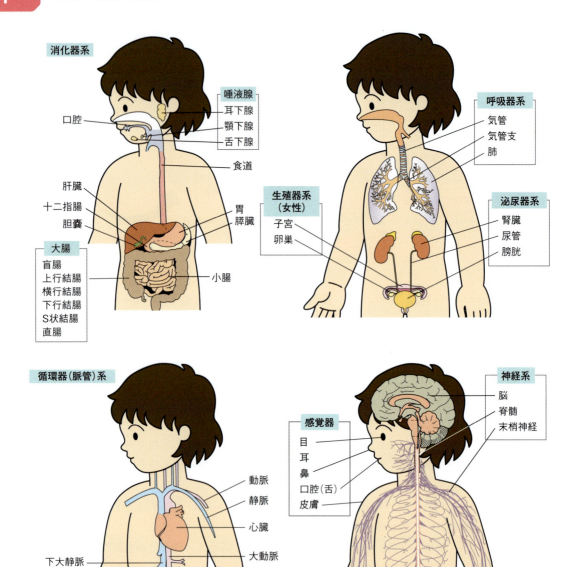

図 1-2-4　器官系

3）組織

● 身体は大きく4つの組織に分けることができる。
● 上皮組織：身体の表面、体腔の内壁（消化管や血管）の内面を覆う。上皮細胞同士は互いに接着し、1層または多層の組織を構成する。乾燥など外部の刺激から身体を保護し、加わる刺激を受容し、刺激に応じ形や機能を変化させる。また栄養の吸収や分泌などの物質交換などにも携わる。

- **支持組織**（結合組織、軟骨組織、骨組織、血液、リンパ）：組織や器官の間を満たして組織間をつなぎとめている。衝撃の吸収や力学的な支持にも重要な役割を果たしている。
- **筋組織**：筋細胞からなり、集合体として収縮や弛緩しながら骨と連携して運動を実現する。
- **神経組織**：神経細胞とグリア細胞からなる。刺激による興奮を異なる組織へと伝える。

（1）上皮組織　図1-2-5

- 上皮組織は身体の表面、体腔の内壁、消化管や血管の内面をくまなくカバーし、1層または多層の細胞が互いに接着して上皮シートを構成している。上皮細胞は基底膜を介して結合組織と結合する。単層の上皮は、物質の吸収や交換、分泌、ろ過などに都合がよく、重層の上皮は、損傷などが加わりやすい部位に存在している。上皮は防御を行っていることから、上皮の断裂は疾患につながる。がん（悪性腫瘍）の大部分は上皮から起こる。
- 上皮細胞は顕微鏡で観察できる形の違いにより分類できる。

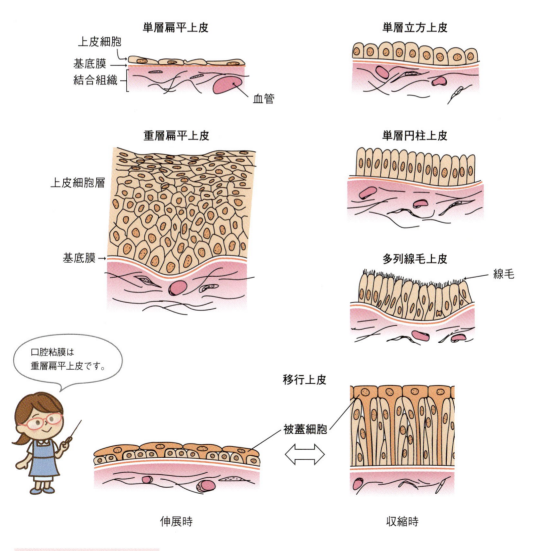

図1-2-5　上皮組織の種類

●上皮は形により以下のように分類される。

A. 扁平上皮
   ●単層扁平上皮：扁平な細胞が1層に並ぶ。内臓を覆う漿膜上皮（中皮）や血管内皮細胞などは単層扁平上皮である。
   ●重層扁平上皮：数層の細胞が重なっている上皮組織。表層は扁平で深層に向かうに従い多角形あるいは立方上皮となり、最下層は円柱形などを示す。口腔、咽頭、喉頭蓋、食道、膣など強い力が加わる部位にみられる。

B. 立方上皮：立方形細胞が並んだ上皮である。腎臓の尿細管の一部、甲状腺濾胞上皮など。

C. 円柱上皮：円柱状の丈の高い細胞が1層に並んだ上皮である。
   ●単層円柱上皮：1層の円柱上皮で核が同じ高さに見える。胃、腸、胆嚢、卵管、子宮など。
   ●多列線毛上皮：1層の細胞が基底膜上に並んでいるが、細胞の高さや核の高さがまちまちで重層に見えることから偽重層上皮とも呼ばれる。管腔側の自由端の線毛が一定の方向へ運動することで、分泌物や異物を運ぶ。鼻腔上皮、気管上皮などに認められる。

D. 移行上皮：機能に応じて形が変化する上皮。
   ●腎盤、膀胱、尿管にみられる。尿が少ない場合は、細胞が重なり合い厚い層がみられるが、内腔が尿で充満すると粘膜壁が伸展され細胞は扁平になり2、3層の薄い層になる。最表層の細胞は大型で被蓋細胞と呼ばれ、尿から粘膜を保護する役目もしている。多列上皮の一種と考えられる。

E. 腺上皮
   ●脂腺、汗腺、乳腺、肝臓などのように細胞内で漿液や粘液の構成成分を産生し、細胞の外へ特定の物質を排出（分泌）する上皮を腺上皮という。消化管や気管など、腺上皮が連続した導管上皮を通過して分泌するものを外分泌腺という。一方、内分泌腺はホルモンを血管内へと分泌し、遠く離れた器官に効果を及ぼす（図1-2-6）。

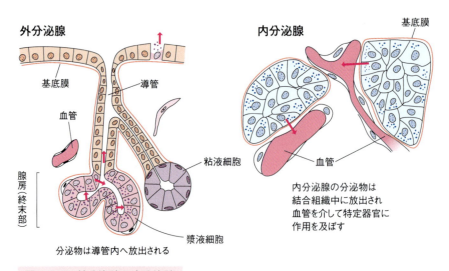

図1-2-6 外分泌腺と内分泌腺

（2）支持組織

- 体内に広く分布し、組織や器官の中あるいは間を埋め、互いを結びつけ支える組織を支持組織という。細胞成分が少なく、多くは細胞間基質からなる。結合組織、軟骨組織、骨組織の3つに分けることができる。結合組織の細胞間質は細胞外マトリックスで構成され、さらに線維と基質で構成される。

A. 結合組織　図1-2-7

- 結合組織は、身体中に認められ、組織の隙間を埋め、器官をつなぎ止めている。豊富な細胞間質と多様な細胞が存在し、血管や神経を導き入れる。
- 結合組織は、線維性結合組織（疎性結合組織、密性結合組織）、脂肪組織、弾性組織、細網組織、膠様組織に分けられる。

　①疎性結合組織：身体の構造をゆるくつなぎ止めている組織。皮膚や粘膜、血管や神経の周囲、腺の周囲など全身に広く存在する。コラーゲン線維（膠原線維）や弾性線維がまばらに不規則に走っており、その間に細胞成分、神経、血管、リンパ管などが含まれる。線維芽細胞が多く、脂肪細胞、リンパ球や形質細胞、マクロファージなどを含む。栄養や代謝物の通路でもある。

　②密性結合組織：コラーゲン線維が密に配列している。皮膚の真皮のようにコラーゲン線維がいろいろな方向に走行しているものと、腱や靱帯のように一定方向に束ねられた

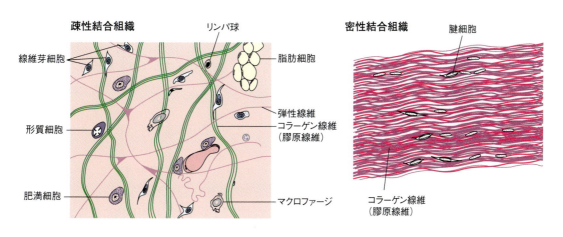

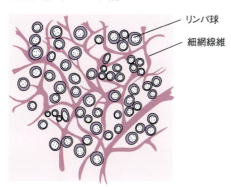

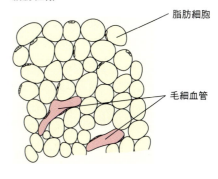

図1-2-7　結合組織

綱のようになっているものがある。大きな血管の壁をなす密性結合組織は弾性線維が多く、弾性組織とも言われる。

③ **細網組織**：リンパ節や脾臓、骨髄のようなリンパ組織を構成する結合組織である。特殊な線維芽細胞（細網細胞）と線維芽細胞が産生する細網線維が細かな網目をつくっている。

④ **脂肪組織**：脂肪が集団をなしている組織を脂肪組織と呼ぶ。脂肪組織には褐色脂肪と白色脂肪がある。褐色脂肪は、肩甲骨の間や頸部に存在し、代謝を活発にして白色脂肪を燃焼させ体温上昇にかかわる。

⑤ **膠様組織**：胎児期にみられる幼若な胎生結合組織。大量のグルコサミノグリカンを含み、網目状の線維芽細胞がみられる。

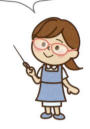

支持組織を広い意味の結合組織ということもあります。

B. 結合組織にみられる細胞成分

- **線維芽細胞**：結合組織に最も多く認められる細胞である。細胞外マトリックスの主成分であるコラーゲンやエラスチン、ヒアルロン酸やグルコサミノグリカンなど糖タンパク質を産生し、コラーゲン線維（膠原線維）を調節する重要な役割を果たしている。コラーゲンはコラーゲン線維の成分であり、エラスチンは弾性線維の成分である。その間質を満たすヒアルロン酸などのグルコサミノグリカンはタンパク質に結合し、水分を多く含むことで組織の形や強度を維持している。

- **脂肪細胞**：脂肪を産生し、蓄える細胞である。球形の細胞で、直径が100 μm（マイクロメートル；1 mmの10分の1）ほどと大きい。細胞のほとんどが脂肪滴で占められている。脂肪細胞は肥満を調節するホルモンを分泌する。

- **マクロファージ**（大食細胞）：多くの突起をもち、細菌やウイルスなど異物をみつけて認識し、細胞内へ取り込み消化する作用を有している。また、自己か非自己かを認識する免疫細胞としても働く。

- **樹状細胞**：細く長い細胞突起を伸ばしていることから樹状細胞と呼ばれる。食べ込み能は弱く抗原提示に働く。

- **肥満細胞**（マスト細胞）：血管の周囲によくみられ、細胞質にはヒスタミンやヘパリン、プロテアーゼを含む顆粒に満たされている。細胞表面にIgEというアレルギーに関連する抗体が結合している。アレルギーを起こす抗原（アレルゲン）が体内に入ると、抗原がIgEと結合し、顆粒からヒスタミンなどが放出され、血管透過性が高まり、浮腫を起こしたり、神経を刺激することで、かゆみや鼻水を引き起こす。これが、喘息や花粉症、アトピー性皮膚炎、蕁麻疹などのアレルギー反応である。

- **形質細胞**：卵形の細胞で細胞質が発達しているので形質細胞と呼ばれる。Bリンパ球から分化し、抗体を産生する。

- **血液細胞**：通常は血液中を循環しているので結合組織中には認められないが、外傷や細菌感染などが起こると血管から滲出する。好中球は、感染部位に集積し、細菌を取り込んで消化し好中球自体も死ぬ。膿は好中球の死骸である。また、免疫反応にかかわるTリンパ球、B型リンパ球など免疫細胞が遊走していることもある。

- ●細胞外マトリックス：線維と基質からなる。
  - ①線維
  - ・コラーゲン線維（膠原線維）：結合組織の基質で最も重要な線維である。コラーゲン細線維（膠原細線維）の束でつくられる。皮膚、骨、軟骨、靱帯、腱などに大量に含まれ、張力に抗する。
  - ・細網線維：細いコラーゲン線維である。細網組織に細い枝分かれする線維構造がみられる。
  - ・弾性線維：伸縮性に富むエラスチンによる線維でできている。血管の拡張や収縮は弾性線維の弾力による。
  - ②基質（無形基質）
  - ・結合組織の間隙を満たしている顕微鏡では形が認められない物質を（無形）基質といい、グルコサミノグリカンが主成分である。
  - ・グルコサミノグリカンはコンドロイチン硫酸やヒアルロン酸がつながった構造でタンパク質と結合してプロテオグリカンという大きな複合体を形成する。この構造が大量の水を吸着することで組織の形を保つ。

C. 軟骨組織　図1-2-8

- ●軟骨は、軟骨細胞と軟骨細胞がつくりだした軟骨基質からできている。骨より軟らかく、メスで切ることができる。軟骨は、外から加わる衝撃を吸収する柔軟性を備えている。軟骨細胞は、軟骨基質で囲まれた軟骨小腔に収まっている。軟骨の表面は、軟骨膜という結合組織の薄い膜が覆っている。軟骨膜には神経や血管が存在しているが、軟骨には血管や神経がない。成長期の長管骨では骨端に存在する成長軟骨が長さの成長を担い、骨へと置換されていく。成長が止まると成長軟骨は骨へと置き換わる。軟骨組織への酸素や栄養は周囲の基質や軟骨膜から供給される。
- ●軟骨は、基質の違いにより、硝子軟骨、線維軟骨および弾性軟骨に分けられる。
  - ・硝子軟骨（ガラス軟骨）：全身に広く分布する軟骨である。関節軟骨、肋軟骨、喉頭、気管、気管支などにみられ、Ⅱ型コラーゲンやグルコサミノグリカンが基質に豊富に含まれる。
  - ・線維軟骨：椎間円板、関節半月などにみられる。密性結合組織に似ているが、軟骨膜もみられない。軟骨基質に大量のコラーゲン線維が含まれている。
  - ・弾性軟骨：耳介や喉頭蓋などにみられ、弾力に富む。弾性線維を多く含む。

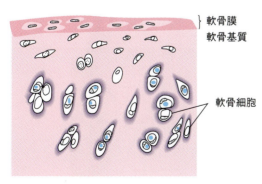
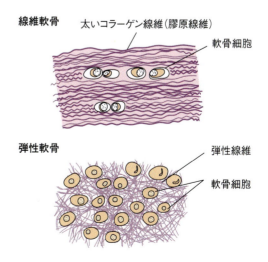

図1-2-8　軟骨組織

D. 骨組織

- 骨は人体の支柱となり身体の形や大きさを決定する最も重要な要素で、身体のなかで最も硬い組織の一つである。
- 骨は筋肉と連携して運動器として働く。
- 骨の内側に空間（頭蓋腔、胸腔、骨盤腔）をつくり、なかの臓器を保護する。
- 骨は無機質が7割程度を占める。全身のカルシウムの99.9％は骨に含まれ、体内のカルシウム濃度の調節に関与している。無機物はカルシウムにリン酸基と水酸基が結合した骨塩（ヒドロキシアパタイト）として存在する。骨は、有機物としてⅠ型コラーゲンを多く含む。骨塩とコラーゲンなどの有機物の構造により決まる骨の質によって骨の強さが決まる。骨髄腔に存在する骨髄では造血を行う。
- 骨の構造　図1-2-9
  - **緻密骨**：骨幹の最表層の硬く厚い骨組織の層を緻密骨または皮質骨という。骨の中に血管や神経が通るハバース管があり、その外側に同心円状に年輪状の層板構造をつくっている。この円柱1つをハバース系または骨単位（オステオン）という。フォルクマン管はハバース管と隣のハバース管とを連絡する管で、フォルクマン管の周囲には層板構造はない。骨には骨小腔という小さな部屋があり、骨細胞が入っている。
  - **海綿骨**：骨端と骨幹皮質骨の内側にある多孔質でスポンジ状の骨梁の部分を海綿骨という。骨梁と骨梁の間の骨髄腔には骨髄が入っている。骨髄には造血幹細胞や間葉系の幹細胞が存在する。海綿骨には骨単位やハバース系は認められない。
  - **骨膜と骨内膜**：骨の表面は骨膜という密性結合組織の膜が覆っている。骨膜は骨の太さの成長にかかわる。骨髄腔に面した側には、骨内膜がある。骨膜も骨内膜骨の成長や骨折の再生時にも重要な役割をする。骨膜から骨へと侵入しているコラーゲン線維をシャーピー線維という。

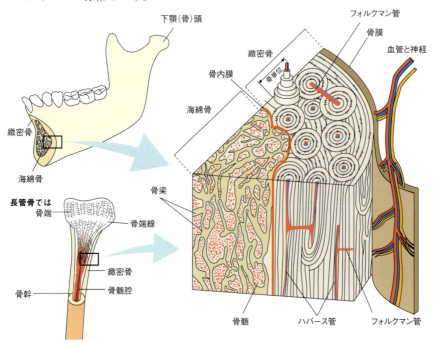

図1-2-9　骨の構造

- ●骨の細胞　図1-2-10
  - ・骨の細胞は骨細胞、骨芽細胞と破骨細胞である。
  - ・**骨芽細胞**：骨形成を行う細胞である。活発に骨新生する骨芽細胞は活性型骨芽細胞といい、コラーゲンなどのタンパク質合成を盛んに行っている。骨芽細胞は周囲に骨基質を分泌し、周囲の基質は骨へと変化していくことから、次第に骨細胞へと分化し、骨小腔の中に閉じ込められる。成熟した骨では、休止型骨芽細胞となり、扁平な形となって骨表面に存在する。骨の形成は骨を吸収する破骨細胞との共同作業で行われるため、しばしば骨芽細胞と破骨細胞は近接している。破骨細胞は多数の核をもつ大きな細胞で、骨を溶かしている部位はくぼみ（ハウシップ窩）となっている。

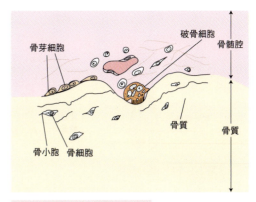

図1-2-10　骨の細胞成分

- ●骨は、成長期だけでなく、成人となってからも、常に新生と破壊を行っている（骨のリモデリング、骨改造）。古くなった骨を更新しながら骨に加える力に対抗できる強度と形態を保っているのである。血中のカルシウムやリンの濃度の調節は、骨での沈着と溶出により行われている。

- ●骨の発生　図1-2-11
  - ・骨の発生には、膜性骨化と軟骨内骨化の2つの形式がある。
  - ・**膜性骨化**は頭蓋骨と鎖骨で行われている。未分化な結合組織の中に直接骨化中心ができ、骨になる。膜性骨化でできた骨を膜性骨という。主に頭蓋骨で生じる。
  - ・**軟骨内骨化**は頭蓋底、体幹や体肢の骨で起こる。まず軟骨の原基がつくられ、その軟骨が次第に骨に置き換わる。置換骨とも呼ばれる。骨の長さの成長は骨端軟骨が骨幹のほうへと送られていくことによる。

骨の変化

骨の形は加わる力により変化する。骨の外側にあたる骨膜の骨形成層で骨が添加されていき、反対の骨髄側では破骨細胞により吸収が起こり、緻密骨が厚くなりすぎないように調節されている（図1-2-9、図1-2-10、図1-2-11）。

加齢に伴い、骨粗鬆症により椎骨や大腿骨の骨折が起こる。身長が縮むのは、椎骨の骨折によることが多い。女性ホルモンであるエストロゲンは骨吸収を抑制しているので、閉経後の女性は急激に骨量が低下する骨粗鬆症になりやすく、容易に骨折することがある。

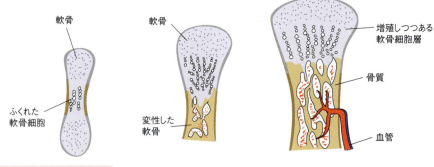

図 1-2-11　骨の発生

（3）筋組織

- 筋肉をつくっている組織を筋組織という。筋組織は筋線維と呼ばれる細胞が収縮と弛緩を繰り返して行うことのできる細胞の集合体である。
  筋組織は筋線維の形態によって骨格筋、心筋、平滑筋に分類される。
- 骨格筋線維は、直径 10～100μm、長さは数 cm から 10cm にも及ぶ細長い多核の細胞（筋線維）が束となり結合組織の膜に包まれ、その両端はコラーゲン線維（膠原線維）の束となって腱につながる（表 1-2-1）。

表 1-2-1　筋細胞

筋肉の種類			働き	特徴
骨格筋		横紋筋	骨格を動かす。名前のある筋、たとえば上腕二頭筋などで、体肢、体幹、頭頸部の骨格や筋膜に付着する。	多核の筋細胞。収縮は速く、力も強いが疲労しやすい。体性神経系に支配される。
		随意筋		
心筋		横紋筋 不随意筋	心臓の拍動	収縮（拍動）を繰り返しても疲労しない。心筋線維のほかに、特殊心筋線維という心臓の拍動リズムをつくる線維が含まれている。自律神経系により調節を受ける。
平滑筋		横紋はみられない。	消化管の壁、血管壁、皮膚の立毛筋、内眼筋など。	収縮はゆるやかで力は弱いが疲労しにくい。細胞は紡錘形で単核。自律神経系に支配される。

- ●筋の収縮
  - ・筋線維（筋細胞）の細胞質には非常に多くの筋原線維が長軸方向に並んでいる。筋原線維には横紋と呼ばれる横縞が認められ、暗帯（A帯）と明帯（I帯）に分けられる。暗帯は、太い線維（ミオシンフィラメント）と細い線維（アクチンフィラメント）からなり、明帯は細い線維からなっている。
  - ・運動神経からの興奮が伝わると、運動終板という神経の終末部分から筋線維に向かって、アセチルコリンが放出される。そして、さらにその内側にある筋小胞体へと興奮が伝わる。筋小胞体の中にはカルシウムイオンが貯蔵されており、刺激を受けると筋原線維へカルシウムイオンを放出する。すると、アクチンフィラメントとミオシンフィラメントが滑りあって収縮する（図1-2-12）。
  - ・筋原線維の間は多数のミトコンドリアで満たされていて、収縮のためのエネルギーであるATPを供給する。

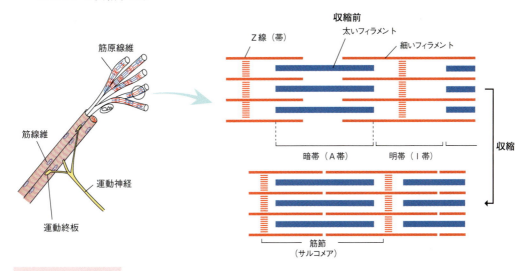

図1-2-12　筋収縮

（4）神経組織

- ●私たちの身体は、外部からの刺激に応じて、組織や器官を調節しながら内部の環境を整え適応している。刺激を受ける、受けた刺激を伝える、情報を統合し調節しながら行動する役割を担っているのが神経である。脳、脊髄を中枢神経（系）といい、中枢神経と身体の各部位を連絡するものを末梢神経（系）という。
- ●中枢神経（脳や脊髄）では、神経細胞の細胞体が集まっている灰白質と、神経線維（神経突起）が集まっている白質からなり立っている。
- ●末梢神経は興奮の伝わる方向によって分類される。
- ●求心性神経：末梢組織からの刺激を中枢へと伝達する神経で、感覚神経である。
- ●遠心性神経：中枢からの興奮を末梢へと伝達する神経で、運動神経である。
- ●機能的な分類では、体性神経系（感覚神経と運動神経）、自律神経系という分け方もある。自律神経は交感神経と副交感神経に分けられる。

- 末梢神経系には、神経節と呼ばれる神経細胞体が集まっている部分がある。
- 神経組織を構成する細胞は、神経細胞（ニューロン〔神経単位〕）と神経膠細胞（グリア細胞）という。神経細胞は出生前は増えるが、生後は再生、増殖能力が乏しい（図1-2-13）。

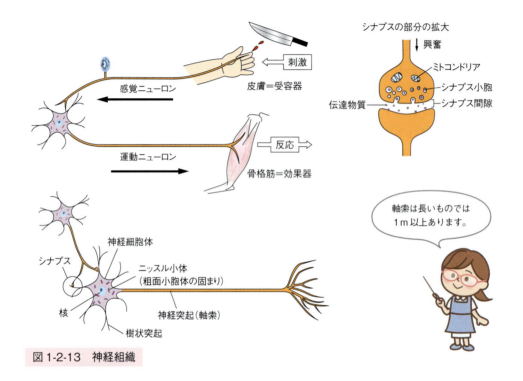

図 1-2-13 神経組織

A. 神経細胞
- 神経細胞（ニューロン）は神経細胞体と神経軸索（突起）、樹状突起からなる。ニューロンは1つの細胞でありながら、長いものでは1メートルにも及ぶ軸索を伸ばす。足の先から脊髄までが1つの細胞でつながっている。
- 神経細胞の細胞突起のうち長いものを軸索という。軸索が髄鞘（ミエリン鞘）と呼ばれるリン脂質を多く含む特殊な鞘によって包まれているものを有髄神経、包まれていないものを無髄神経という。
- 刺激の伝達は神経細胞の細胞膜の電位の差が電気的な信号として伝えられる。有髄神経では興奮は絶縁体である髄鞘の間にあるランビエ絞輪を跳躍伝導する。この髄鞘のおかげで、有髄神経の伝導速度は無髄神経に比べて約100倍速い（図1-2-14）。
- ニューロンとニューロンの接合部をシナプスという。シナプスでは前の神経軸索と次の神経あるいは効果器とが狭い隙間（シナプス間隙）を挟んで連絡している。シナプス直前の神経終末には、ミトコンドリアや多数のシナプス小胞と呼ばれる球形の小胞が存在する。このシナプス小胞の中には神経伝達物質が詰められている。軸索末端から神経伝達物質が放出され、次のニューロンへと刺激が伝えられる。よく知られている神経伝達物質には、アドレナリン、アセチルコリン、グルタミン酸、γ-アミノ酪酸（GABA）、セロトニン、ATP、神経ペプチドなどがある。

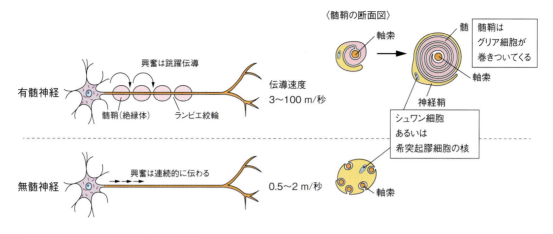

図1-2-14　有髄神経と無髄神経

B. 神経膠細胞（グリア細胞）

- 神経組織の中には神経膠細胞（グリア細胞）が豊富にある。この細胞は、神経細胞を栄養・支持し、神経細胞の代謝や情報伝達への関与も知られている。
- **上衣細胞**：脳室や脊髄中心管の表面を被う細胞。
- **星状膠細胞（アストロサイト）**：毛細血管壁や軟膜、神経細胞体へと多数の突起を伸ばし、血液脳関門を構成している。血管にある種の薬剤を注入しても脳内には入らないことから、一般の組織とは異なり、脳へは物質の透過の仕組みはからだの他の部位とは異なることが知られている。この脳の防御の仕組みを血液脳関門と呼ぶ。星状膠細胞の細胞突起は脳の血管を取り巻き、この血液脳関門の役割の一部を担っている。
- **希突起膠細胞（オリゴデンドロサイト）**：中枢神経で髄鞘を形成する細胞である。星状膠細胞よりも小型で細胞突起が少ない。
- **小膠細胞（ミクログリア）**：小型の細胞で、貪食作用をもつ。脳梗塞などで脳が障害を受けると損傷部に小膠細胞が集まってきて炎症や修復にかかわる。
- **シュワン細胞**：末梢神経に存在するグリア細胞で髄鞘を形成する。無髄神経でも軸索を取り囲み、保護している。

4）細胞

- 細胞は身体の中で生命現象を営む最小の基本単位である。成人の身体にはおよそ60兆個の細胞があると言われている。細胞は、分裂・増殖を繰り返しながら組織を形成し、生命活動を行っている。細胞はそれぞれが特定の機能を発揮し、それぞれの細胞に応じて老化し死に至る。
- 細胞の大きさや形はさまざまである。血球や卵子のように球形や扁平なもの、精子のように長い鞭毛をもつもの、神経細胞のように長い神経線維を有するもの、微生物などを取り込むためにたくさんの突起を伸ばしたものや多面体などもみられ、環境に応じて形を変える。

（1）細胞の構造　図1-2-15

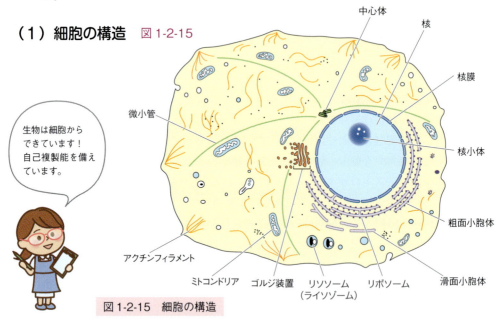

図1-2-15　細胞の構造

- 動物の細胞は細胞膜という薄い膜に包まれている。細胞膜の内側は細胞質（原形質）というコロイド物質が満たした空間と核からなっている。細胞質には一定の形や機能をもった細胞小器官がある。細胞内の小器官は電子顕微鏡でよく見ることができる。

A. 核

- 通常は1つの細胞に1個含まれる。中には、核のないものや多数の核を有する細胞も存在する。核の形は通常は球形あるいは楕円型だが、環境により多様な形も認められる。核は核膜に包まれ、中には、核小体と染色質（クロマチン）が含まれる。
- 染色質（クロマチン）：タンパク質と遺伝子の本体であるデオキシリボ核酸（DNA）からなる。DNAは遺伝情報、つまり細胞をつくる設計図ともいえる情報を蓄えている。染色質は細胞分裂の時期になると集まり染色体になる。正常なヒトの体細胞では、46本の染色体を有する。
- 核小体：1個の核に1個から数個みられる。リボソームRNA合成の場であることから、タンパク質合成が活発な細胞では核小体が大きい。
- 核膜：2枚の膜からなり、物質の出入りする多数の核膜孔がある。

B. ミトコンドリア
- 細胞内のエネルギー産生の場で、糸状あるいは顆粒状の二重の膜で囲まれた細胞小器官である。好気呼吸により発生するエネルギーによりアデノシン三リン酸（ATP）をつくり出す。ミトコンドリアは独自のDNAをもち、細胞内で分裂し数を増やすことができる。

C. 小胞体：扁平あるいは管状の袋の形をした膜で囲まれた小器官。
- 粗面小胞体：扁平な膜が層状に並び、表面にリボソームが付着しており、合成されたタンパク質を濃縮し貯蔵する。
- 滑面小胞体：リボソームの付着がない小器官で、脂質合成や薬物の代謝に関与する酵素が存在する。骨格筋細胞や心筋細胞ではカルシウムイオンを貯蔵している。

D. リボソーム：だるま形の小粒子で、タンパク質合成にかかわる。

E. ゴルジ装置
- 粗面小胞体で合成されたタンパク質が小胞を介してゴルジ装置に運搬されてくる。ゴルジ装置ではタンパク質の加工を行い、その後の輸送経路を振り分ける。

F. リソソーム（ライソゾーム）
- 1枚の膜で囲まれた球状の細胞小器官。中には加水分解酵素が含まれており、細胞の外から取り入れた異物や不要になったものを消化する。マクロファージや好中球のような貪食作用が盛んな細胞で発達している。
- 中心体（中心小体）：核の近くに2個1対で存在する。細胞の分裂時に働くとともに微小管の形成にかかわる。

G. 細胞骨格
- 細胞質には細胞の線維成分である細胞骨格が存在し、細胞の形を整えるとともに、細胞の増殖や分裂、移動などを調節している。細胞骨格は、微小管、中間径フィラメント、アクチンフィラメントの3つがある。
- 微小管は細胞内の物質輸送や鞭毛や線毛などに存在し、運動性にかかわる。
- 中間径フィラメントは細胞の機械的な支持にかかわり、上皮細胞や神経細胞、グリア細胞などそれぞれに特有のタンパク質で構成されている。
- アクチンフィラメントはマイクロフィラメントとも呼ばれ、特に筋線維に多く存在し、ミオシンとともに収縮と弛緩を行う。また細胞の分裂や運動などにも重要な役割を果たしている。

H. 細胞膜
- 細胞膜とは、細胞の内と外を仕切る厚さ7.5〜10 nmほどの半透性の薄い膜である。細胞膜は、リン脂質分子の疎水性部分を向かい合わせた脂質二重膜と呼ばれる構造をつくっている（図1-2-16）。細胞膜は、リン脂質分子である頭部は親水性、尾部は疎水性の物質でできている。細胞の外側から親水性、疎水性、親水性となる。ミトコンドリアや小胞体などの細胞小器官をつくる膜も共通した膜構造を有す。
- 脂質二重膜の中にタンパク質がモザイク状にはめ込まれている。細胞膜は流動性があり、構成する分子は膜上を移動できる。細胞膜の表面は、糖衣という多糖類で覆われており、タンパク質と糖衣はともに外からの情報の受容体として働いている。細胞膜のタンパク質には、受容体と呼ばれるホルモンや神経伝達物質を受け取る仕組みや、細胞同士の接着にかかわるものなどがある。

1．選択的透過性

● 細胞が生きていくためには、栄養分など必要な物質を外から取り入れ、不要な物質を外に出す必要がある。細胞膜は大きさや電気的性質などの物質の性質により通過させるものを選別し、透過を促したり、止めたり、透過速度を変える。これを選択的透過性という（図1-2-17）。

つまり、細胞膜は物質輸送の場として重要な役割を果たしているのである。

● 物質は、通常は濃度が高い方から低い方へと拡散する（受動輸送）。
　① 水や酸素、窒素等のガスなどの小さな分子はこの拡散のしくみによって細胞内へと取り込まれる。
　② アルコールなどの脂質に溶けやすい物質は細胞膜を透過しやすい。
　③ ナトリウムやカリウムなどのイオンはタンパク質でできた特定のチャネルを通って細胞内へと入る。

● 一般的な細胞では、細胞外にナトリウムイオンが多く、細胞内にカリウムイオンが多く分布する。これは細胞膜がATPのエネルギーを使って濃度勾配に逆らって積極的な物質の輸送を行っているのである（能動輸送）。

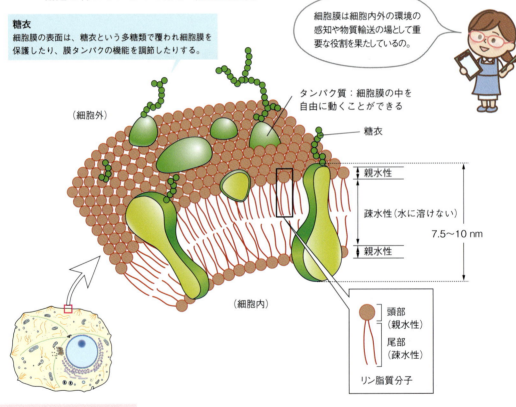

図1-2-16　細胞膜の構造

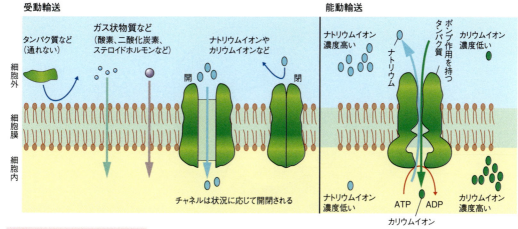

図 1-2-17　選択的透過性

（2）細胞の活動

- 細胞は絶えず外部から必要な酸素や栄養物などを取り込み、細胞内で新たな物質を産生し、必要に応じて細胞外へと分泌する。さらに、不要物や毒物を無毒化したり、細胞外へと排出している。こうした細胞の働きを代謝という。さらに、必要に応じて細胞の形態を変化させ、細胞の分裂により数を増やす。そして環境に応じて自身とは異なる機能をもつ細胞へと分化する。
- 細胞による物質の取り込み：細胞は細胞膜を伸ばして細胞の外にある物質を包み、細胞の中へと取り込むことができる。この取り込みを食作用あるいはエンドサイトーシスという。
- 細胞による物質の分泌：細胞で産生したものを外へと放出することを分泌という。
- 細胞の結合：細胞同士は互いに結合することにより集団として環境の変化や外部からの侵入を防御したり、集団で移動をすることができる。細胞間の結合のための特殊な構造を備え、通過する物質を選択している。細胞同士の結合には、密着結合、接着結合、ギャップ結合がある。密着結合（タイトジャンクション）では、拡散によるタンパク質や糖の侵入をふさぎとめる。また、接着結合（アドヘレンスジャンクション）は細胞と細胞の結合を外部環境の変化に合わせて変化させている。ギャップ結合は、カルシウムイオンなどの小分子が通過することができ、細胞の応答や活動を変化させるのに働く。
- 細胞分裂：細胞は分裂することによって増える。体の中では細胞の死と細胞の分裂が常に繰り返して起こっている。そのおかげで、背も伸びるし、けがをしても治るのである。分裂を繰り返す細胞の場合、分裂開始から次の分裂までを細胞周期という。
- ヒトの細胞で起こる分裂には、体細胞分裂と生殖細胞の分裂である減数分裂がある。
- からだをつくっている体細胞は分裂により、1個の母細胞から、母細胞と同じ染色体数をもつ2個の娘細胞ができる。
- 体細胞の分裂の過程は、核分裂と細胞質分裂の2つの過程からなる。
- 分裂期は染色体の形や動きによって、前期・中期・後期・終期に分けられる（図1-2-18）。

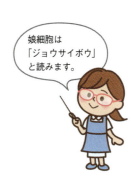

娘細胞は「ジョウサイボウ」と読みます。

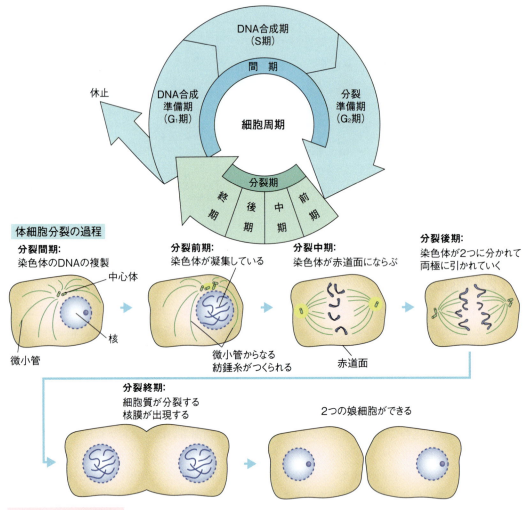

図 1-2-18　細胞周期

5）からだの構成

（1）からだの化学的成分と水の出納　図 1-2-19、図 1-2-20

- 私たちのからだは、水が体重のおよそ60％程度を占める。水分量は年齢により変化する。細胞はタンパク質、糖質、脂質、核酸、無機イオン、水などでできている。細胞質（原形質）の比重は1.015、pHは7前後で中性である。血漿（血液から血球成分を除いたもの）はpH7.4、組織液はpH7.3〜7.4でほぼ一定である。傷害や感染などを受けるとpHは6以下の酸性になる。
- 細胞質（原形質）の浸透圧は330 mOsm（ミリオスモル）程度で生理食塩水（0.9％の塩化ナトリウム〈食塩〉の水溶液）とほぼ等張である。細胞膜は半透膜なので細胞の内外はほぼ浸透圧は同じ程度と考えられる。血漿は約280 mOsmである。組織や器官によっては、浸透圧を変えることで、分泌やろ過、濃縮などを行っている。

- 細胞質（原形質）は不均一なコロイド系でできている。コロイドとは微細な粒子が固体や液体、気体のなかを分散している状態である。たとえば、ミルクは水溶液中に脂肪が分散したコロイド溶液である。コロイド溶液では、コロイド粒子が表面に電荷をもつことにより、ブラウン運動（分子が動き回る運動）がみられる。

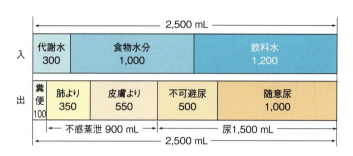

図 1-2-19　労働や発汗のない成人の1日の水の出納

（2）化学的成分

A. 無機質　図 1-2-20

- 物質は、有機質と無機質に分けられる。無機質とは生物の性質を有さないものであり、ミネラルとも呼ばれ、身体の機能や維持に重要な役割を果たす。
- 細胞は炭素化合物をもとになり立っており、4つの元素（C、H、O、N）で全重量の99%を占めている。細胞に最も多量に存在するのは水で、ほとんどの反応は水溶液中で起こる。また、細胞の内外は水分子と無機イオンであるナトリウムイオン、カリウムイオン、マグネシウムイオン、カルシウムイオンなどの陽イオンと塩素イオンやリン酸イオンのような陰イオンが存在し、細胞の活動を調節している。さらにさまざまな仕組みを使いながら局所に適切な濃度に常に調節されている。
- ナトリウムイオンは細胞の外液中に存在し、体液の維持や浸透圧の調節に重要な役割を果たしている。水の移動はナトリウムイオンに依存しており、体液の量や血圧はナトリウムイオンにより調節される。
- カリウムイオンは細胞内に主に存在し、神経や筋肉の興奮や伝達に重要な役割を果たしている。
- カルシウムイオンは歯や骨に存在するだけでなく、筋の収縮などさまざまな細胞の活動を制御する重要な役割を果たしている。

B. 有機質

- 有機質は、タンパク質、糖質、核酸、脂質など生物によりつくられ、それぞれが多様な生理活性を発揮している。主に炭素原子を含む物質であり、燃やすと二酸化炭素が発生する。
- タンパク質：細胞の有機成分の基本はタンパク質である。細胞の重要な機能は生理的活性をもつタンパク質（たとえば酵素やホルモンなど）により発揮される。タンパク質は大変多様な構造をつくり出すが、その基本は多数のアミノ酸が結合したものである。アミノ酸がペプチド結合したものをポリペプチドといい、ポリペプチドがさらに結合したものをタンパク質という。

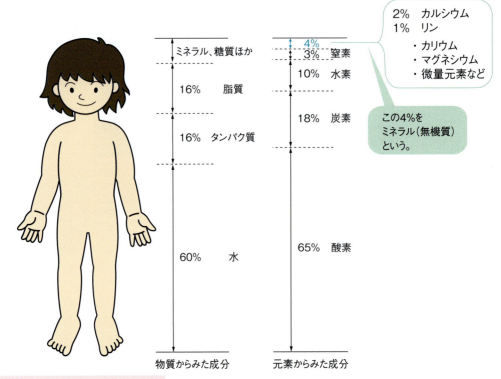

図 1-2-20　生体を構成する成分

- **糖質**：炭素、酸素、水素でできている。グルコース（ブドウ糖）やガラクトース、マンノースなどは単糖類であり、エネルギー源として利用されている。単糖類にアミノ酸が結合すると、グルコースはグルコサミンに、またそのアミノ酸が酢酸と結合することによりＮ－アセチルグルコサミンとなる。こうした変化によりさまざまな生理活性をもつ、あるいは他の物質と相互作用をすることができる。多糖類は単糖が結合したもので、グリコーゲンやデンプン、セルロースなどである。多糖類を飲食物から取り入れ、体内で酵素により分解し、細胞では単糖を利用している。
- **ムコ多糖**：糖に粘液物質であるムコ物質が結合したものをムコ多糖という。
- **グルコサミノグリカン**：ヘキソサミンという二糖を連ねた粘稠な高分子多糖である。ヒアルロン酸やコンドロイチン硫酸などがあり、生体内ではタンパク質と結合しプロテオグリカンという複合体をつくっている。
- **核酸**：核と細胞質に多く含まれる。五単糖と核酸塩基が結合したものをヌクレオチドといい、ヌクレオチドが多数結合したポリヌクレオチドを核酸という。核酸にはデオキシリボ核酸（DNA）とリボ核酸（RNA）がある。DNAは五単糖がデオキシリボース、RNAは五単糖がリボースである。DNAの構造により遺伝現象を説明することができ、その本体は核酸塩基であるアデニン、グアニン、シトシン、チミンの４つの組み合わせである。RNAではアデニン、グアニン、シトシン、ウラシルの４つの組み合わせになる。核酸にもタンパク質が結合し、遺伝情報が修飾される。

- **脂質**：脂質もまた重要な成分である。脂肪酸とグリセリンのエステルである中性脂肪は体内のエネルギー源として貯蔵され、リン脂質やコレステロールは細胞膜の主要な構成成分である。細胞膜の脂質から生成されるプロスタグランジン、ロイコトリエンは、炎症や痛みを引き起こす。
- **脂肪酸**：脂質の加水分解で生じる。炭化水素鎖に二重結合をもたないものを飽和脂肪酸、二重結合をもつものを不飽和脂肪酸という。
- 単純な脂質は疎水性であるが、脂質の一端が置換されることで親水性をもち、水と結合できるようになる。
- **リン脂質**：脂肪酸とリン酸、窒素化合物をもつ。レシチン、スフィンゴミエリンなどがあり脳の白質、卵黄、肝臓などでは特に多い。
- **ステロイド**：ステロイド核をもつものの総称で、コレステロール、胆汁酸、副腎皮質ホルモン、性ホルモン、ビタミンDなどがこれに属する。

（3）代謝とエネルギー代謝　図1-2-21

- からだのなかでの物質の化学的な変化を代謝という。代謝は同化と異化という2つの過程からなる。代謝により起こるエネルギーの移動をエネルギー代謝という。
- **同化**：外界から取り入れた酸素や栄養物から、からだを構成する新たな物質を産生する過程。エネルギーを必要とする。
- **異化**：からだを構成する複雑な物質（有機物）を簡単な物質に分解する過程。エネルギーが放出される。

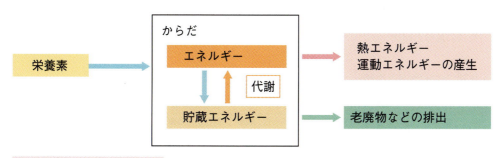

図1-2-21　エネルギー代謝

（城戸瑞穂）

3 血液

1）血液の組成

（1）血液の成分　表1-3-1

- 全身の血液量は体重の7～8%（1/13）を占める（図1-3-1）。
- 血液の組成は、液体で細胞間質に相当する血漿と、細胞成分の血球からなる。
- 血球は赤色骨髄でつくられ、赤血球、白血球、血小板からなる。
- ヘマトクリット値とは血液中に占める赤血球容積の割合である。
- 血漿中のグロブリンに抗体が含まれる。

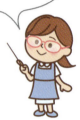

ヘマトクリット値＝赤血球の容積÷全血液の容積
正常値は男性約45%、女性約40%

血液の成分

抗凝固剤を加えて遠沈
- 血漿（55%）
- 白血球と血小板（1%以下）
- 赤血球（44%）

抗凝固剤を入れずに放置
- 血清
- 血餅：血漿のフィブリンが析出し、血球成分とともに固まったもの

血漿からフィブリノーゲンなどの凝固因子を除いたものを血清という

血液の組成

血液
- 血漿（55%）
  - 水（91%）
  - タンパク質（8%）：アルブミン、グロブリン、フィブリノーゲン
  - 電解質（0.9%）
  - 糖質（0.1%）—ブドウ糖
- 血球（約45%）
  - 赤血球：ヘモグロビン、炭酸脱水酵素
  - 白血球
  - 血小板

図1-3-1　血液の成分と組成

表1-3-1　血球の成分（血球と血漿）

血液の成分		正常値、寿命	形　態	おもな作用	その他
赤血球		成人男子：500万個/μL 成人女子：450万個/μL 寿命：120日	内面のへこんだ円形板 核、細胞内器官なし ヘモグロビン（Hb）あり	酸素と二酸化炭素の搬送（Hb） Hbと酸素結合：鮮紅色 Hbが酸素離脱：赤紫色	ヘモグロビン値 男：16 g/100 dL 女：14 g/100 dL
白血球		7000個/μL		白血球は協同して細菌感染などの防衛	脾臓、リンパでも増生 肝臓で破壊
顆粒白血球	好中球	53.5%	細胞質に顆粒あり （中性色素に染まる）	遊走性や食食作用が著しい	好中球の死骸が膿
	好酸球	3.0%	大型の顆粒あり （酸性色素に染まる）	体外からのタンパク質を分解	アレルギー反応や寄生虫感染などで増加
	好塩基球	0.5%	大型の顆粒あり （塩基性色素に染まる）	炎症時ヒスタミン遊離	血管外に出て結合組織間に定着したものが肥満細胞
	単球	5.0%	無顆粒球 白血球中最大	細菌、ウイルス、がん細胞などへの貪食作用	組織中でマクロファージになり貪食作用
リンパ球		38.0%		免疫作用	T細胞：細胞性免疫 B細胞：液性免疫 B細胞は形質細胞に分化して抗体を産生
血小板		13万～35万/μL 寿命：約10日	細胞質に顆粒あり 小体で偽足状突起あり	突起が粘着して血液凝固	脾臓で破壊 血液凝固を促進 骨髄の巨核球の細胞質の一部が血流に進入したもの
血漿		pH：7.4	液体	細胞成分、栄養素、老廃物などの運搬	電解質、タンパク質、糖質、脂質を含む

（鈴木孝仁監修：視覚でとらえるフォトサイエンス　生物図録［第16版］．数研出版，東京，2006年より引用改変）

（2）血液の構造と働き　図1-3-2

- 血液の5つの主な働き：表1-3-1
  - ①酸素・二酸化炭素、栄養素、ホルモン、老廃物の運搬
  - ②体温の調節
  - ③血液のpH、浸透圧など物理化学的性質の維持
  - ④生体防御と異物処理
  - ⑤止血作用
- 血液総量の1/2以上を失えば失血死を起こす。
- 血漿タンパク質で最も多いアルブミンは膠質浸透圧の維持に関与している。
- 赤血球は無核で、平均寿命は約120日であり、肝臓や脾臓で処理される。
  - ・赤血球内のヘモグロビンが酸素と結合することで酸素を運搬する。
  - ・貧血とは赤血球あるいはヘモグロビン量が減少した状態をいう。
  - ・溶血とは赤血球膜が破れて内部のヘモグロビンが流出した状態をいう。
  - ・ヘモグロビンはビリルビンとなり十二指腸に排泄される。
- 白血球は細菌、ウイルスなど外敵に対する防御と免疫システムを担う。
  - ・顆粒白血球には好中球、好酸球および好塩基球がある。
  - ・無顆粒の白血球には単球とリンパ球がある。
  - ・単球は血管外でマクロファージや破骨細胞に分化する。
  - ・リンパ球は主にTリンパ球（T細胞）とBリンパ球（B細胞）がある。
  - ・T細胞は主に外敵や異物を攻撃する細胞性免疫に関与する。
  - ・B細胞は形質細胞に分化し、抗体を産生し、体液性免疫に関与する。
- 血小板は傷口をふさぎ、止血に関与する。

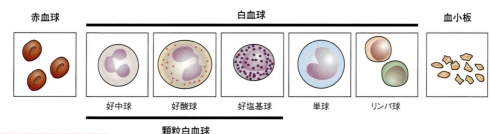

図1-3-2　血球の構造

2）血液型と輸血

（1）血液型

- 血球に存在する抗原の種類で血液型が決定される（表1-3-2、図1-3-3）。
- ABO式血液型は赤血球表面に存在するA型抗原とB型抗原の有無で決定される（図1-3-3）。
- Rh式血液型は赤血球表面に存在するD抗原の有無で決定される（表1-3-2）。
- 白血球には数種類のヒト白血球抗原（HLA）が存在する。

表 1-3-2 血液型

ABO式血液型

	A型	B型	AB型	O型
赤血球の抗原（凝集原）	A抗原	B抗原	A抗原　B抗原	なし
血清中の抗体（凝集素）	抗B	抗A	なし	抗A　抗B
凝集の起こる血液型	B型、AB型	A型、AB型	なし	O型以外のすべて

Rh式血液型

	Rh(+)	Rh(-)
赤血球のD抗原	あり	なし
日本人での割合	99.5%	0.5%

血液型不適合

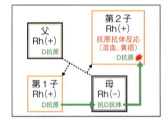

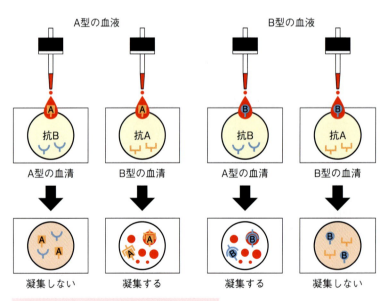

図 1-3-3　血液凝集反応（抗原抗体反応）

（2）輸血

- 大量の出血により循環血液量が減少した場合に輸血を行う。
- 必要に応じて全血輸血または成分輸血が行われる。
- 血液型不適合による輸血に伴い、溶血、発熱、蕁麻疹、ショックなどの副作用が生じる。
- 不適合の輸血が行われると抗原抗体反応が起こり血管内溶血が起こる。
- 不適合輸血を防ぐために輸血前検査として交差適合試験（主試験と副試験）が行われる。
- おもて試験は抗Aおよび抗B血清を用いて赤血球の抗原を調べる検査である。
- うら試験はA、B、O型の赤血球を用いて血漿中に存在する抗体を調べる検査である。

3）止血

- 血液凝固とは血管の損傷時に局所血管が収縮し、一次・二次止血を経て止血する過程をいう（図1-3-4）。
- 一次止血とは血小板が損傷部位に粘着・凝集し血小板血栓を形成することである。
- 出血時間とは一次止血に要する時間（2〜3分）である。
- 出血時間の延長は血小板数の減少あるいは血小板の機能低下を示す。
- 二次止血とは血管外に出た血液が固まり、血餅を形成することである。
- 凝固時間とは二次止血に要する時間（5〜10分）である。
- 血液凝固反応は内因性（血液中）および外因性（組織内）機序の経路で進行する。
- 血液凝固の最終的反応は血漿中のフィブリノーゲンがフィブリンに変化する反応である。
- プラスミンは止血の役目を終えた血餅を溶解する。

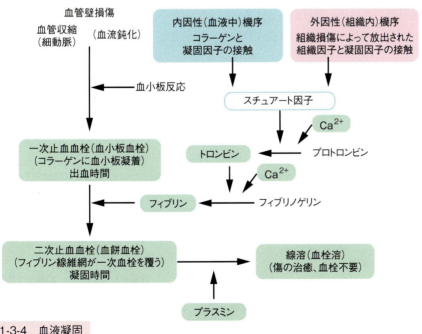

図1-3-4　血液凝固

（佐藤　元）

4 循環器系

1）心臓

（1）心臓の構造

- 心臓は成人の握りこぶし大で逆円錐形の中空性器官である（図1-4-1）。
- 心臓内は左右の心房と心室合わせて4つの部屋に分かれる。
- 心臓は心房間と心室間にある中隔で右心系（静脈血）と左心系（動脈血）に分かれる。
- 心臓の壁は、心内膜、心筋層、心外膜の3層からなる。
- 心筋層は心筋で構成され、固有心筋と特殊心筋からなる。
- 固有心筋は心臓壁を形成し心臓の収縮にかかわる。
- 特殊心筋は刺激伝導系の洞房結節、房室結節、ヒス束、左右脚枝、プルキンエ線維などを構成する。
- 心臓には逆流防止のための弁が各所に存在する。
- 心房と心室の間の弁を房室弁といい、右房室弁を三尖弁、左房室弁を僧帽弁という。
- 肺動脈の出口には肺動脈弁が、大動脈の出口には大動脈弁がある。
- 心臓と心外膜の間には心嚢液がある。
- 心嚢液が大量に貯留し、心臓の運動が制限した状態を心タンポナーデという。

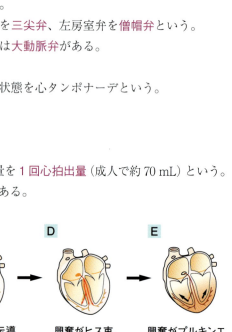

図1-4-1　心臓の構造

（2）心臓の機能

- 心臓は1分間に約70回拍動する。
- 心臓が1回の収縮で心室から送り出される血液量を1回心拍出量（成人で約70 mL）という。
- 心拍出量は1回心拍出量×心拍数で、約5Lである。

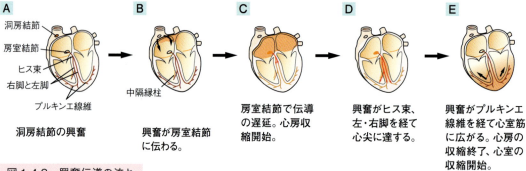

図1-4-2　興奮伝導の流れ

- 血液は左心室と右心室の筋収縮によるポンプ機能で全身組織と肺に分配される。
- 心周期とは心臓の収縮と拡張のサイクルである。
- 心臓には自ら周期的に収縮・弛緩を繰り返す自動能がある。
- 洞房結節は心臓の拍動リズムを形成する。
- 刺激伝導系とは拍動リズムの伝導経路である。
 刺激伝導系は洞房結節から始まり、房室結節、ヒス束、左右脚、プルキンエ線維を経て心筋に到達する（図1-4-2A）。
- 刺激伝導系で伝わった拍動リズムにより心房・心室が収縮する（図1-4-2）。
- 不整脈とは洞房結節や房室結節の細胞に異常が生じて脈拍の遅れなどの異常が生じる病態をいう。
- 心電図（ECG）は刺激伝導系の電気的興奮過程を示す（図1-4-3）。

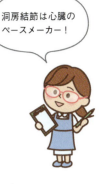

洞房結節は心臓のペースメーカー！

心電図波形（PQRST）は刺激伝導系の活動電位を足し合わせたもの。

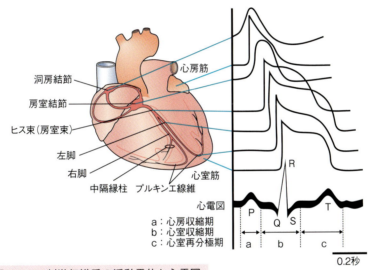

図1-4-3 刺激伝導系の活動電位と心電図

2）血管

（1）構造

- 血管は動脈、静脈、毛細血管の3種類からなり全身に分布する（図1-4-4）。
- 血管は次第に細く網目状となり毛細血管となる。
- 毛細血管以外の血管壁は内膜、中膜および外膜の3層からなる。
- 動脈壁は静脈壁に比べて中膜の平滑筋が発達している。
- 静脈には逆流防止のための静脈弁が存在する。
- 吻合とは動脈と動脈あるいは静脈と静脈が毛細血管を経ずに連絡枝で結合することをいう。
- 動静脈吻合は毛細血管を経ずに動脈と静脈が直接つながる（図1-4-5）。

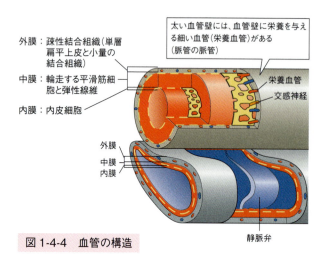

図 1-4-4　血管の構造

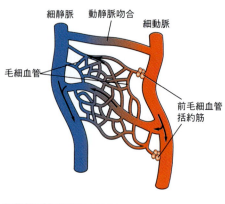

図 1-4-5　動静脈吻合

（2）血管の機能

- 動脈血は酸素に富んだ血液で、主に心臓のポンプ機能と動脈壁の血管平滑筋の収縮により全身の組織へ運ばれる。
- 静脈血は酸素の少ない血液で、主に骨格筋収縮による静脈壁の圧迫と静脈弁により末梢組織から心臓へ戻される。
- 毛細血管と組織の間で酸素と二酸化炭素あるいは栄養物と老廃物の交換が行われる。
- 血圧とは血液が動脈壁に与える圧力である。
- 血圧は末梢血管抵抗、心拍出量と循環血液量で決定される（図1-4-6）。
- 心室が収縮したときの血圧を最高（収縮期）血圧という（正常血圧 約 120 mmHg）。
- 心室が拡張したときの血圧を最低（拡張期）血圧という（正常血圧 約 80 mmHg 未満）。
- 最高血圧と最低血圧の差を脈圧という（約 40 mmHg）。

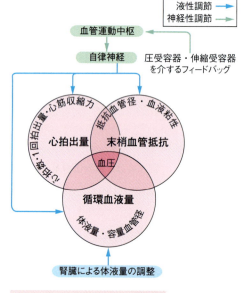

図 1-4-6　血圧を決める要因

（牛木辰男・小林弘祐：人体の正常構造と機能．日本医事新報社，東京，2003 年より引用改変）

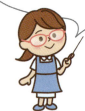

血圧を水道のホースにかかる力に例えておぼえよう！
血圧（ホースにかかる力）＝ 末梢血管抵抗（ホースの材質／形状）×心拍出量（水の量）

3）リンパ

（1）構造

- リンパ系はリンパ管とリンパ器官からなる（図1-4-7）。
- リンパ器官は一次リンパ器官と二次リンパ器官からなる。
- 一次リンパ器官は胸腺と骨髄からなり、リンパ球が最初に分化する場所である。
- 二次リンパ器官はリンパ節、脾臓、扁桃、パイエル板などからなる。
- リンパは液体成分（リンパ漿）とリンパ球からなる。
- リンパ管は毛細血管から漏出した間質液のうち、静脈に戻らなかった分の排出路である。
- リンパはリンパ本幹を経て最終的に静脈角に流れ込む。
- 下肢と腹部、胸部のリンパを集める胸管は左静脈角に流れ込む。
- リンパ管の途中にリンパ節がある。

（2）リンパ循環

- リンパ還流は静脈と同様に筋収縮による圧迫と弁の作用により行われる。
- リンパ節は細菌や異物などの抗原を認識して抗原抗体反応を起こす場である。
- リンパ管の閉塞により、リンパ浮腫が生じる。

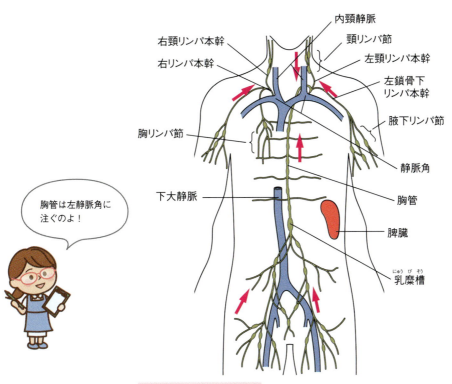

図1-4-7　リンパ循環

（3）リンパ循環

- リンパ節は生体内の有害物質を血液循環系に入れないためのフィルター作用をもつ。
- リンパ節はリンパ球の集まるリンパ小節から構成される（図1-4-8）。
- 異物と接した抗原提示細胞は、輸入リンパ管からリンパ節内部に入る。
- 皮質にあるB細胞や傍皮質にあるT細胞に抗原が提示され免疫を活性化する。
- 貯留するリンパ球や免疫抗体は髄質や輸出リンパ管を通過し静脈へ還流する。

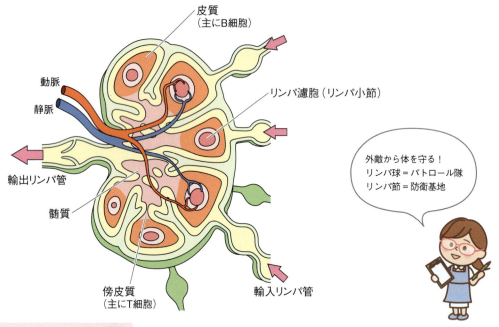

図1-4-8　リンパ節の構造

4）循環の調節

（1）血液循環

- **肺循環**とは全身から右心房に帰ってきた静脈血が右心室から肺を経て左心房に帰ってくるまでの過程をいう（図1-4-9）。
- **体循環**とは肺循環を終えた動脈血が左心室から出て全身をめぐり右心房に帰ってくるまでの過程をいう。
- **肺静脈**は酸素を最も多く含んだ血液（動脈血）を肺から心臓に運ぶ。
- **肺動脈**は二酸化炭素を最も多く含んだ血液（静脈血）を心臓から肺に運ぶ。
- 心臓や血管の**弁**は血液の逆流を防ぐ（図1-4-1、図1-4-4）。
- **ショック**とは**急性末梢循環不全**の状態をいう。
- ショック時の一般的症状は、低血圧、蒼白、虚脱、冷汗、脈拍触知不能、呼吸不全などである。

- ショック発症後すぐに治療を行わないと、複数の臓器機能が低下（多臓器不全）し、命に危険が生じる。
- 神経原性ショック、疼痛性ショック、デンタルショックなどと呼ばれるショックは、血管迷走神経反射である。
- 血管迷走神経反射は歯科治療中によく遭遇する偶発症である。
- 血管迷走神経反射は歯科治療時の痛みや精神的ストレス（不安、緊張、恐怖）により誘発される。

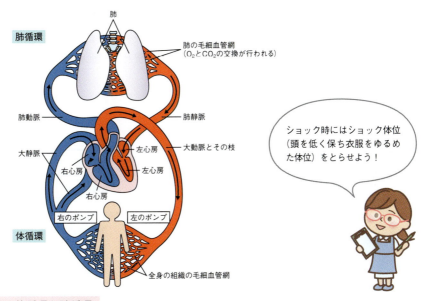

図1-4-9　体循環と肺循環

ショック時にはショック体位（頭を低く保ち衣服をゆるめた体位）をとらせよう！

（2）冠状循環

- 冠状動脈が大動脈弁の起始部から左右に2本分枝し心臓を取り巻く（図1-4-10）。
- 心臓には冠状循環により十分な栄養が供給される。
- 冠状動脈には心拍出量の約5％の血液が流れる。
- 冠状動脈血流量は心臓拡張時に増加する。
- 冠状動脈の枝は吻合がない（終動脈）ため、閉塞した場合のバイパス経路がつくられにくい。
- 心筋梗塞は冠状動脈の一部が閉塞し、その栄養供給領域の心筋が壊死する病態をいう。

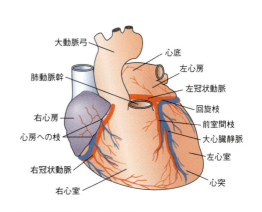

図1-4-10　冠状循環

（3）神経性調節

- 心拍出量は交感神経により増加し、副交感神経により減少する。
- 血管平滑筋は交感神経の作用により収縮し末梢血管抵抗が増大する。
- 血管壁への圧力変化は頸動脈洞や大動脈弓にある圧受容器で感知される。
- 延髄には心臓血管中枢が存在し心臓血管系の機能を調節する。
- 血圧上昇時の圧受容器反射により血圧が低下する（図1-4-11）。

（4）体液性調節

- 血管平滑筋はさまざまな血管収縮物質や血管拡張物質により調節される。
- 副腎髄質から分泌されるアドレナリンは心拍出量と末梢血管抵抗を増大させることで血圧を上昇させる。
- バソプレッシンは腎臓での水の再吸収を促進し、循環血流量を増大させ血圧を上昇させる（図1-4-11）。

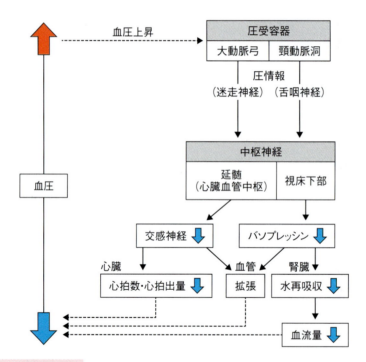

図1-4-11　圧受容器反射

（佐藤　元、天野　修）

5 呼吸器系

- 呼吸とは、細胞・組織が酸素（O_2）を取り入れて、二酸化炭素（CO_2、炭酸ガスともいう）を排出する「ガス交換」のことである。外呼吸（肺における換気）と内呼吸（細胞呼吸ともいう）に分類される〈(2) 外呼吸と内呼吸 参照〉。
- 呼吸の目的は、栄養素を燃焼してエネルギー（ATP）を産生することである。栄養素の燃焼には酸素が使用される。エネルギー産生過程で二酸化炭素が生成される（呼吸の収支式 参照）。
- 呼吸の収支式

  $C_6H_{12}O_6$ ＋ $6H_2O$ ＋$6O_2$ ＋38ADP ＋38Pi　→　$6CO_2$ ＋ $12H_2O$＋38ATP
  ブドウ糖　　　水　　酸素　　ADP　無機リン酸　　二酸化炭素　　水　　ATP

  ・ブドウ糖はグルコースともいう。
- 日常生活においては「呼吸」というと、「換気のための呼吸運動」を指すことが多い。

POINT 呼吸機能の全体像をとらえるためには

「肺と循環器のつながり」を知ることが大切。
4段階に分けてとらえるとよい（下記①～④）。
① 外界の空気と肺胞内の空気の交換（換気）
② 肺胞でのガス交換
③ 血液による酸素と二酸化炭素の運搬
④ 末梢毛細血管でのガス交換

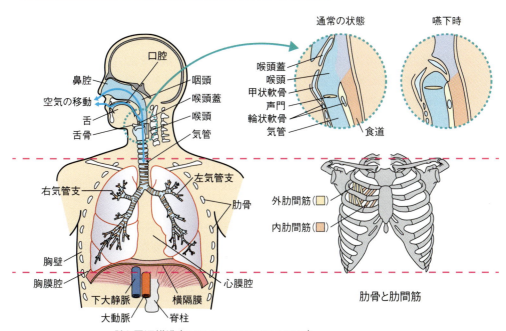

図 1-5-1　呼吸器

肺と周辺構造（肋骨と肋間筋は肺を外から覆う）

1) 呼吸器系の構造

- 呼吸器とは、鼻から肺までの外呼吸にかかわる器官である。空気の通り道（気道）と肺でできている（図1-5-1）。鼻腔から喉頭までを上気道、気管から肺の直前までを下気道という。
- 鼻腔：外鼻孔から後鼻孔まで。鼻中隔によって左右に分かれており、鼻毛が生えている部分を鼻前庭という。多列線毛上皮が覆う呼吸部と、最上部で嗅覚をつかさどる嗅部に分かれる。機能は、吸気の①浄化、②加温および③加湿。
- 副鼻腔：鼻腔とつながる頭蓋骨の内側にある空洞。表面は多列線毛上皮の粘膜上皮が覆っている。①上顎洞（左右１対）、②前頭洞、③篩骨洞、④蝶形骨洞がある。
- 咽頭：鼻腔と喉頭の間。咽頭は、①鼻部（上咽頭）、②口部（中咽頭）、③喉頭部（下咽頭）に分類される。鼻部と口部が気道となる。「扁桃」と呼ぶリンパ器官が複数存在する。
  - ①咽頭鼻部：多列線毛上皮に覆われる。咽頭扁桃（肥大したものを特にアデノイドという）、耳管の開口部（耳管咽頭口）や耳管扁桃がある。
  - ②咽頭口部：口腔との交通部で、重層扁平上皮に覆われる。軟口蓋が挙上して咽頭鼻部を閉鎖する。口腔との移行部である口峡に口蓋扁桃がある。
  - ③咽頭喉頭部：喉頭の後側で食道に続く。梨状陥凹がある。
- 喉頭：咽頭と気管の間。①甲状軟骨、②輪状軟骨、③喉頭蓋軟骨などの軟骨性の骨格からつくられ、声帯はこの内部に存在する。
- 喉頭蓋：喉頭の蓋であり、喉頭口を閉鎖することができる。喉頭に蓋をするのは、嚥下時のみである。
- 気管：輪状軟骨から垂直に下がる管。肺に向かって気管支に続き、食道の前面で縦隔に位置する。粘膜は多列線毛上皮で覆われる。
- **気管支**：気管から左右に分かれる。分岐直後は、「主気管支」という。右主気管支は太く、傾斜角が小さい。右に比べて左主気管支は細く、傾斜角が大きい。
- 肺胞：肺の内部のガス交換の場。赤血球（ヘモグロビン）へ酸素を渡して、二酸化炭素を受け取る。
- 肺：換気をするための器官。
  - ・右肺は３つの肺葉からなり、左肺は心臓が左側にあるために右肺より小さく、２つの肺葉からなる。気管支が入る部分を肺門という。
  - ・肺自体には筋肉はないため、肺のみで肺胞を拡げたり縮めたりすることはできない。
  - ・肺の収縮および拡張は、呼吸運動によって行われる。
  - ・肺は２層の胸膜に覆われ、内側の層は肺に接し、外側の層は横隔膜や肋間筋に接している。２層の胸膜の間は陰圧になっている。
- 呼吸に関係する筋（呼吸筋）：**吸息筋**と**呼息筋**からなる。横隔膜や肋骨筋で構成される。
  - ・横隔膜：腹腔と胸腔を隔てる膜状の骨格筋で、最も主要な吸息筋である。ドーム型をしており、屋根の部分は肺の胸膜と接している。そのため、横隔膜弛緩時は、弛緩したぶん大きな面積で胸腔の容積をせばめている。反対に、収縮するとドームが下がるため、胸腔容積が大きくなる。
  - ・肋間筋：外肋間筋と内肋間筋に分けられる（p.41 呼吸運動を参照）。

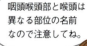

咽頭喉頭部と喉頭は異なる部位の名前なので注意してね。

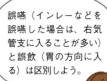

誤嚥（インレーなどを誤嚥した場合は、右気管支に入ることが多い）と誤飲（胃の方向に入る）は区別しよう。

2）外呼吸と内呼吸

- 外呼吸（換気）とは、外界の空気と肺胞内の空気の交換のことである。
- 内呼吸とは、血液と全身の細胞の間で行われるガス交換のことである。
- 組織や細胞が O_2 を摂取し、CO_2 を排出することをガス交換という。
- 外呼吸も内呼吸も拡散によって行われる。
- 外呼吸と内呼吸をつなぐ血液中のガスの移動をガス運搬という。
- 換気を行うための呼吸筋による運動を呼吸運動という。
- 呼吸運動は、息を吸う（吸息）運動と、息を吐く（呼息）運動に分けられる。
- 呼吸運動　図1-5-2

①肺は、自ら大きさを変化させることができない。肺を外側から覆う胸郭の拡大・縮小につられて大きさを変える。ただし、肺の上下の大きさの変化は横隔膜の移動が担う。

②呼吸運動に関係する筋肉：肋間筋（外と内肋間筋）、および横隔膜である。

・胸式呼吸：肋骨の移動による呼吸。
・腹式呼吸：横隔膜の移動による呼吸→安静時では腹式呼吸、運動時では胸式呼吸が主である。
・意識的に強く呼吸しようとする場合は、腹筋などの骨格筋の力も必要となる。

③吸気時の運動：胸腔内の容積が大きくなる運動

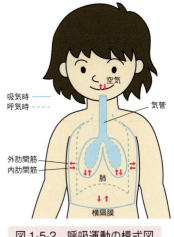

図1-5-2　呼吸運動の模式図

・**外肋間筋**が収縮することで、肋骨が挙上する。
・ドーム型の横隔膜が収縮すると、肺を押していたドームが下がる。ドームが下降したぶん、胸腔内の容積が大きくなる。
・ドームは、浅い呼吸で1.5 cm、深呼吸で6～7 cm以上下降する。

④呼気時の運動：胸腔内の容積が小さくなる運動。

・**内肋間筋**が収縮することで、肋骨の引き下げが起こる。
・横隔膜は弛緩する。→腹圧によって横隔膜はドーム状に押し上げられる。→肺は肺自身の弾性で収縮する。

⑤通常の呼吸では、息を吐くために力はいらない。息を吸うために収縮した骨格筋が緩めば、胸腔の容積が元に戻って自然に息が吐き出される。

- 肺気量　図1-5-3

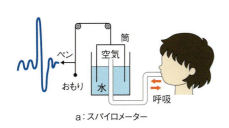

a：スパイロメーター

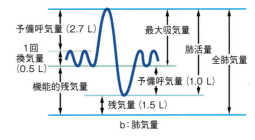

b：肺気量

図1-5-3　肺気量分画

第1章　人体の構造と機能

- 1回換気量：安静呼吸において、呼吸筋を使わない範囲で起こる1回分の自然な呼吸量（500 mL）
- 最大吸気量＝最大に吸い込んだ量＝1回換気量＋予備吸気量
- 機能的残気量：安静呼吸時の呼気位
- 肺活量：息を最大に吸い込んだあとに、できる限り吐き出しうるガスの量
    肺活量＝予備吸気量＋1回換気量＋予備呼気量
- 成人の呼吸量：500 mL/1回、10〜12回/分
- 安静時の成人では酸素が250 mL/分必要。二酸化炭素産出量は200 mL/分
- 残気量：最大呼息をしても、肺に残っている空気量。1.0〜1.5 L
- 死腔：ガス交換にかかわらない呼吸器系の部分
    生理的死腔＝解剖学的死腔＋肺胞死腔
  ①解剖学的死腔：ガス交換にかかわらない気道の部分。約150 mL
  ②肺胞死腔：肺胞や毛細血管障害の障害がもとで、ガス交換ができなくなった肺胞部分
- 肺胞換気量：ガス交換に実際に関係する空気量
    肺胞換気量（350 mL）＝1回換気量（500 mL）－死腔量（150 mL）
- ●肺コンプライアンスとは、肺のふくらみやすさを示す値である。
- ●肺コンプライアンスは、肺の内圧の変化に対する体積の変化の比で表す。

3）ガス交換

●呼吸と酸素分圧　図1-5-4、図1-5-5

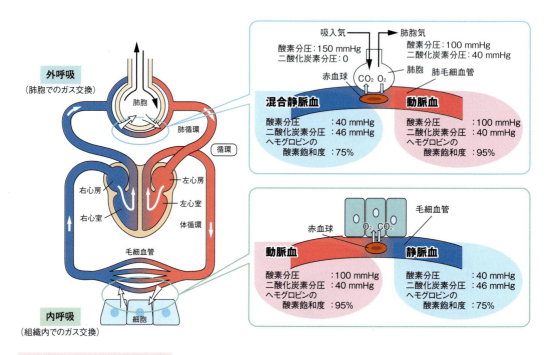

図1-5-4　肺と呼吸のしくみ

- 酸素分圧の差：肺（酸素分圧が高い）＞末梢の組織（酸素分圧が低い）
- ヘモグロビン（Hb）がもつアロステリック効果によって、酸素分圧の高い肺胞などではますますHbは酸素を結合するようになる。逆に、末梢組織のように酸素分圧が低く、酸素受容が増える条件ではHbの酸素結合能が低下する（図1-5-4）。

● 酸素解離曲線（図1-5-5）

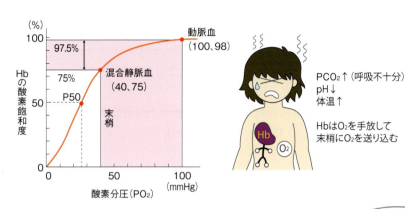

図 1-5-5　ヘモグロビンの酸素解離曲線

- 酸素解離曲線：Hbの酸素飽和度（％）と血液中の酸素分圧（mmHg）の関係を示す曲線
- 曲線の特徴：S字状（シグモイド）
- 酸素分圧60 mmHg以下では、少しの分圧の差で飽和度は大幅に低下する。
- 呼吸不全の基準：動脈血酸素分圧60 mmHgのときの酸素飽和度89％
- 健常成人では、酸素と結合しているヘモグロビンの割合は、全ヘモグロビン量の90％以上である（p.28「3. 血液」参照）。

ぜひ知ってほしい値は、動脈血（100、98）、混合静脈血（40、75）それにP50値＝27 mmHg（27、50）の3点よ。

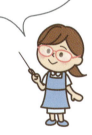

STEP UP　ヘモグロビン（Hb）の酸素解離曲線が直線ではなく曲線である理由　図1-5-5
～Hbにも緊張状態とリラックス状態がある～

Hbには酸素が結合する4本の鎖がある。
酸素が結合していないとき4本の鎖はすべて束縛されて硬くなっている（tence、緊張状態）。逆に、酸素がすべての鎖に結合した状態では、構造はリラックスしている（relaxed、弛緩状態）。鎖と酸素分子の結合が増えるにつれリラックス状態が進み、鎖はさらに酸素を結合しやすくなる。実際の血液には、緊張状態と弛緩状態のHbが混ざり合っているのでS字状の曲線になる。

STEP UP　酸素解離曲線の移動

体温上昇、アシドーシス（pH低下）、CO_2濃度上昇などの増加によって、P50は上昇する。これは酸素親和性の低下を意味し、酸素解離曲線は右にシフトする。これによってCO_2濃度が高くアシドーシスの強い末梢組織では、ヘモグロビンは酸素を離しやすくなる（ボーア効果 Bohr effect）。

4）呼吸の調節

- 呼吸中枢は延髄にあり、血液中の酸素や二酸化炭素を監視する（図1-5-6）。
- 呼吸は、神経性調節と化学的調節によってコントロールされている。
  - 神経性調節：呼吸器の各所に感覚受容器があり、その刺激は迷走神経と舌咽神経を介して反射を起こし、呼吸運動を調節している。
①肺伸展反射：肺が過度に拡張すると、気管支などの平滑筋にある伸展受容器からの信号が迷走神経を介して呼吸中枢を抑制し、呼息へと切り替わる。
②咳嗽反射：咽頭や太い気管粘膜に存在する刺激受容器が異物や煙によって刺激されると、迷走神経を介して咳を起こさせる。
  - 化学的調節：末梢受容器は頸動脈小体（内頸動脈と外頸動脈の分岐部に存在）と大動脈小体（大動脈弓に存在）。動脈血の酸素分圧の低下に反応する。

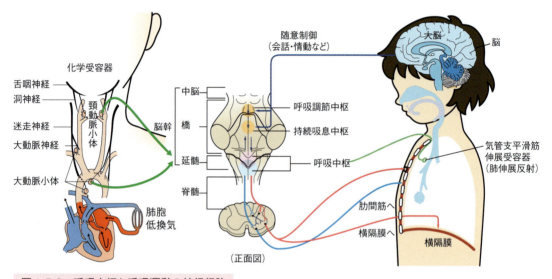

図1-5-6　呼吸中枢と呼吸運動の神経経路

（溝口尚子、天野　修）

6 消化器系

- 消化とは、消化管に取り込まれた飲食物の分解反応のことである。
  - 消化管の運動による物理的消化と、消化液による化学的消化に分けられる。
  - 消化によって、飲食物は体内に取り込める低分子の構造にまで分解される。
  - 栄養素からエネルギー（ATP）を産生する最初の段階である。
- 吸収とは、低分子となった栄養素や水分（生体の維持に必要なもの）を体内に取り入れることである。

POINT　消化と吸収は、4つに分けて理解するとよい

① 消化管の運動
② 消化液の分泌
③ 管腔内消化（消化酵素による摂食物の分解）と膜消化（栄養素が細胞内に取り込まれる仕組みまで）
④ 調節機構（神経調節と液性調節〈内分泌＝ホルモンによる〉）

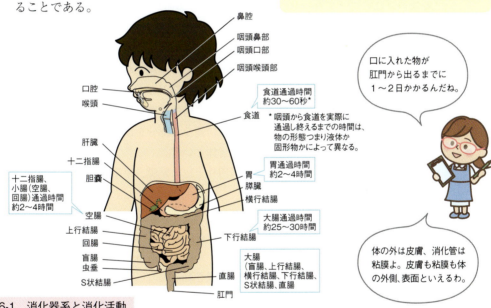

図1-6-1　消化器系と消化活動

口に入れた物が肛門から出るまでに1～2日かかるんだね。

体の外は皮膚、消化管は粘膜よ。皮膚も粘膜も体の外側、表面といえるわ。

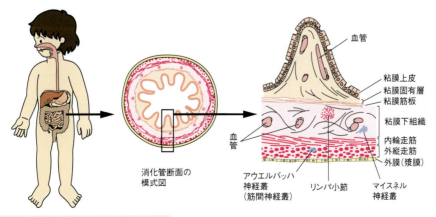

図1-6-2　一般的な消化管粘膜の構造

第1章　人体の構造と機能

1）消化器系の構造と働き　図1-6-1、図1-6-2

● 消化管：口腔から、咽頭、食道、胃、小腸、大腸、肛門に至る一本の管である。消化管の管腔内は外界とつながった体外である。

● 消化器付属腺：唾液腺、肝臓、胆嚢および膵臓。消化液の分泌や栄養素の貯蔵を行う。

● 消化管の役割は、①食物摂取、②食物の移送、③消化、④吸収、⑤老廃物の排泄である。

● 口腔：口腔内では、口腔内に摂取された食物を咀嚼により唾液と混和し食塊をつくる。

・口腔は重層扁平上皮の粘膜で覆われている。重層扁平上皮は歯肉や硬口蓋では角化している（咀嚼粘膜）。

・唾液腺から分泌された唾液が常に口腔粘膜を覆い、潤している。

・咀嚼は主に、咀嚼筋の収縮による半調節性の下顎運動で、口唇・頬および舌等の運動が協調する。

・食塊は、咽頭、食道を経て胃に送られる（嚥下、p.134 参照）。

・食塊の味や機械的刺激が耳下腺、顎下腺、舌下腺などの唾液分泌を促進する。

・唾液中には唾液アミラーゼが存在する（p.140 参照）。

● 食道：咽頭と胃の間にあり、縦隔に位置する。気管と脊柱の間を下降し、胃の噴門に続く。

・食道には起始部、気管分岐部、横隔膜貫通部の3カ所に狭窄部がある。気管分岐部付近の食道狭窄部に餅などがつまって気道をふさぐと窒息を起こしやすい。

・食道壁は重層扁平上皮の粘膜と、骨格筋と平滑筋からなる筋層で構成される。

● 胃：横隔膜の下にある袋状の器官で、食塊を一時的に蓄え、胃液による消化を行う。

・食道に連なる入口部分を噴門、十二指腸に連なる部分を幽門という。

・横隔膜に接する部分を胃底、中央部を胃体という。

・胃壁は胃液を分泌する胃腺を伴う単層円柱上皮の粘膜、平滑筋の筋層、漿膜（腹膜）からなる（表1-6-1）。

● 小腸（十二指腸、空腸、回腸）

・胃から送られた食塊は、胆汁、膵液、腸液によって消化作用を受け、小腸壁で吸収される。

・胆汁と膵液が消化管に流出する部位は、十二指腸にある。

・分解された栄養素は、小腸の腸絨毛で吸収される。

・腸絨毛の表面は吸収上皮細胞からなる単層円柱上皮で覆われている。

・腸絨毛の間には抗菌因子を分泌する細胞や絨毛の幹細胞からなる陰窩（リーベルキューン陰窩）がある。

● 大腸

・小腸で消化・吸収した食物残渣から水分を吸収し、大便をつくる。

・大腸は、盲腸と結腸および直腸からなる。

● 肛門：内肛門括約筋（不随意平衡筋）と外肛門括約筋（随意横紋筋）の弛緩により排便が起こる（p.50「5）排便」を参照）。

表 1-6-1 消化管各部位に存在する消化液と消化成分の働き

	部位	消化液	分泌量 pH	糖質	タンパク質	脂質
管腔内消化	口	唾液	1.5 L／日 pH 6〜7.8	唾液アミラーゼ		
	胃	胃液	1.5 L／日 pH 1〜2（強酸）		ペプシン HCl（塩酸）	
	十二指腸	膵液	1.5 L／日 pH 6〜7.8	膵アミラーゼ	トリプシン、キモトリプシン	膵リパーゼ
		胆汁	0.5 L／日	消化酵素なし　役割：脂肪滴の乳化とミセル化　胆汁酸が主成分		
管腔内消化にかかわる消化液成分の働き			デンプンを加水分解	タンパク質をペプチドやアミノ酸に分解	脂質を脂肪酸やグリセリンに分解	
膜消化	空腸	腸液	1.5 L／日	消化酵素は、刷子縁表面上に「膜酵素」として存在。栄養素は体内へ。		
				マルターゼ スクラーゼ	アミノペプチダーゼ	

黒字：消化酵素　赤字：消化酵素ではない成分

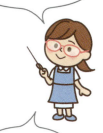

糖質は炭水化物と同じ意味よ。デンプンはその代表の一つ。

胆汁には酵素は含まれない。胆汁酸は酵素ではないのよ。

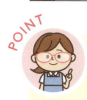

消化管ホルモン

消化管から分泌され、消化器系に作用するホルモン。
・ガストリン：胃液の分泌と胃の運動を促進する。
・セクレチン：膵液の成分である$NaHCO_3$の分泌を促進する。
・コレシストキニン（CCK）：膵臓の消化酵素の分泌を促進する。胆嚢を収縮させる。

2）胃における消化　図 1-6-3、図 1-6-4

● 胃を構成する筋は平滑筋である。消化管の筋層は輪走筋と縦走筋が原則であるが、胃ではさらに内側に斜走筋が存在する。そのため、複雑な運動をすることができる。
・食塊が胃内に入ると、胃の平滑筋が弛緩して、胃は拡張する。
　食物の粘膜刺激での迷走神経反射によって起こる。
・食塊は蠕動運動で糜粥（糜汁）となる。
・胃の蠕動運動は胃体部中央付近から始まり、幽門部に向かう。

食塊は胃で蠕動運動により、胃液と混和し、糜粥になります。胃の運動は迷走神経の興奮で亢進します。

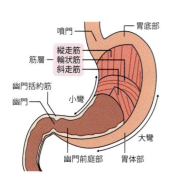

図 1-6-3　胃の構成

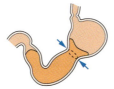

胃体中部に弱い収縮輪が生じ、蠕動波となって幽門に向かう。

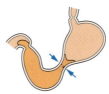

幽門部に近づくにつれ収縮は強くなる。胃内容の一部は十二指腸球部に押し出される。

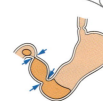

蠕動波が幽門に達し、括約筋が閉じる。胃内容は押し戻され、次の収縮輪との間で攪拌される。

図 1-6-4　蠕動運動の模式図

- ●胃液の分泌
    - ①塩酸：殺菌作用があり、細菌が十二指腸へ侵入するのを防ぐ。
    - ②ペプシン：ペプシノーゲンとして分泌されるが、塩酸に触れるとペプシンに変化する。
    - ③粘液：胃粘膜を保護する。
    - ・キモシン：乳児の胃液に多く含まれ、母乳の消化を助ける。乳汁中のカゼインを凝固する酵素。

3）腸における消化と吸収

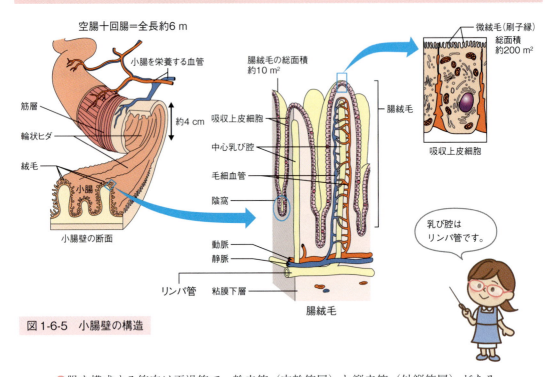

図1-6-5　小腸壁の構造

- ●腸を構成する筋肉は平滑筋で、輪走筋（内輪筋層）と縦走筋（外縦筋層）がある。
- ●小腸では、①分節運動、②振子運動および③蠕動運動がなされる。
- ●大腸では、蠕動運動と分節運動がなされる。
    - ①分節運動：腸管に一定の間隔をおいて輪状筋が収縮し、腸管が多数の分節に分かれる。しばらくすると収縮部がゆるみ、ゆるんでいた部分が収縮する。腸管全体でみると、分節の収縮と弛緩の位置が逆転する。腸内容物は消化液と混和される。
    - ②振子運動：縦走筋のみの収縮で、腸管が各部で縦の方向に伸び縮みする。腸内容物を混和する。
    - ③蠕動運動：輪走筋の収縮が穏やかに進んでいくもので腸内容物を肛門側へ移送する。
- ●栄養素と水分の吸収方法　図1-6-5
    - ・3大栄養素は、主に小腸壁にある腸絨毛の表面を覆う吸収上皮細胞の刷子縁で吸収される。
- ●水分は、小腸壁と大腸壁で吸収される。
- ●ミネラルやビタミンは、主に大腸壁で吸収される。

4）肝臓、膵臓、胆嚢

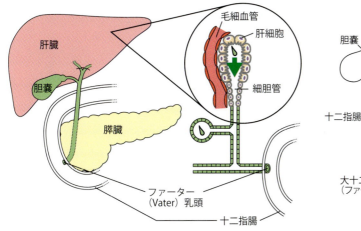

図 1-6-6　肝臓、膵臓、胆嚢の位置関係と肝臓の構造

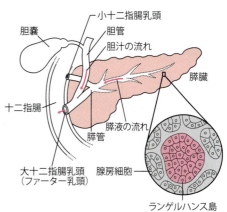

図 1-6-7　膵臓の構造

- ●肝臓は消化器系に付属する器官である。　図 1-6-6
  - ・肝臓の位置：横隔膜直下で、腹腔の右上部にある。
  - ・機能血管：門脈。消化管からの栄養に富んだ静脈血を運ぶ。肝臓の機能に関係する物質（肝臓で貯蔵されたり、解毒されたりする物質）を送るための血管である。
  - ・栄養血管：肝臓を養うのは固有肝動脈である。酸素の多い動脈血を肝臓に供給する働きをする。
- ●肝臓の機能
  - ①代謝：3大栄養素のほかに、ビタミンやホルモンの貯蔵および代謝を行う。
  - ・血中の物質は、毛細血管（洞様毛細血管、類洞）から肝細胞に取り込まれ、代謝あるいは解毒される。
  - ・肝臓が貯蔵するもの：栄養素、ビタミンなど。
  - ・肝臓が排泄するもの：分解産物。血液や胆汁に混じって排泄される。最終的に、尿や大便に混ざった状態で排泄される。
  - ②胆汁の生成：肝細胞で、胆汁酸が生成される。
  - ③解毒
  - ④血液凝固因子の生成
  - ⑤胎児期の造血と壊血
- ●胆汁成分の産生と貯留および消化管への流出
  - ・胆汁の主成分である胆汁酸は肝細胞で生成され、総肝管を経て胆嚢に蓄えられ、総胆管を経て十二指腸に分泌される。
  - ・胆汁酸の合成材料は、コレステロールである。
  - ・胆汁には、消化酵素は含まれない。
  - ・胆汁の色素は、大部分が赤血球のヘモグロビンが脾臓で分解されたビリルビンである。
  - ・便の黄褐色は、胆汁色素による。

- 胆嚢：胆汁を約5～10倍に濃縮し、一時的に貯蔵する（図1-6-7）。

胆汁の産生と分泌について
（細胞からの分泌と外分泌の定義を確認）

①胆汁については、肝胆汁と胆嚢胆汁に分けて捉えてみましょう。
　肝胆汁：次のa) b) の胆汁を両方合わせたときの呼称。
　　a) 肝細胞は、胆汁（主成分は胆汁酸など）を生成し分泌する。
　　b) 導管に相当する胆管からも電解質や水などの胆汁成分が分泌されている。
　胆嚢胆汁：肝胆汁が胆嚢に「流入」し、胆嚢内に貯蔵されたときの呼称。
②消化腺は外分泌腺。生理活性物質が、消化管組織の導管から分泌され、標的となる組織で作用する様式を外分泌という。胆嚢胆汁は、オッディ括約筋が弛緩することによって胆管と十二指腸との間の門が開いて十二指腸に「流出」する。外分泌という概念で考えると、胆汁が十二指腸に流出することも「分泌」と言える。

 STEP UP 胆汁の作用

①脂肪の消化と吸収を補助する。胆汁は中性脂肪を乳化する。
②脂溶性ビタミンの吸収を促進する。
③毒素や脂溶性または高分子量の薬剤成分は、胆汁に混ざり消化管内に排泄される。

- 膵臓　図1-6-7
  ・膵臓は消化液を分泌する消化腺の機能（外分泌）とホルモンを分泌する内分泌の機能をもつ（内分泌についてはp.64参照）。
  ・膵臓のホルモン分泌部（膵内分泌部）はランゲルハンス島と呼ばれ、血糖値を調節する。
  ・三大栄養素すべてを消化するために必要な酵素（多種類の酵素）を含む。
  ・膵アミラーゼ：デンプンに作用してマルトース（麦芽糖）に分解する。
  ・トリプシンやキモトリプシンが活性化されて、タンパク質を分解してポリペプチドやアミノ酸にまで分解する。
  ・膵リパーゼ：胆汁で乳化された脂肪を、脂肪酸とグリセロールに分解する。

5) 排便

- 食物は消化管で分解され、栄養素は吸収されるが、残りは肛門から排泄される。
- 便はS状結腸に貯められる。
- 食事の摂取により生じる胃・大腸反射でS状結腸から直腸に達する。
- 排便反射：直腸内圧が30～40 mmHgになると、排便反射が生じ、便意を生じる。

（溝口尚子、天野　修）

7　運動器系

1）骨

（1）全身の骨格
● および身体の部位による骨の分類　図 1-7-1

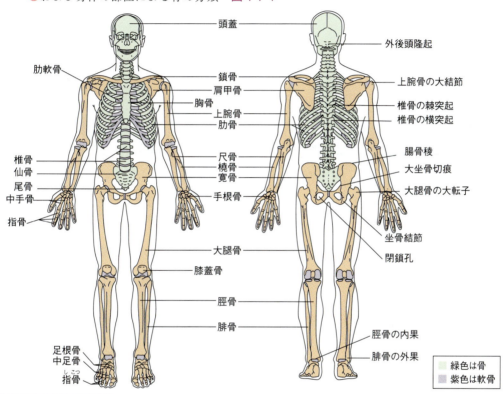

図 1-7-1　全身の骨格

A. **頭蓋骨**：頭の骨。23個の骨が複雑に組み合ってできている（図 1-7-2）。

脳頭蓋：上部の脳を入れる半球。神経頭蓋ともいう。神経頭蓋は、頭蓋冠というドーム状の屋根と頭蓋底という脳を支える台からなっている。

● 頭蓋冠の連結は、縫合という線維性の連結によりつながっている。代表的な頭蓋の縫合は、矢状縫合、冠状縫合、ラムダ縫合、鱗状縫合がある。

● 頭蓋冠の骨の発生は、結合組織性の骨化をする（p.15 参照）。
・大泉門：生後1歳6カ月～2歳頃に閉鎖する。骨化の遅延があると閉鎖が遅れる。水頭症、髄膜炎、脳腫瘍などで頭蓋内圧が高いと膨隆し、脱水が起こると陥没する。
・小泉門：生後1～2カ月で閉鎖する。
・前側頭泉門：生後6カ月～1年で閉鎖する。
・後側頭泉門：生後1年～1年6カ月で閉鎖する。

第1章　人体の構造と機能

- 頭蓋底は、骨が厚い部分・薄い部分、血管や神経が通る穴や管が複雑に組み合わされており、交通事故などの際に骨折を起こしやすい。成長期の骨同士は軟骨結合でつながっている。頭蓋底の内側（脳側）を内頭蓋底、外側を外頭蓋底という。
  - 顔面頭蓋：顔をつくっている前下部の複雑な凹凸部をいう（内臓頭蓋）。顔面頭蓋の前方には、眼球を入れる眼窩、鼻腔（鼻は軟骨でできているので、骨の鼻腔の入り口は梨状口という穴が開いている）、外側には、外耳孔（耳の穴）が開いている。
- ヒトは顔面頭蓋に比べて、脳頭蓋（神経頭蓋）が大きいのが他の哺乳類とは異なる特徴である。

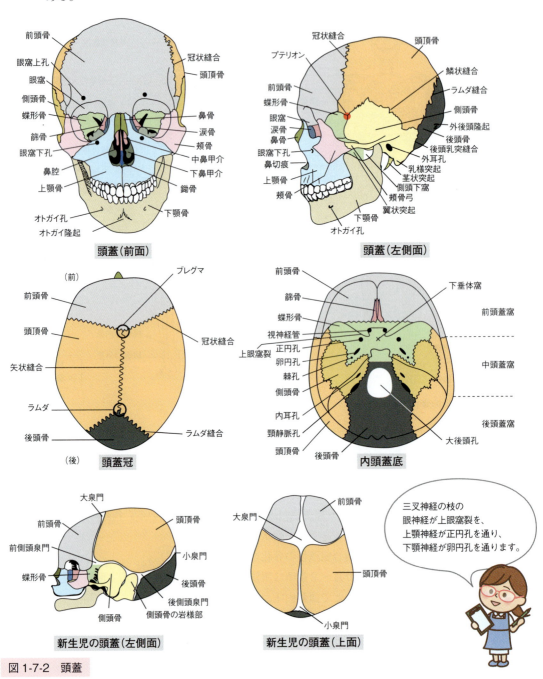

図 1-7-2　頭蓋

B. 脊柱　図1-7-3

- 脊柱は32～34個の椎骨からなっている。すなわち、頸椎が7個、胸椎が12個、腰椎が5個、仙椎が5個、尾椎が3～6個である。仙椎と尾椎は融合してそれぞれ仙骨、尾骨となる。
- 脊柱は、身体を支え、姿勢を保ち歩くことができる構造をつくっている。
- 脊柱は臓器の高さを表すときに基準として用いられる。
- 脊柱には横から見ると彎曲があり、直立歩行でもバランスを保つことができる。
- 椎骨は基本的に、椎体・椎弓・突起でできている。
- 椎骨には椎孔という穴があり、上下に連続して脊柱管が形成される。脊柱管の中に脊髄がある。椎弓から、後ろへ棘突起、横へ横突起、上下に上関節突起と下関節突起が出ている。
- 椎体と椎体の間は、椎間円板という厚い線維軟骨でつながっている。腰椎の下部では、重い体重や大きすぎる力によって、椎間円板がずれ、椎間板ヘルニアが起こることがある。椎間円板が神経や脊髄を圧迫するので、坐骨神経痛などの痛みを起こす。
- 第一頸椎と第二頸椎は他の椎体とは形が異なり特徴的で、環椎、軸椎と名前がついている。環椎は、後頭骨と関節を形成し、頭を前後左右に傾ける運動が可能となっている。軸椎には歯突起という上に向かう円柱がある。環椎と軸椎の歯突起でできる関節により、頭を水平に回転することできる。

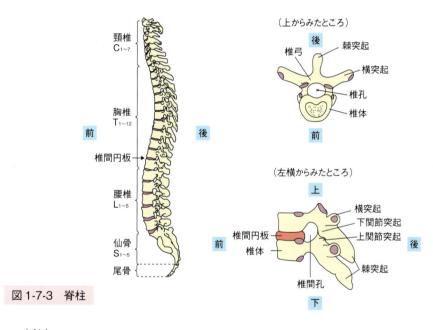

図1-7-3　脊柱

C. 胸郭

- 胸椎と胸骨、12対の肋骨を合わせて胸郭という。
- 胸郭の中に肺、心臓などを入れるかごのような骨組みで、肋骨を上下に動かすことで胸郭の体積を調節し、呼吸運動が可能になっている。
- 胸骨と肋骨の間には肋軟骨があり、肋骨が動きやすいようにするとともに、クッションにもなっている。
- 腸骨とともに胸骨は外から注射針を刺しやすいので、骨髄検査のための骨髄採取に用いられる。

D. 上肢

- 上肢帯は肩甲骨と鎖骨で体幹と上肢を連絡している。肩の関節の大きな動きを支えている。
- 自由上肢骨：肩の関節よりも末端の部分で、上腕は上腕骨、前腕は橈骨と尺骨、手の骨は手根骨、中手骨、指骨からなる。手根骨は8個の骨が組み合ってかたまりとして動く。成長期に段階的に石灰化するので、エックス線で成長の度合いをみる指標に使われる。

E. 下肢

- 下肢帯は、脊柱と下肢をつなぐ寛骨である。
- 寛骨　図1-7-4
  - 思春期までは腸骨、坐骨、恥骨が分かれているが、青年期に軟骨が骨化し癒合して寛骨になる。3つの骨が合ったところが大きくくぼんでいる。ここに大腿骨の骨頭がはまりこみ、股関節をつくる。
- 骨盤
  - 仙骨、左右の寛骨、尾骨により形成されている。骨盤は下腹部を支え、中に、骨盤内臓（膀胱、直腸、生殖器など）を入れている。骨盤は、上部の大骨盤と、下部の小骨盤に分けられる。
  - 男女で骨盤の大きさや形には差がある。特に、女性は、出産のときに胎児が狭い小骨盤を通って分娩される。胎児の頭の大きさが骨盤の大きさより大きいと分娩は困難になる。
- 自由下肢骨：股関節よりも末端の部分で、大腿は大腿骨、下腿は膝関節の前にある膝蓋骨、脛骨、腓骨、足の骨は足根骨、中足骨、指骨からなる。
- 膝関節は大腿骨と脛骨の間の関節である。関節の中に十字靱帯が2本はいっている。

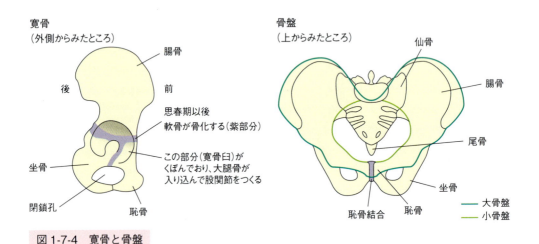

図1-7-4　寛骨と骨盤

2）骨の連結

- 骨は連結して骨格をつくっている。骨と骨との連結には不動性連結と可動性連結がある。
  ①不動性連結
    - 線維性連結：線維性結合組織による骨と骨との結合。靱帯結合、縫合（頭蓋骨）、釘植（歯が歯槽骨に歯根膜を介して固定される）。
    - 軟骨性連結：骨と骨の間に軟骨がある連結。硝子軟骨結合（成長期の骨端軟骨）、線維軟骨結合（恥骨結合など）。
    - 骨性連結：結合部の硝子軟骨が骨化してしまったもの（成人の仙骨や寛骨）。
  ②可動性連結
- 滑膜性連結：向き合った骨が自由に動くことができる構造が関節である。関節は関節包という密性結合組織で包まれている。その外側を関節を外から保護する靱帯が支えている。関節の内側は、対面した関節軟骨がなめらかに動くように関節液（滑液）というぬるぬるした液で満たされている。関節半月が関節腔に飛び出している関節（膝関節など）や関節円板が関節腔を完全に分けている関節（顎関節など）がある（図1-7-5）。

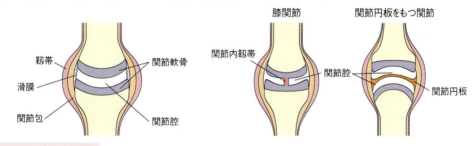

図1-7-5　関節の構造

3）骨格筋

A. 筋の作用、起始と停止

- 筋は収縮と弛緩により身体の動きを可能にする。筋の名前は形状、機能、起始、停止の部位などにより決められている。
- 骨格筋は骨膜へと直接付くものもあるが、多くは密なコラーゲン線維（膠原線維）の束である白い腱となってから骨膜へと付く。筋は動きの小さい側を起始といい、動きの大きい側を停止という（図1-7-6）。
- 筋肉の各部の名称　図1-7-6
  - 筋頭：筋の起始に近い側である。
  - 筋腹：中央のふくらんだところ。
  - 筋尾：筋の停止に近い側、腱へと移行し、骨に付く。

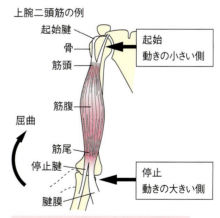

図1-7-6　筋の作用、起始と停止
（次ページのイラスト7点含む）

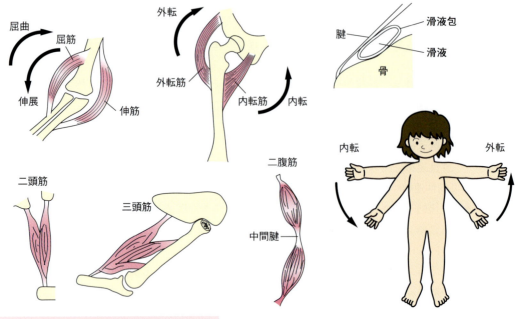

（図 1-7-6　筋の作用、起始と停止　続き）

- ●形による分類
  - ・二頭筋、三頭筋、四頭筋、二腹筋、鋸筋、菱形筋、輪筋など。
- ●筋肉は運動方向により、屈筋と伸筋、内転筋と外転筋、回旋筋、挙上筋と下制筋、括約筋と散大筋に分類される（図 1-7-6）。
- ●筋の補助装置
  - ・筋膜：筋あるいは筋の束の表面を包む結合組織性の膜。筋を支えて固定する。筋膜の中で筋はなめらかに動くことができる。
  - ・筋支帯：関節付近で筋膜が肥厚して停止腱が浮き上がるのを抑える。
  - ・腱鞘：手や指など動きの激しい腱の周囲を包む鞘状の袋。
  - ・滑液胞：筋と骨や腱と骨がすれあうところにある。
- ●筋は収縮することにより、付着している骨を近づける。関節の両側をつなぐ筋であれば、筋の付いている部位によって、関節を伸ばしたり縮めたりすることになる（縮めるのに働く筋を屈筋、伸ばすのに働く筋を伸筋という）。身体の動きは、多くの筋が協働して収縮や伸展の度合いを調節した結果、可能になるのである。
- ●筋の動きは、脳や脊髄から送られてくる神経の興奮の程度で調節されている。運動神経は運動終板で筋と連絡している。筋の収縮の程度は、筋や腱にある筋紡錘、腱紡錘などで受容した感覚を伝える神経により中枢へ伝えられて、その情報により筋の収縮や伸展が調節されるのである。

B.　身体の各部の筋　図 1-7-7

①頭部の筋
- ●表情筋（顔面筋）、咀嚼筋（詳細は第2章−1を参照）

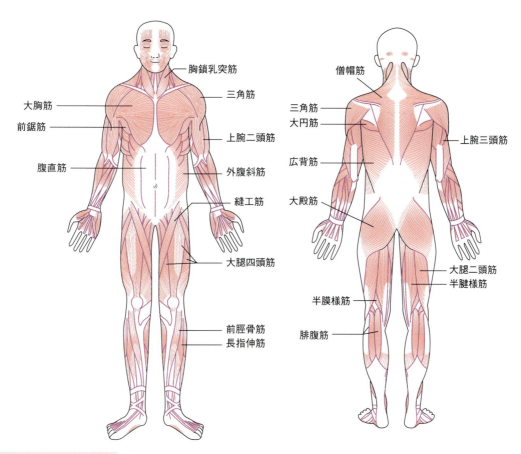

図 1-7-7　全身の筋系

②頸部の筋
- 胸鎖乳突筋は胸骨と鎖骨から起こり、耳介の後ろにある側頭骨の乳様突起に付く。この筋が両側で収縮すると、顔がやや上向きになり首の後ろを縮めるような動きになる。支配神経は副神経（第XI脳神経）である。
- 舌骨上筋（詳細は第2章-1を参照）
- 舌骨下筋は胸骨や肩甲骨から舌骨へと走る細長い筋群である。舌骨の固定や嚥下（飲み込み）を助ける。胸骨舌骨筋、肩甲舌骨筋、胸骨甲状筋、甲状舌骨筋の4つである。
- 斜角筋は頸の深部の筋で、頸椎から起こって肋骨に付く前斜角筋、中斜角筋、後斜角筋の3つの筋である。前斜角筋と中斜角筋の間の斜角筋隙を腕神経叢（腕を支配する神経の束）が通る。腕神経叢を痛めると腕のしびれや麻痺が起こる。
- 椎前筋は頸椎の前面にあり、頸椎の運動にかかわる筋。

C. 胸部
- 胸部の表層の筋群は上肢帯あるいは上肢の運動にかかわっている。
- 大胸筋は肩関節を動かす。小胸筋は肩甲骨を引き、肋骨を持ち上げる。前鋸筋は肩甲骨を動かす。
- 胸部の深部の筋は肋骨を動かし、呼吸運動をする。外肋間筋が息を吸う（吸気）時に、内肋間筋が息を吐く（呼気）時に働く。

● 横隔膜は胸腔と腹腔を境するドーム状の筋板である。食道、大動脈、大静脈が横隔膜を貫き、それぞれ食道裂孔、大動脈裂孔、大静脈裂孔を通過する。頸から走る横隔神経に支配される（しゃっくりの神経である）。

D. 背部

● 僧帽筋（そうぼうきん）は肩甲骨に付いている広い筋である。肩甲骨を動かす。
● 広背筋（こうはいきん）は腰椎と腸骨から起こって上腕骨の上部に付く。腕を背中にまわす。
● 脊柱起立筋（せきちゅうきりつきん）は背筋を伸ばす筋である。脊髄神経の後枝に支配される。

E. 腹部（特に重要なもの）

● 前腹筋と側腹筋は腹圧を高める。
● 前腹筋は腹直筋（ふくちょくきん）（真ん中の筋）である。腹直筋は腹直筋鞘という結合組織のさやに包まれ、正中に2つの腹直筋鞘が合わさった白線がある。
● 側腹筋は脇腹の外から順に外腹斜筋（がいふくしゃきん）、内腹斜筋（ないふくしゃきん）、腹横筋（ふくおうきん）がある。

F. 上肢

● 上肢帯の筋は肩甲骨または前腕の骨から起始し、上腕骨に停止する筋。肩の運動にかかわる。
  ・三角筋（さんかくきん）、棘上筋、棘下筋、小円筋、大円筋、肩甲下筋である。
● 上腕の筋は肩甲骨または上腕骨から起始し、上腕骨または前腕骨に停止する。
  ・上腕二頭筋、烏口腕筋（うこうわんきん）、上腕筋は肘を曲げる屈筋として働く。
● 上腕三頭筋は肘を伸ばす伸筋として働く。
● 前腕の筋も前（手のひら側）にある屈筋と手背側にある伸筋に分けられる。手首や指の運動を可能にする。
● 前腕をねじる（手のひらを下向きに返す）回内（かいない）に働く筋と手のひらを上に向ける回外（かいがい）に働く筋がある。
● 手の筋：指の曲げ伸ばしや開閉に小さな筋が協調している。

G. 下肢

● 下肢帯の筋は骨盤、脊柱から起始し、大腿骨に停止する。股関節、大腿の運動に関与する。
● 内寛骨筋（ないかんこつきん）は大腿を前に上げる動きをする。大腰筋（だいようきん）、小腰筋（しょうようきん）である。
  外寛骨筋（がいかんこつきん）は大腿を後ろに引く大殿筋（だいでんきん）、大腿を外へ開く中殿筋（ちゅうでんきん）、小殿筋（しょうでんきん）などである。
● 大腿の筋は寛骨または大腿骨から起始し、下腿骨または大腿骨に停止する。
● 大腿の伸筋は、膝の関節を伸ばす筋である大腿四頭筋（だいたいしとうきん）、縫工筋（ほうこうきん）。
● 大腿の屈筋は、大腿の後ろ側にある大腿二頭筋（だいたいにとうきん）、半膜様筋（はんまくようきん）、半腱様筋（はんけんようきん）。
● 内転筋（ないてんきん）：恥骨筋（ちこつきん）、薄筋（はっきん）、長内転筋（ちょうないてんきん）、短内転筋（たんないてんきん）、大内転筋（だいないてんきん）。
● 下腿の筋：大腿骨または下腿骨から起始し、足の骨に停止する。
● 前脛骨筋（ぜんけいこつきん）、腓骨筋（ひこつきん）は足首を曲げ、指を伸ばす。
● 下腿三頭筋（腓腹筋（ひふくきん）、ヒラメ筋）は足首を伸展する。腓腹筋とヒラメ筋は下方で合してアキレス腱となり踵骨に付く。
● 足の指の筋は指を動かす小さな筋であるが、あまり発達していない。

（城戸瑞穂）

8　泌尿器系

● 泌尿器系は、尿を産生・貯留し排出する一連の器官である。
・腎臓で血液をろ過してつくられた尿は、尿管を通って膀胱に貯められる。尿はその後、尿道を通り、外尿道口から体外へ排出される。
・尿管：腎臓と膀胱をつなぐ管。
・膀胱：尿を貯めておく袋状の中空器官で、粘膜は厚みの変化に対応する移行上皮である。
・尿道および外尿道口：膀胱に貯留した尿が、外界へ排出される経路および排出口。

1）腎臓の構造　図1-8-1

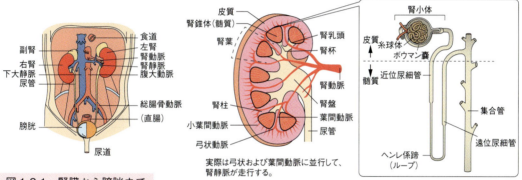

図1-8-1　腎臓から膀胱まで

● 腎臓は血管と尿管につながっている。
● 腎臓の内部構造は、尿管側から腎盤（腎盂）、腎髄質、腎皮質に分けられる。
● 腎小体は、糸球体（血管）をボウマン嚢という袋で包んだ構造をしている。腎皮質にある。
● ネフロンは、尿をつくる構造的な単位。腎小体とそれに続く尿細管からなる。

POINT

腎臓の主な働き

腎臓は、血液をろ過し、尿を産生する。①〜⑤の働きを知ると生体機能の理解が深まる。
① 水・電解質の調節→恒常性に関連が深い（p.88「14. 恒常性」を参照）。
② 酸塩基平衡の調節→恒常性に関連が深い。
③ タンパク質代謝産物の排出：タンパク質の最終産物はアンモニアである。
④ ホルモンの分泌：
　・レニンは、腎血流量が低下すると傍糸球体装置から産生され、アンジオテンシンの生成を促す。
　・エリスロポエチンは、皮質で合成され、赤血球産生を刺激する。
　・ビタミンD_3は、腎臓にて活性型ビタミンD_3に代謝される。→Ca^{2+}とリン酸の調節に関係する。
⑤ プロスタグランジン類の産生：血管の緊張性を調節する。

2）尿の生成　図1-8-2

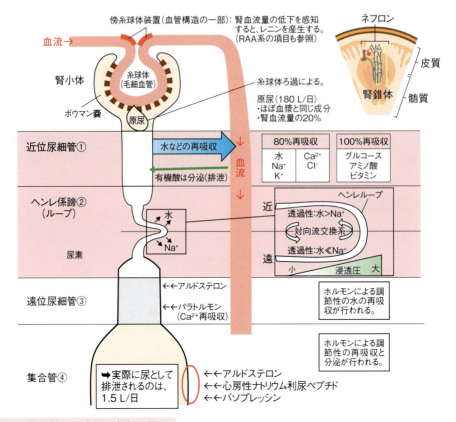

図1-8-2　尿細管の模式図と各部の働き

A. 原尿の生成：
- 腹大動脈から腎動脈に入った血液は、腎皮質の腎小体の糸球体でろ過されて、ボウマン嚢に出る（糸球体ろ過による原尿の生成）。
- 腎小体でつくられる原尿は血漿とほぼ同じ成分である。1日に約180Lつくられる。腎血流量の約20％に相当する。

B. 尿細管での再吸収
- 尿細管では必要な成分は再吸収され、不要な成分は分泌（排泄）される。
- 尿細管と集合管は4つの区域をもつ（図1-8-2 ①〜④）。それぞれ尿細管の機能として異なった役割を担っている。
  ・近位尿細管（①）：水と溶質が大量かつ非調節性（一定量）に再吸収する。
  ・ヘンレ係蹄（ループ）（②）：浸透圧の差により水の受動的再吸収が行われる（対交流増幅系）。
  ・遠位尿細管（③）および集合管（④）における再吸収は、各種ホルモンの影響を受ける。再吸収量が適切に調整され、恒常性の維持に働く。
- 集合管を経た原尿は、尿となって腎盤（腎盂）に出る。
- ヒトの1日尿量は1.5Lである（原尿の約1/120）。

●尿の働き
・血液中の老廃物、有害物質や水の排泄
・結晶中の塩分－水の組成の調節
・血液のpHや浸透圧を調節
・体液量の調節

3）排尿　図1-8-3

●排尿反射
・排尿反射中枢は仙髄である。
・排尿反射の求心路は、膀胱壁の伸展受容器から出る骨盤神経である。
・排尿反射の効果器（反応）は、膀胱（収縮）、内および外尿道括約筋（弛緩）である。

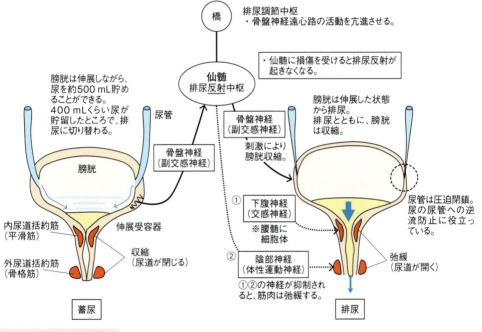

図1-8-3　蓄尿および排尿

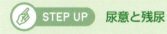
STEP UP　尿意と残尿

　膀胱の伸展刺激が大脳皮質に伝わると尿意として感じられる。尿意は随意的な排尿を開始させる原動力となる。橋（排尿調節中枢）からの情報は、仙髄から排尿へ至る経路の活動を亢進する。その結果、残尿のない完全な排尿をすることができる。

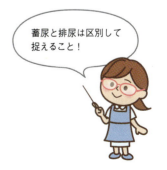

（溝口尚子、天野　修）

9 生殖器系

● 生殖器とは、生殖機能を担う器官のことである（図 1-9-1）。

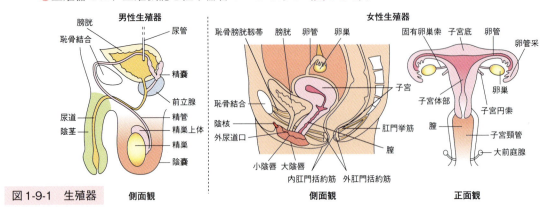

図 1-9-1　生殖器

1）男性生殖器

- 精巣は左右対称の実質器官で、精子を産生する。
- 精巣上体は精巣から精管へと移行する管である。
- 精管は前立腺を貫通し、射精管となって尿道に開口する。
- 陰茎は尿路と交接器の機能を併せもつ。
- 男性ホルモン
  ・精巣からテストステロンなどの男性ホルモン（アンドロゲン）を分泌する。

2）女性生殖器

- 卵巣は子宮の左右にある実質器官で、卵子を産出する。定期的に排卵し卵子は卵管内に吸収される。
- 卵管は卵子を約3日で子宮へ送る。卵管の膨大部で受精が行われる。
- 子宮は膀胱の後方、骨盤中央に位置し、底部、体部、頸部に分かれる。体部で受精卵が着床し、頸部は膣とつながる。
- 膣は子宮に続く管である。
- 女性ホルモン
・発育卵胞から卵胞ホルモン（エストロゲン）が分泌される。
・排卵後の卵胞は黄体に変化する。黄体からは黄体ホルモン（プロゲステロン）が分泌される。

3）第二次性徴とホルモン

- 性ホルモンは、生殖腺の発達を促すとともに、陰毛や乳房・陰茎の発達などの第二次性徴を発現させる。
- 卵胞刺激ホルモン（FSH）、黄体形成ホルモン（LH）、性ホルモンは、共同して卵巣では

卵胞の成長を開始させ、精巣では精子の形成を開始させる。

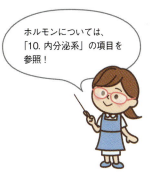

> ホルモンについては、「10. 内分泌系」の項目を参照！

 STEP UP　思春期における「性徴」と「成長」

思春期とは、第二次性徴発現の始まりから終わりまでの期間のことである。心身、性的にも成熟する。思春期成長期ともいう。Scammonの臓器別発育曲線では、一般型の二相性の上昇の2番目、生殖器型の急激に上昇する時期に相当する。成長ホルモンの分泌が増大するため、身体の成長がピークを迎える。下顎骨の成長もこの時期がピークとなる。

4）卵巣および子宮の周期的変化

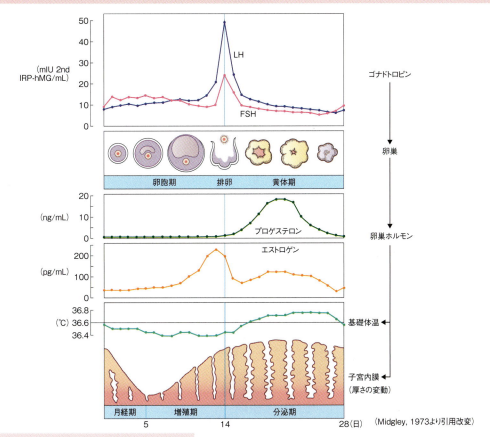

図1-9-2　卵巣の月経周期に伴う変化

- 卵巣では通常1個の卵胞が完全に成熟し、成熟卵胞（卵胞期）となる。14日目頃、卵胞が破れ、卵子が放出（排卵）される。
- 排卵後の卵胞が黄体となり（黄体期）、一定期間、黄体ホルモンが分泌された後に退縮する。
- ホルモンの消長（≒増減）に伴い、子宮内膜は周期的に増殖し、剥離する（月経周期：およそ28日）。
- 性ホルモン
  ・月経周期や生殖器の発達にはホルモンの影響が大きい（図1-9-2）。

（溝口尚子、天野　修）

10 内分泌系

1）内分泌の役割

- 内分泌とは、細胞から産出された分泌物を、導管を経由せずに血液中に排出させる分泌様式のことである（図1-10-1、図1-10-2）。内分泌腺には、導管がない。
- ホルモンとは、内分泌腺が分泌する生理活性物質（シグナル分子）である。ホルモンは血管に入り、全身に運ばれる（図1-10-1）。
- ホルモンの標的：ホルモンによって活性が調節される細胞・組織・器官。
- ホルモンの血中濃度は、フィードバック機構によって調節されている。

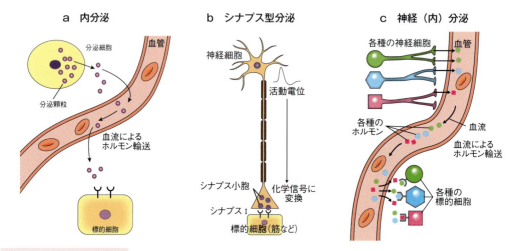

図1-10-1　分泌の様式

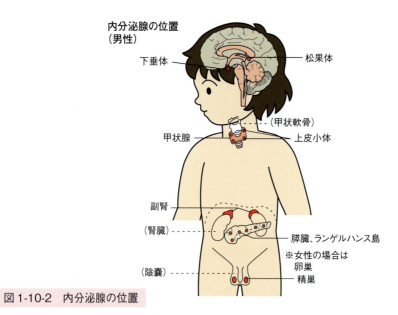

図1-10-2　内分泌腺の位置

2）内分泌器官とホルモンの種類

● 下垂体
- 下垂体は、主に前葉と後葉に分けられる。それぞれ下垂体前葉ホルモン（内分泌 図 1-10-1a による）と下垂体後葉ホルモン（神経〈内〉分泌 図 1-10-1b による）を分泌する。
  ①下垂体前葉ホルモン：身体の成長を促進したり、標的機関を「刺激」して、分泌を促すホルモンを多く分泌する（図 1-10-3）。
  ②下垂体後葉ホルモン：バソプレッシン、オキシトシン（図 1-10-4）。

● 下垂体ホルモンの分泌調節
- 下垂体ホルモンの分泌を調節するのは、視床下部である。視床下部のニューロンは、下垂体ホルモンを分泌させる放出因子を分泌する（p.66 POINT 参照）。
- 例1）寒冷やストレスは、視床下部を刺激し、放出因子を分泌する。放出因子は下垂体前葉を刺激し、副腎皮質刺激ホルモンを分泌する。このホルモンは、副腎皮質を刺激してコルチゾールを分泌させる。
- 例2）視床下部からの放出因子はほかにも、下垂体前葉から甲状腺刺激ホルモンを分泌させるものもある。このホルモンは、甲状腺からチロキシンを分泌させる。

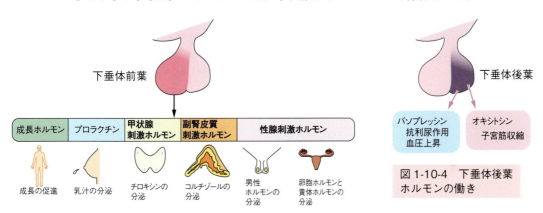

図 1-10-3 下垂体前葉ホルモンの働き

図 1-10-4 下垂体後葉ホルモンの働き

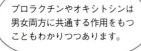

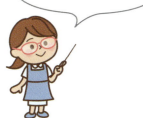

プロラクチンやオキシトシンは男女両方に共通する作用をもつこともわかりつつあります。

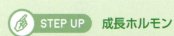 **STEP UP　成長ホルモン**

成長ホルモンは全身の組織の成長を促す。分泌過剰で巨人症、分泌不足で小人症になる。

STEP UP　バソプレッシンの作用

バソプレッシンの尿量を減らす働きを抗利尿作用という。この作用によって体内の水分を保持する。体内の水分が増えると血圧が上昇する。

STEP UP ホルモンの分泌量を調節するしくみ　図 1-10-5
フィードバック

フィードバックとは、分泌などを調整する部位へ結果を伝え、さらなる反応を増幅または抑制すること。
① ホルモン分泌の正のフィードバック：排卵や分娩など特殊な生理現象を引き起こすときに標的細胞の反応が増幅されるようにする調節方法。ホルモン量を感知したセンサーが、より多く分泌するように制御系に連絡する。
　例）エストロゲン、オキシトシン
② ホルモン分泌の負のフィードバック：フィードバック抑制ともいう（詳しい例はPOINT「負のフィードバック」を参照）。ホメオスタシスの調整方法に多い。

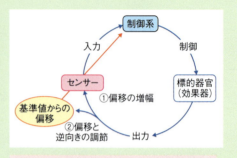

図 1-10-5　フィードバック調節の概要

POINT 負のフィードバック　図 1-10-6
（ホルモンの分泌過剰を防ぐ）

- 視床下部の放出因子や下垂体ホルモンの分泌は、過剰にならないようにチロキシンやコルチゾールで調節されている。これを負のフィードバックという。
- たとえばコルチゾールが多すぎると、このホルモンは下垂体前葉や視床下部の働きを抑える。また副腎皮質刺激ホルモンが多いときも、下垂体前葉や視床下部の働きを抑える。
- またチロキシンも分泌が多いとき、下垂体前葉や視床下部の働きを抑える。

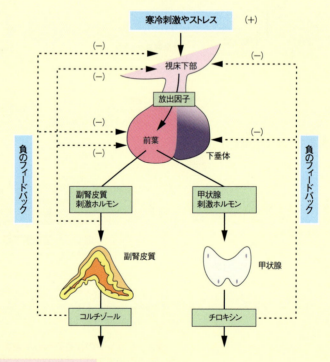

図 1-10-6　負のフィードバック

（吉川文雄ほか：標準看護学講座 2 解剖生理学 第3版．金原出版，東京，1991年より引用改変）

● 松果体
- 松果体はメラトニンを分泌する（図1-10-7）。
- メラトニンの分泌は光刺激によって、抑制される。このため分泌量は、夜間に多く昼に少ない。概日（かいじつ）リズムを調節する働きがあると言われている。

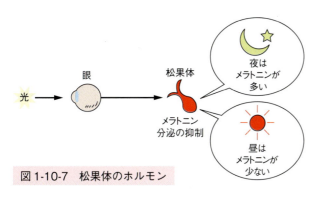

図1-10-7　松果体のホルモン

概日リズム

概日リズムは、生体にみられる約1日周期の変動である。たとえば、体温は昼に高く、夜に低いリズムがある。

● 甲状腺　図1-10-8
- 甲状腺が分泌するホルモンは、チロキシンとカルシトニンである。
- チロキシンは、全身の細胞に働き、その代謝を高める。基礎代謝の維持や成熟を促進する働きがある。
- カルシトニンは、血中のカルシウムが多いときに減らす働きがある。血中のカルシウムを骨に移行し、骨形成を促す。

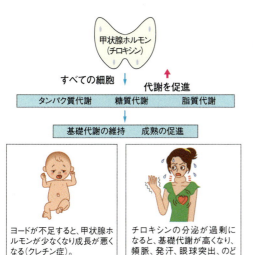

図1-10-8　甲状腺のホルモン

外国語の読み方の違い

外国語をカタカナにしたことが原因で、複数の読み方をする物質がある。名称が出てきたときに同じものだとわかればよい。
例）Thyroxine：チロキシン、サイロキシン
例）Parathormone、Parathyroid hormone：
PTH＝パラトルモン、パラソルモン

● 上皮小体（副甲状腺）
上皮小体の分泌するホルモンは、パラトルモン（パラソルモン、PTH）である。
- PTHの量は、血中カルシウム濃度によって調節される（図1-10-9）。
- これは、血中のカルシウムが少ないときに分泌され、骨のカルシウムを血中へ移行させる。

第1章 人体の構造と機能

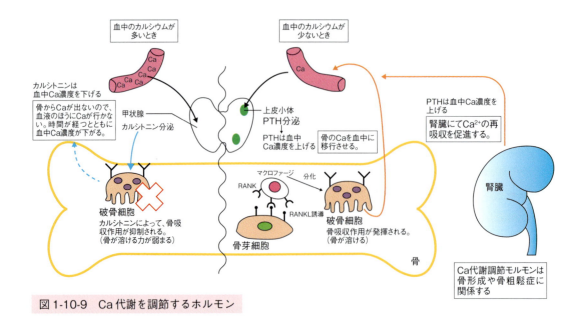

図1-10-9　Ca代謝を調節するホルモン

●膵臓には内分泌腺と外分泌腺がある（図1-10-10）。
●**副腎（副腎髄質と副腎皮質）**
　・副腎は髄質と皮質との2層構造になっている。
　・髄質（副腎の内側）は、アドレナリン（またはノルアドレナリン）を分泌する。
　・皮質（副腎の外側）は、糖質コルチコイド（コルチゾール）と電解質コルチコイド（アルドステロン）を分泌する。
①副腎髄質ホルモン（アドレナリン、ノルアドレナリン）図1-10-11
　・精神的な興奮、ストレス、寒冷などで交感神経の活動が高まると分泌される。
　・アドレナリンとノルアドレナリンは交感神経の興奮と似た作用を発揮する。心拍数の増加や血圧の上昇が起こる。
②副腎皮質ホルモン　図1-10-11
　・副腎皮質ホルモンはすべてコレステロールから合成される。
　・寒冷刺激やストレスがあると分泌される。
●**性腺のホルモン**
　・性腺は男性では**精巣**、女性では**卵巣**である。
　・視床下部から下垂体 → 性腺へとつながる段階的な調節経路がある。

> カルシウムの働きにかかわり、骨などの健康に関与するビタミンD_3は体内で合成できる。甲状腺ホルモンやステロイドと同じ核内受容体を介して作用するのでホルモンと考えていいよ。

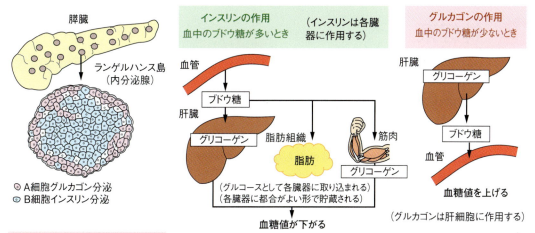

図1-10-10　膵臓のホルモン

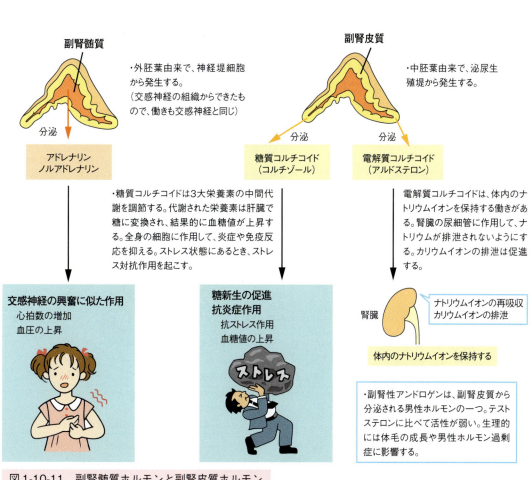

図1-10-11　副腎髄質ホルモンと副腎皮質ホルモン

（溝口尚子）

69

11 神経系

1）神経系の構成

- 神経系を構成する細胞はニューロン（神経細胞）とグリア（神経膠細胞）である。
- 神経系は中枢神経系と末梢神経系からなる（図1-11-1）。
- 中枢神経系は脊髄と脳で構成され、中央情報処理装置として働く。
- 末梢神経系は体性神経系と自律神経系からなる。
- 末梢神経系は中枢神経系と身体各部の末梢組織を連絡する。
  - 受容器からの感覚情報を中枢神経系に伝える神経を求心性神経といい、感覚神経に相当する。
  - 中枢神経系の指令を筋や腺組織に伝える神経を遠心性神経という。
  - 筋の収縮を起こす遠心性神経を運動神経という。
  - 神経線維は、直径が大きい順にAα、Aβ、Aδ、Aγ、BおよびC線維に分類される。
  - Aα、Aβ、Aδ、AγおよびB線維は、髄鞘（ミエリン）をもつ有髄線維で、C線維は髄鞘のない無髄線維である。
  - 有髄線維は跳躍伝導を行うため、伝導速度が速い（p.19 図1-2-14 参照）。

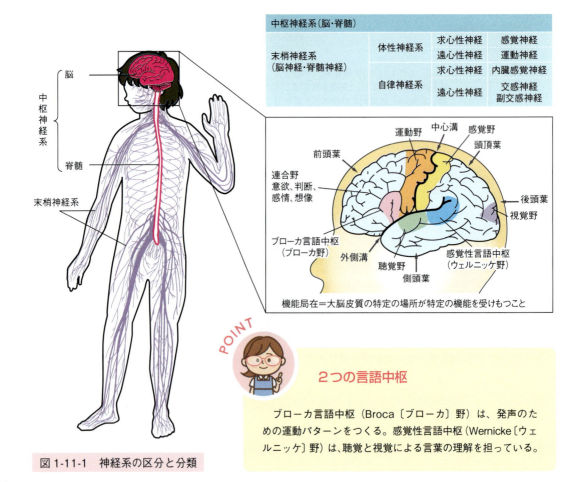

図1-11-1 神経系の区分と分類

2つの言語中枢

ブローカ言語中枢（Broca〔ブローカ〕野）は、発声のための運動パターンをつくる。感覚性言語中枢（Wernicke〔ウェルニッケ〕野）は、聴覚と視覚による言葉の理解を担っている。

2）中枢神経系

（1）脊髄の構造と機能

- 脊髄は頚髄、胸髄、腰髄、仙髄、尾髄からなる。
- 脊髄にはニューロンの細胞体が存在する灰白質と、ニューロンの軸索で構成される神経線維が通る白質がある（図1-11-2）。
- 灰白質には運動ニューロンが存在する前角と感覚に関係が深い後角がある。
- 白質は末梢からの感覚情報を脳に送る上行路と、脳からの指令を脊髄の各部に送る下行路を含む。
- 脊髄反射とは、筋、関節、皮膚のさまざまな感覚受容器の興奮によって、脊髄の神経回路を介して骨格筋に定型的な反応を起こすことをいう。
- 代表的な脊髄反射に伸張反射と屈曲反射がある。

a．伸張反射　図1-11-2

- 骨格筋が伸張される（引き伸ばされる）と筋の受容器の筋紡錘が興奮し、筋紡錘につながる感覚神経にインパルスが発生する。感覚神経は伸張された筋のα運動ニューロンに連絡（シナプス結合）し興奮させる。その結果、伸張された筋（効果器）が収縮する。
- 伸張反射は1個のシナプスを介して起こる（単シナプス反射）。
- 伸張反射は姿勢や四肢の位置の保持に役立つ。
- 伸張反射の例としては、膝蓋腱をハンマーで叩いて大腿四頭筋を伸張したときに起こる膝蓋腱反射や、閉口筋を伸張したときに生じる下顎張反射がある。

b．屈曲反射（引っ込め反射）　図1-11-2

- 片側の肢に侵害刺激（痛み刺激）を加えると、その肢を引っ込めて刺激から遠ざける。
- 2個以上の介在ニューロンを介して起こる多シナプス反射である。
- 刺激が加わった側と反対側の肢は伸展する（交差性伸展反射）。
- 有害な刺激を避けるための防御反射の一種である。

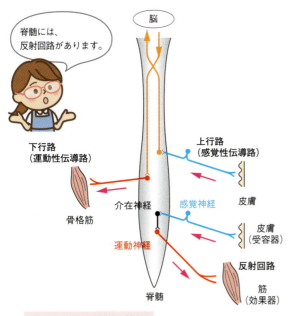
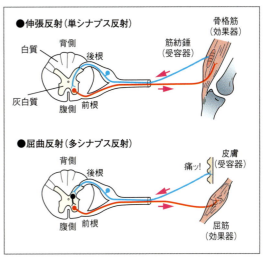

図1-11-2　脊髄の機能

（2）脳の構造と機能　図 1-11-3

●脳は脳幹（延髄、橋、中脳）、小脳、間脳（視床、視床下部）、大脳からなる。

●脳幹には脳神経核が存在し、脳神経が出入りする。

●脳幹には脊髄からの感覚情報を上位中枢に送る上行路と、上位中枢からの指令を脊髄の各部に送る下行路が通る。

●延髄
  ・循環中枢、呼吸中枢、嚥下中枢がある。
  ・孤束核には顔面神経、舌咽神経、迷走神経を介して味覚の情報が入力する。
  ・延髄から橋にかけて上唾液核と下唾液核が存在し、唾液分泌にかかわる。

●橋・中脳
  ・橋には三叉神経運動核と顔面神経核があり、下顎と表情筋の運動にかかわる。
  ・中脳から橋、延髄にかけて三叉神経感覚核群があり、口腔・顎・顔面の感覚にかかわる。

●小脳は身体のバランスの調節や姿勢の維持、スムーズな運動の遂行に関与する。

●視床はさまざまな感覚情報を大脳皮質に伝える中継核として働く。

●視床下部は自律神経系と内分泌系の統合中枢として働く。
  ・飲水、概日リズム、体温、食欲の調節にきわめて重要な役割を果たす。
  ・下垂体前葉ホルモンの分泌を調節するホルモンやバソプレッシンを産生する。

●大脳の表層は厚さ 2 〜 4 mm の灰白質からなる大脳皮質で覆われ、内部は白質（髄質）となる。白質の中には灰白質の塊である大脳基底核が存在する。

●大脳皮質　図 1-11-1
  ・大脳皮質は前頭葉、頭頂葉、後頭葉、側頭葉に分けられる。
  ・大脳皮質は部位によって働きが異なる。これを機能局在という。
  ・一次運動野は反対側の骨格筋に随意運動の指令を出す。運動野の内側から外側にかけて下肢、体幹、上肢、頭部の運動にかかわる部位が順に並ぶ（体部位局在）。
  ・体性感覚野は反対側の皮膚の触圧覚、温度感覚、痛覚、および関節や筋の感覚が伝えられる。運動野と同様に体部位局在がある。
  ・視覚野には視覚情報、聴覚野には聴覚情報が入力する。
  ・味覚野は味の強さや質の認知にかかわる。
  ・連合野には、さまざまな情報を判断し、それに基づいて意味ある行動を起こすための働きをする前頭前野、空間認知にかかわる頭頂連合野、物体認知にかかわる側頭連合野がある。

●大脳基底核
  ・大脳皮質や視床と連絡し、随意運動のプログラミングにかかわる。

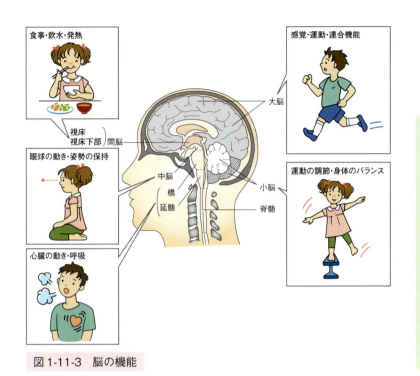

図 1-11-3　脳の機能

STEP UP

Parkinson（パーキンソン病）

大脳基底核を構成する神経核の一つである黒質において、ドーパミンを神経伝達物質とするニューロンが変性することで起こる。運動開始ができない、振戦（手足のふるえ）、筋の固縮、抑うつ傾向などの症状がみられる。

3）末梢神経系

● 末梢神経系には脳から出る脳神経と脊髄から出る脊髄神経があり、それぞれ体性神経（運動神経、感覚神経）と自律神経を含む。

（1）脳神経

● 左右 12 対あり、脳から出る部位によって前から順に Ⅰ〜Ⅻ の番号がつけられている（図 1-11-4）。

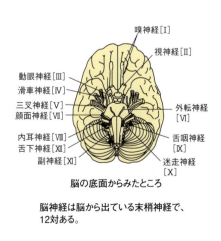

脳の底面からみたところ

脳神経は脳から出ている末梢神経で、12対ある。

図 1-11-4　脳神経と主な機能

	脳神経名	感覚機能	運動機能	自律機能（副交感）
Ⅰ	嗅神経	嗅覚	−	−
Ⅱ	視神経	視覚	−	−
Ⅲ	動眼神経	−	眼球運動	眼の遠近調節、縮瞳
Ⅳ	滑車神経	−	眼球運動	
Ⅴ	三叉神経	歯・口腔粘膜・顔面・頭皮の感覚	咀嚼、嚥下、吸啜	
Ⅵ	外転神経	−	眼球運動	
Ⅶ	顔面神経	舌の前 2/3 の味覚 軟口蓋の味覚	表情	涙分泌、唾液分泌（顎下腺、舌下腺）
Ⅷ	内耳神経	聴覚、平衡覚	−	−
Ⅸ	舌咽神経	舌の後 1/3 の味覚、舌、咽頭粘膜の感覚	咽頭の運動	唾液分泌（耳下腺）
Ⅹ	迷走神経	味覚、舌・咽頭の感覚、外耳の皮膚感覚	咽頭・喉頭の運動	胸部・腹部内臓の運動、分泌
Ⅺ	副神経	−	喉頭・肩・頭の運動	
Ⅻ	舌下神経	−	舌の運動	

（2）脊髄神経　図1-11-5

- 左右31対あり、頸神経8対、胸神経12対、腰神経5対、仙骨神経5対、尾骨神経1対に分けられる。
- 脊髄の前外側溝から前根、後外側溝から後根が出る。
- 前根には遠心性神経（骨格筋を支配する体性運動神経と内臓に分布する自律神経）が含まれる。
- 後根には求心性神経（体性感覚神経と内臓感覚を伝える自律神経）が含まれる。
- 皮膚感覚を伝える感覚神経線維は体肢を横に走る帯状に分布している。これをデルマトーム（皮膚分節）という。

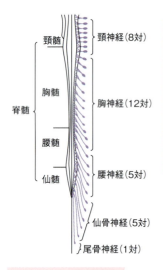

神経線維の種類		神経線維の直径(μm)	伝導速度(m/s)	機能
有髄神経	Aα	13～22	70～120	感覚神経（筋紡錘） 運動神経（骨格筋）
	Aβ	8～13	40～70	感覚神経（触覚、圧覚）
	Aγ	4～8	15～40	運動神経（筋紡錘）
	Aδ	2～5	12～30	感覚神経（温度、痛覚）
	B	1～3	3～14	自律神経節前線維
無髄神経	C	0.2～1	0.2～2	感覚神経（痛覚） 自律神経節後線維

図1-11-5　脊髄神経

（3）自律神経系　図1-11-6

- 自律神経系は内臓および血管の平滑筋、心筋、腺を支配し、基本的な生命維持機能を調節する。
- 自律神経系は交感神経系と副交感神経系からなる。
- 脳や脊髄から出た自律神経の神経線維は自律神経節でニューロンを変えて標的器官に分布する。
- 脳や脊髄に細胞体があるニューロンを節前ニューロン、その軸索を節前線維という。
- 自律神経節内に細胞体があるニューロンを節後ニューロン、その軸索を節後線維という。
- ほとんどの臓器は交感神経と副交感神経から二重に支配され（二重支配）、それぞれの作用は互いに相反的である（拮抗支配）。

A．交感神経系
- 身体を活動に適した状態に整える。
- 節前線維末端から神経伝達物質としてアセチルコリン（ACh）が放出され、節後線維末端から主にノルアドレナリン（NA）が放出される。

- 交感神経の活動で心拍数の増加、血管の収縮、気管支拡張、発汗、瞳孔の散大が起こる。
- 消化管の運動と分泌は抑制されるが、粘稠性の唾液分泌は促進される。

B. 副交感神経系
- 身体を安静にしエネルギーを蓄える。
- 節前線維および節後線維の末端から神経伝達物質としてアセチルコリンが放出される。
- 副交感神経の活動で心拍数の減少、気管支収縮、瞳孔の収縮が起こる。
- 消化管の運動と分泌は促進され、漿液性の唾液分泌が促進される。

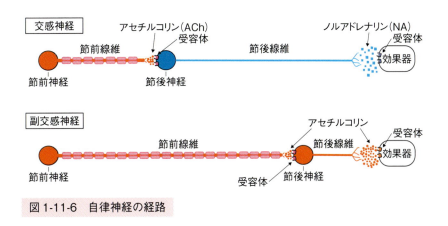

図1-11-6 自律神経の経路

(井上富雄)

12 感覚器系

1) 感覚の種類と性質　表1-12-1

- 感覚は外界の物理的刺激や生体内部の情報を感知することである。
- 感覚は体性感覚、特殊感覚、内臓感覚に分けられる。
- それぞれの感覚を引き起こすためには適刺激が必要である（図1-12-1）。
- 刺激の種類は機械刺激、温度刺激、光（電磁）刺激、化学刺激、侵害刺激の5種類ある。
- 感覚器がもつ適刺激を感知するところを感覚受容器という。
- 閾値とは感覚を引き起こすための最小の刺激強度である（図1-12-1）。
- 順応とは同じ強さの刺激を続けると感覚の強さや受容器の応答性が低下することである。

視覚では光、聴覚では音、味覚では味、嗅覚では匂いにしかそれぞれの受容器は反応しないよ。

POINT　侵害刺激

痛みを起こす刺激。機械刺激や温度刺激が過度になると侵害刺激となる。

表1-12-1　感覚の種類と性質

感覚	感覚の種類	適刺激		受容器
体性感覚	触（圧）覚	機械刺激	皮膚の受容器	機械受容器
	温・冷覚	温度刺激	皮膚の受容器	温度受容器
	痛覚	侵害刺激	皮膚の受容器	侵害受容器
	深部感覚	動き	筋紡錘・腱器官	機械受容器
特殊感覚	視覚	光	視細胞	光受容器
	聴覚	音	蝸牛の有毛細胞	機械受容器
	味覚	味刺激（水溶性化学物質）	味細胞	化学受容器
	嗅覚	匂い刺激（揮発性化学物質）	嗅細胞	化学受容器
	平衡感覚	傾き・加速度	前庭の有毛細胞	機械受容器
内臓感覚	内臓感覚	内臓からの刺激	粘膜の受容器	機械受容器 化学受容器

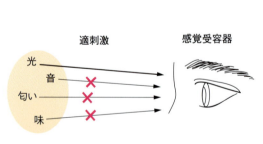
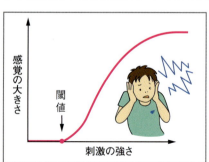

図1-12-1　適刺激と閾値

2）皮膚の構造と役割　図1-12-2

- 皮膚は表皮、真皮、皮下組織からなる。
- 皮膚には触（圧）覚、冷覚、温覚、痛覚、深部感覚など体性感覚を感知する受容器がある。
- 感覚点とは点状に分布する閾値の低い領域であり、触（圧）点、冷点、温点、痛点がある。
- 感覚の鋭敏さは組織学的構造、感覚刺激の閾値、感覚反応の大きさ、感覚点の分布などで決定される。
- 生体の内部環境を保護し、外部環境の情報を感知する役割を担う。
- 触（圧）覚の情報は自由神経終末や特殊な構造を示すさまざまな機械受容器で受容される。
- 痛みの情報は有髄のAδ線維および無髄のC線維の自由神経終末で受容される。
- 冷覚や温覚の情報は主に自由神経終末で受容される。
- 指先や鼻および口腔とその周囲の感覚は特に鋭敏である。

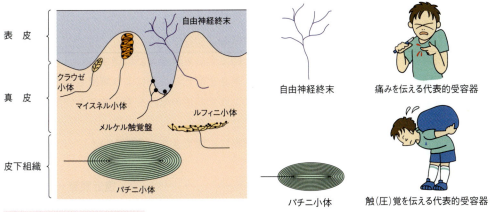

図1-12-2　皮膚の受容器

3）一般体性感覚　表1-12-1

- 触（圧）覚は皮膚表面あるいは体毛に触れる、または押すといった弱い機械刺激によって生じる感覚である。
- 振動感覚とは約10〜100 Hzの振動刺激に対して生じる感覚であり、パチニ小体により刺激が受容される。
- 固有（深部）感覚は、重さや動きの感覚、体の位置感覚であり、筋紡錘や腱器官により筋が伸張した刺激が受容される。
- 温度感覚はある種の化学物質によっても引き起こされ、温覚と冷覚に分けられる。
- 痛覚は感覚のなかで唯一、順応がない。

第1章　人体の構造と機能

POINT　体性感覚の検査法

　二点弁別閾とは、体表面上の2点に機械刺激を与えたとき、被験者が2点と感じられる最小距離をノギスの読みから記録したものであり、舌尖で最も小さい。
　二点弁別能の測定は、触（圧）覚の空間分解能を測る「ものさし」である。

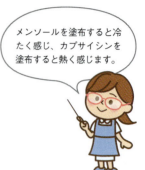

メンソールを塗布すると冷たく感じ、カプサイシンを塗布すると熱く感じます。

4）特殊感覚

（1）視覚　図1-12-3

- 光は角膜、水晶体、硝子体を経て網膜に到達する。
- 光の明暗情報と色情報は網膜にある視細胞で受容される。
- 視細胞からの情報は視神経から視床を経て大脳皮質視覚野に達する。
- 網膜に入る光の量（明暗）は瞳孔の大きさを変えることにより調節される。
- 遠近は毛様体内部の毛様体筋の伸縮により水晶体の厚みを変えることで調節される。
- 網膜の中心窩で物を最も明瞭に見ることができる。
- 近視、遠視、乱視などの屈折異常は網膜に結像できない状態をいう。

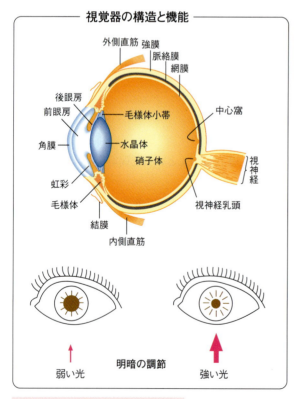

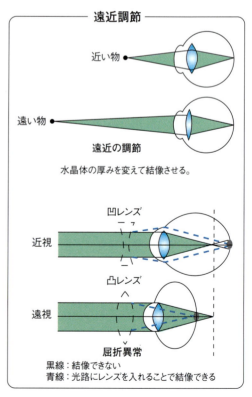

図1-12-3　視覚器の構造と機能

（2）聴覚と平衡感覚　図1-12-4

- ヒトは20 Hzから20 kHzまでの周波数の音を聴き取れる。
- 外耳道を通った空気圧の振動（音圧）が鼓膜を振動させ、その振動は隣接する耳小骨で増幅される。
- 耳小骨の振動は蝸牛内のリンパ液に伝わり、有毛細胞で受容される。
- 有毛細胞からの音情報は、聴神経（蝸牛神経）から視床を経て大脳皮質聴覚野に達する。
- 左右両耳間での音波の到達する時間差から、音源の方向が特定される（音源定位）。
- 外耳、中耳に原因のある伝音性難聴と、内耳、聴神経、脳に原因のある感音性難聴がある。
- 内耳には蝸牛のほかに、卵形嚢および球形嚢と呼ばれる耳石器と3個の半規管がある。
- 耳石器は頭部の傾きを、半規管は頭部の回転加速度を検出する。
- 通常、耳石器の有毛細胞は平衡砂から一定の圧力を受ける。
- 頭が傾くとリンパが動くことで平衡砂からの圧力が変化し、その変化を有毛細胞が受容する。
- 平衡感覚の情報は前庭神経を介して中枢に達する。

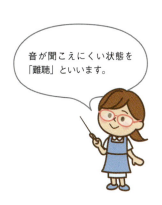

音が聞こえにくい状態を「難聴」といいます。

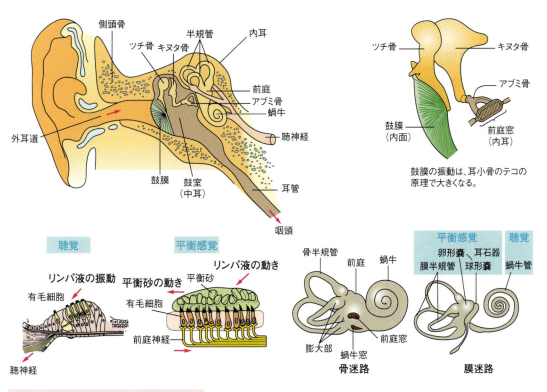

図1-12-4　平衡聴覚器の構造と機能

（3）味覚　図1-12-5

- 味覚は摂取すべきかどうかを識別するとともに、食の楽しみを生み出す役割を担う。
- 味覚には甘味、苦味、酸味、塩味、うま味の5つの基本味がある。
- 舌、口蓋、咽頭、喉頭には味蕾と呼ばれる特殊な構造体が存在する。
- 特に舌では有郭乳頭、葉状乳頭、茸状乳頭と呼ばれる3つの舌乳頭内に味蕾が存在する。
- 味蕾は4つの細胞から形成され、主にⅡ型およびⅢ型の味細胞が味物質を受容する。
- 舌の前2/3（舌体）の味覚情報は顔面神経の分枝である鼓索神経が伝える。
- 舌の後1/3（舌根）の味覚情報は舌咽神経が伝える。
- 軟口蓋の味覚情報は顔面神経の分枝である大錐体神経が伝える。
- 味細胞からの情報は、味神経を介して延髄の孤束核から視床を経て大脳皮質味覚野に達する。

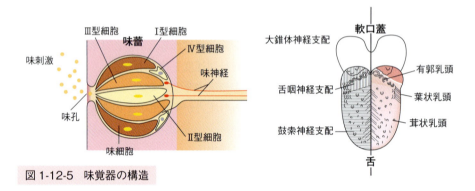

図1-12-5　味覚器の構造

（4）嗅覚

- 嗅覚は味覚と同様の働きをもつと同時に、生殖、内分泌調節、コミュニケーションといった多彩な働きをもつ。
- 嗅覚は順応が早いため悪臭にもすぐに慣れる。
- 揮発性のにおい物質が吸気に伴って鼻腔内に侵入する。
- におい物質は嗅上皮にある嗅細胞で受容される（図1-12-6）。
- 嗅細胞の情報を伝える嗅神経は頭蓋底の篩骨を通って嗅球に送られる。
- 嗅覚情報は感覚情報のなかで唯一、視床を介さないで大脳皮質嗅覚野に達する。

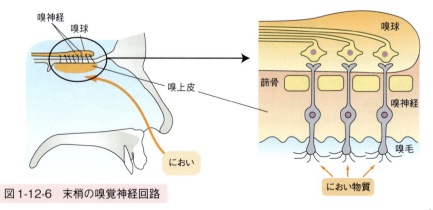

図1-12-6　末梢の嗅覚神経回路

（佐藤　元）

13 栄養と代謝

1）栄養素

- ●栄養とは、生命維持、成長、臓器・組織の正常な機能維持、エネルギー産生のために、必要な食物を摂取、利用する過程である（国際連合食糧農業機関〈FAO〉、世界保健機関〈WHO〉、国際栄養科学連合〈IUNS〉）。
- ●栄養素とは、栄養の過程のために摂取する食物に含まれる成分をいう。
- ●糖質、脂質、タンパク質、ミネラル（無機質）、ビタミンを五大栄養素という。
- ●栄養素の機能は、エネルギーの供給、身体組織の構成、代謝の調節である（表1-13-1）。代謝とは、生体内で物質を変化させるさまざまな化学反応のことをいう。
- ●糖質と食物繊維（ダイエタリー・ファイバー）を合わせて炭水化物という。また、栄養学分野では、単糖や二糖のような食後急激に血糖値を上昇させる糖質を、特に、糖類と区分している。
- ●脂質は、脂肪（単純脂質）、リン脂質や糖脂質（複合脂質）、コレステロール（誘導脂質）の総称である。
- ●微量で代謝を調節する有機化合物のうち、体内で合成できないものをビタミンという。一方、体内で合成されるものはホルモンという。

表1-13-1　五大栄養素の生体内での機能

	エネルギーの供給	身体組織の構成	代謝の調節
糖質	【エネルギー供給の中心】 ・分解されてエネルギーとなるのが主な役割である。	・五炭糖のデオキシリボース、リボースは核酸（DNA、RNA）の成分である。 ・グリコサミノグリカンは結合組織の成分である。	・タンパク質に結合する糖鎖は細胞機能を調節する。
脂質	・脂肪は脂肪組織に貯蔵され、分解されてエネルギーとなる。	・リン脂質や糖脂質は細胞膜などの生体膜の構成成分である。	・コレステロールはステロイドホルモンとなり、生体機能を調節する。
タンパク質	・不要なタンパク質はアミノ酸に分解後、さらに分解されてエネルギーとなる。	【生体の主要構成成分】 ・上皮組織にはケラチンが、結合組織にはコラーゲンが、血漿中にはアルブミンが、それぞれ含まれる。	・酵素タンパク質やペプチドホルモン、アミノホルモンは生体の恒常性を維持している。
ミネラル	―	・CaやPはリン酸カルシウム化合物として硬組織を構成する。 ・Feはヘモグロビンの構成成分である。	・Na（細胞外液に多い）やK（細胞内液に多い）などの電解質は浸透圧を維持している。 ・MgはATPの安定化に必要である。
ビタミン	―	―	・代謝を調節することで、生理機能を維持する因子である。 ・ビタミンB群は補酵素の成分となり、酵素の働きを調節する。

2）エネルギー代謝

（1）ATP（アデノシン5'-三リン酸）

- 異化反応で得たエネルギーは、ATPの形で貯蔵される。
- エネルギーが必要なときは、ATPをADPとリン酸に分解する（図1-13-1）。

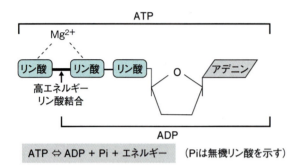

異化→複雑な分子を分解して、エネルギーを産生すること。
同化→エネルギーを使って、生体に必要な分子を合成すること。

図1-13-1　ATPの構造

（2）細胞のエネルギー獲得

A. 細胞内に酸素が供給されるとき〈好気的〉
- 細胞まで酸素を運ぶのは赤血球中のヘモグロビンである。
- グルコースは完全に分解され、水と二酸化炭素になる（図1-13-2）。
- 代謝により生成される水を代謝水（1日に約300 mL）という。

B. 細胞内に酸素が不足しているとき（骨格筋）〈嫌気的〉
- 急激な激しい運動時は、酸素の供給が十分行われず、細胞内で乳酸が生成される。
- 乳酸は血中に放出され、肝臓に運ばれて再びグルコースになる（コリ回路）。

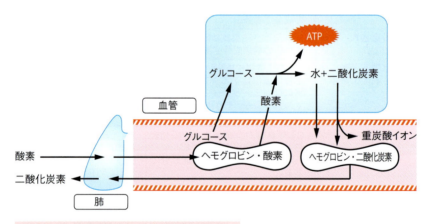

図1-13-2　細胞のエネルギー獲得（好気的）

（3）細胞内のエネルギー獲得経路

- ATPを生成するのは、解糖系、β酸化、クエン酸（TCA）回路、電子伝達系である。
- 解糖系（解糖経路）
  - 細胞質で行われる異化反応で、グルコース1分子からピルビン酸（または乳酸）2分子を生成する。
- β酸化　図1-13-3
  - ミトコンドリアで行われる脂肪酸の異化反応で、脂肪酸の炭化水素鎖から炭素を2個ずつ切り出し、アセチルCoAを生成する。炭素数16のパルミチン酸では、7回のβ酸化により8分子のアセチルCoAが生じる。

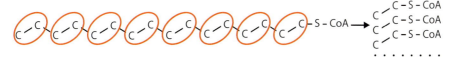

図1-13-3　β酸化

- クエン酸（TCA）回路　図1-13-4
  - 酸素が供給される時にミトコンドリアで行われる異化反応で、アセチルCoAのアセチル基を二酸化炭素とプロトン（H^+）にする回路である。
  - 生成したH^+は電子伝達系に送られる。
- 電子伝達系　図1-13-4
  - ミトコンドリアの内膜で行われる。
  - H^+を利用し、ATPシンターゼ（ATP合成酵素）がATPを生成する。

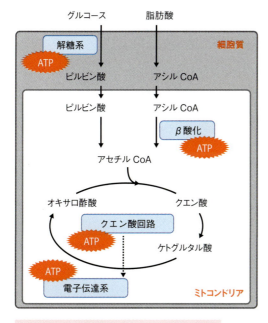

図1-13-4　細胞内でのエネルギー獲得

- アシルCoAは脂肪酸にCoAが結合したものである。
- β酸化自体でATPを生成する。さらに、β酸化で生成したアセチルCoAは、クエン酸回路に入り、ATPを生成する。
- アミノ酸からもアミノ基転移によってアセチルCoAがつくられる。

3）物質代謝

（1）糖質の代謝　図1-13-5

- 摂取した糖質は、単糖にまで分解され、小腸から吸収される。
- 吸収された単糖はすべて肝臓に運ばれ、肝臓でグルコースに変換される。
- グルコースは、肝臓から血中へ放出される。肝臓は血糖維持のための中心臓器として働く。
- 血中グルコース濃度（血糖値）は 70 ～ 110 mg/dL（空腹時）に維持される（図1-13-6）。膵臓ランゲルハンス島から分泌されるインスリン（血糖低下作用）とグルカゴン（血糖上昇作用）が肝臓に働き調節している。
- 各組織の細胞は、運ばれてきたグルコースを取り込み、分解してエネルギーを獲得する。
- 余剰のグルコースは、肝臓や筋肉でグリコーゲンとして貯蔵される（インスリンの働き）。
- さらに過剰のグルコースは、脂肪に変換され、脂肪組織に貯蔵される（インスリンの働き）。
  →甘いものを食べ過ぎると太る（糖質の過剰摂取が脂肪の蓄積をまねく）原因
- 肝臓のグリコーゲンは、必要に応じてグルコースに分解され、血中に放出される（グルカゴンの働き）。
- 筋肉のグリコーゲンは、必要に応じてグルコース6-リン酸に分解され、筋肉内で利用される。血中に放出されない。

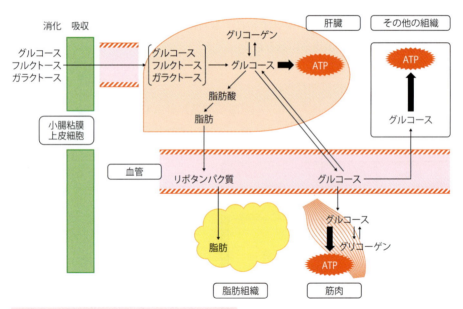

図1-13-5　体内でのグルコース代謝の概要

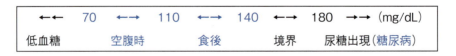

図1-13-6　血中グルコース濃度（血糖値）の変化

（2）アミノ酸・タンパク質の代謝　図 1-13-7

- 摂取したタンパク質は、アミノ酸にまで分解され、小腸から吸収される。
- 吸収したアミノ酸は肝臓に送られ、タンパク質合成に利用されるとともに、肝臓から血中に放出（アミノ酸プール）される。
- 血液凝固因子を含め、血漿タンパク質（7～8 g/dL）の大部分は肝臓で合成される。
- アルブミン（4.5 g/dL）は血漿タンパク質の約60％を占め、脂肪酸などを輸送している。
- 各組織の細胞は、運ばれてきたアミノ酸を取り込み、タンパク質を合成する。
- 細胞内の不要なタンパク質は、アミノ酸にまで分解して再利用する。
- アミノ酸のアミノ基（-NH$_2$）を他の2-オキソ酸に移動させ、新しいアミノ酸をつくる。
    - → アミノ基転移反応
- 余剰のアミノ酸は、肝臓で炭素骨格部分とアンモニアに分解される。
    - → 酸化的脱アミノ反応
- 生じたアンモニアは、尿素回路で尿素に変えられ、血中を通過し尿中に排泄される。
- 炭素骨格部分はクエン酸（TCA）回路に入り、分解されてエネルギーを産生する。
- アミノ酸から誘導される生理活性物質

ヒスチジン（His）	→	ヒスタミン
トリプトファン（Trp）	→	セロトニン、ニコチン酸（ナイアシン）
チロシン（Tyr）	→	ドーパミン、アドレナリン、ノルアドレナリン
グルタミン酸（Glu）	→	γ-アミノ酪酸（GABA）

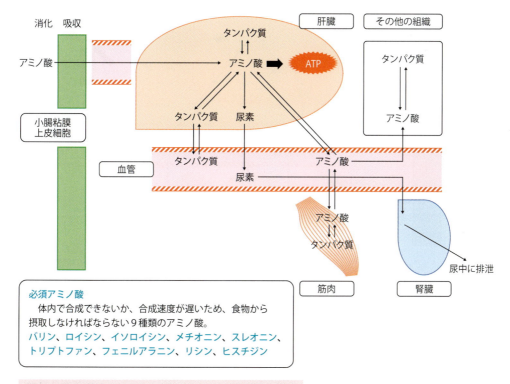

必須アミノ酸
　体内で合成できないか、合成速度が遅いため、食物から摂取しなければならない9種類のアミノ酸。
バリン、ロイシン、イソロイシン、メチオニン、スレオニン、トリプトファン、フェニルアラニン、リシン、ヒスチジン

図 1-13-7　体内でのアミノ酸・タンパク質代謝の概要

（3）脂質の代謝　図1-13-8

A．脂肪代謝
- 摂取した脂肪は、脂肪酸2分子とモノアシルグリセロールに分解され、小腸から吸収される（図1-13-9）。
- 吸収された後、小腸粘膜細胞内で再び脂肪に合成される。
- タンパク質と複合体（リポタンパク質）を形成し、リンパ管に入る。
- 脂肪細胞は運ばれてきた脂肪を取り込み、エネルギー源として貯蔵する。
- 必要に応じ、脂肪は脂肪酸に分解され、アルブミンと結合して血中を移動する。
- 脂肪酸は必要な細胞に取り込まれ、エネルギーを生成する。
- 過剰なグルコースは、肝臓で脂肪酸に変えられ、脂肪となる。

B．脂肪酸代謝
- 多価不飽和脂肪酸にはn-6系とn-3系の2つのグループがある。体内で合成できない。
- 体内で十分量合成できないリノール酸（n-6）、α-リノレン酸（n-3）、アラキドン酸（n-6）を必須脂肪酸という。
- アラキドン酸からプロスタグランジンやロイコトリエンがつくられる（アラキドン酸カスケード）。

C．コレステロール代謝
- コレステロールはリポタンパク質（HDLやLDL）の形で血中を輸送される。
- コレステロールから、ステロイドホルモン、ビタミンD、胆汁酸が生成される。

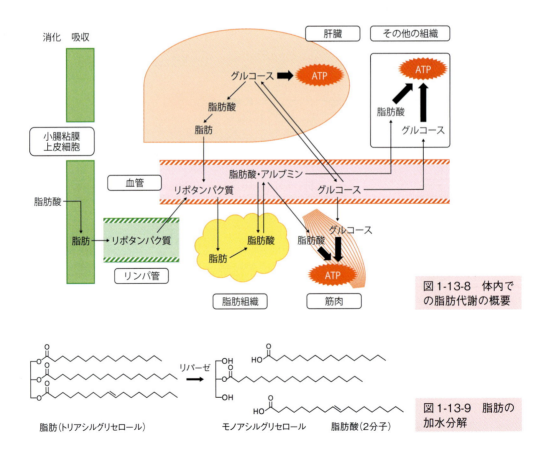

図1-13-8　体内での脂肪代謝の概要

図1-13-9　脂肪の加水分解

4）酵素

- 酵素とは体内の化学反応の触媒として働くタンパク質である（図 1-13-10）。
- 酵素の触媒作用を受ける物質を基質という。
- 酵素の触媒作用により生成される物質を反応生成物という。

　　基質特異性‥‥‥‥特定の基質にのみ触媒作用を示すこと
　　反応特異性‥‥‥‥特定の反応にのみ触媒作用を示すこと
　　至適 pH ‥‥‥‥‥酵素の反応速度が最も高くなるときの pH
　　至適温度‥‥‥‥‥酵素の反応速度が最も高くなるときの温度

- 酵素は反応様式により 7 種に分類（EC1 ～ EC7）される（図 1-13-11）。
- 酵素タンパク質と可逆的に結合する低分子化合物を補酵素という。
- ビタミン B 群の多くは、補酵素の成分となる。

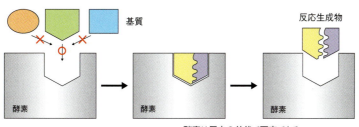

図 1-13-10　基質特異性

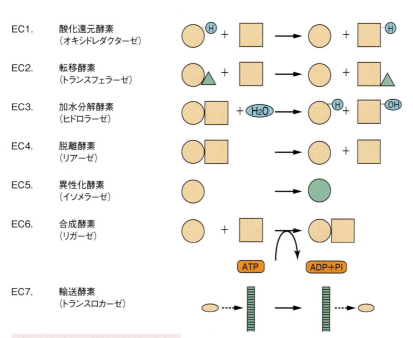

図 1-13-11　酵素の種類と作用

（池尾　隆、吉川美弘）

14 恒常性

- 細胞を取り囲む細胞外液を内部環境という。
- ホメオスタシス（恒常性）は内部環境が一定に保たれることをいう。

> **STEP UP　ホメオスタシスの意義と仕組み**
>
> 細胞外液は、細胞が生きていくために必要な電解質や酸素、栄養素を含む。細胞外液の温度や各成分の濃度が正常範囲内に保たれることで細胞は正常に機能できる。ヒトの体の中には内部環境を調節するさまざまなメカニズムがあり、ホメオスタシスの維持に役立っている。たとえば、外気温が下がれば体が冷やされるが、ヒトの神経系はこれを感知し、筋肉にふるえを起こして熱産生を増やし、体温の低下を防ぐ。また運動などで筋活動が増えると、酸素が消費されて二酸化炭素が産生され、細胞外液中の二酸化炭素濃度が上がる。これに対して、脳の呼吸中枢の働きで呼吸が速く深くなり、肺からの二酸化炭素の排出が増えて、二酸化炭素濃度が元に戻る。

1) 体液の区分

- 体液（体内の水分）は、細胞内液と細胞外液に分けられる（図1-14-1）。
- 細胞外液はさらに血管内にある血漿と血管外で細胞を浸す間質液に分けられる。
- 水分は主に飲食によって体内に入り、排尿、肺や皮膚からの蒸発などで体外に排出される（図1-14-2）。

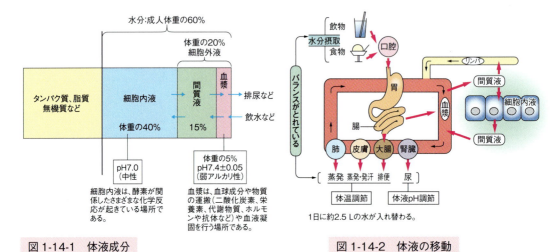

図1-14-1　体液成分

図1-14-2　体液の移動

2) 電解質

- 体液にはNa$^+$、Cl$^-$、K$^+$、重炭酸イオン（HCO$_3^-$）、Ca^{2+}が含まれ、恒常性に重要な役割を果たす（図1-14-3）。

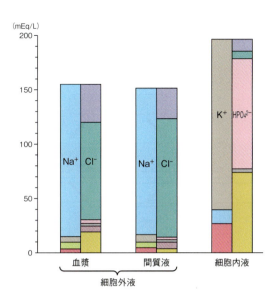

- 細胞外液はNa⁺やCl⁻が多く、K⁺が少ない。
- 細胞内液はNa⁺やCl⁻が少なく、K⁺が多い。

図 1-14-3 体液中の電解質の組成

3) 体液量と浸透圧の調節

●体液量は血圧や細胞外液の浸透圧の変化に対応して調節され、一定に保たれる。

STEP UP 体液調節の仕組み

高温環境下の作業で体液から水分が失われたり、塩辛い物を食べて体液の浸透圧が上昇すると口渇感が生じ、視床下部の働きで飲水行動が起きる（図1-14-4a）。

出血などで水分とともにNa⁺が失われて体液量が減少すると、飲水行動と食塩摂取が起こるとともに副腎皮質からアルドステロン、下垂体後葉からバソプレッシン（抗利尿ホルモン）が分泌されて尿量が減少し、体液量を増やす（図1-14-4b）。また、交感神経系も活動し循環血液量の増加に働く。

体液量が増え血圧が高くなると、バソプレッシンの放出低下で尿量が増大し、体液量が減少する。また、交感神経の活動も抑制され血圧が低下する。心房からは心房性ナトリウム利尿ペプチドが分泌され、腎臓からNa⁺排泄を促して尿量を増やし、血管拡張によって血圧を低下させる。

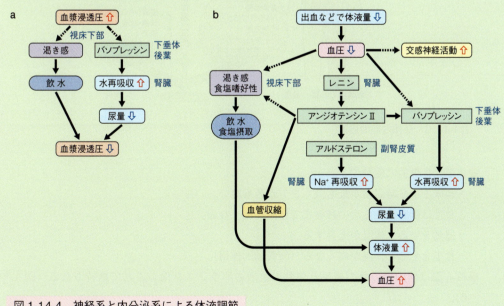

図 1-14-4 神経系と内分泌系による体液調節

4）酸塩基平衡

- 栄養素の代謝によって大量に酸が産生されるが、ヒトの細胞外液のpHは7.35〜7.45の間に調節される。
- 産生された酸は肺から二酸化炭素（CO_2）として、腎臓からH^+やNH_4^+として排出される。
- 重炭酸‐二酸化炭素緩衝系などの緩衝系は細胞外液のpHの変動を小さくしている（図1-14-5）。

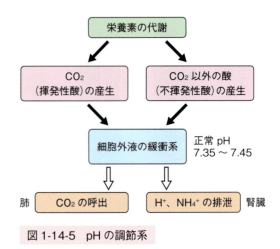

図1-14-5　pHの調節系

5）体温

- 核心温（体の中心部の温度）は外的環境の温度が変化しても37℃前後に保たれる（図1-14-6）。
  ・体温は、直腸、口腔、腋窩で測られる。直腸温が最も核心温に近く、腋窩温が最も低い。

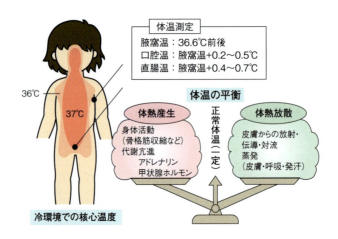

図1-14-6　身体内部の温度

- 体温は生理的に変動する。
  ・起床1〜2時間前が最も低く夕方が最も高い。
  ・女性は排卵後から次の月経まで体温が高くなる。
  ・運動をすると体温が上昇する。
  ・食事をすると体温が高くなる（特異動的作用）。
- 核心温は体内での熱の産生と体熱の放散のバランスを保つことで維持される（図1-14-6）。

- 熱の放散は、輻射、伝導、対流、蒸発（不感蒸散・発汗）による。
- 骨格筋は臓器のなかで熱産生量が最も多く、肝臓がそれに次ぐ。
- 環境温が高いと皮膚血管が拡張して皮膚の温度が上がり熱放散が増える。
- 高温環境下や激しい運動で発汗が起こると熱放散が著しく増える。
- 環境温が低いと皮膚血管が収縮して皮膚の温度が下がり、熱放散が減少する。
- 環境温が低いと骨格筋が不随意かつ律動的に細かく収縮するふるえが起こり、熱産生が増える。

● 体温調節中枢は視床下部にあり、熱放散と熱産生を調節し、正常体温を維持する（図1-14-7）。

- 発熱：細菌やウイルスの感染などにより発熱物質がつくられると体温調節中枢の体温調節レベル（セットポイント）が変化し、悪寒を感じるとともに皮膚血管の収縮とふるえが起こり、体温が上る（図1-14-8）。
- 解熱：発熱の原因が取り除かれるとセットポイントが正常に戻り、皮膚血管の拡張と発汗が起こって体温が正常に戻る。

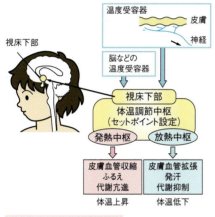

図1-14-7　体温調節

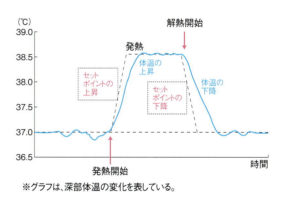

図1-14-8　体温の調節グラフ

（井上富雄）

15 遺伝

1) 染色体と遺伝子

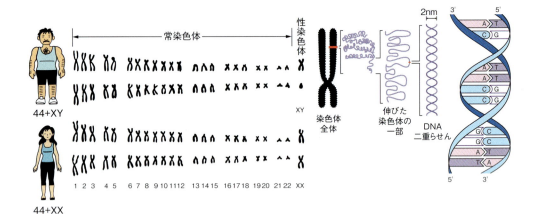

図 1-15-1　染色体と遺伝子

- **遺伝子**は親から子へと受け継がれ、生物の外形や性質（形質）を決める。遺伝子の本体は**染色体**上に存在する。
- ヒトの体細胞1個に含まれる染色体の数は**46本**であり、22対の常染色体と1対の性染色体からなる。ヒトの男性の性染色体はXY、女性の性染色体はXXである（図1-15-1）。
- 常染色体は性別による違いはない。
- 遺伝子の本体は**デオキシリボ核酸（DNA）**である。
- 核の中でDNAは2本鎖がからまったDNA二重らせんと呼ばれる構造をしている。
- DNAを構成する4種類の塩基の配列が、遺伝情報である。
- 核酸はヌクレオチドの集まりである。ヌクレオチドはリン酸、糖、有機塩基からできている。DNAとRNAの2種類がある（表1-15-1）。

表 1-15-1　DNAとRNAの比較

	DNA	RNA 伝令RNA（mRNA）	RNA 運搬RNA（tRNA）	RNA リボソームRNA（rRNA）
所在	核、ミトコンドリア	核内で合成されて、細胞質へと移動する。	核内で合成され、細胞質へと移動する。	リボソームの構成成分となる。
構造	二重らせん	1本鎖	1本鎖	1本鎖
働き	遺伝子の本体。遺伝情報をもちタンパク質合成のための伝令RNAの鋳型となる。自己複製を行う。	DNAの遺伝情報を転写し、その情報をタンパク質合成の場であるリボソームに運ぶ。	伝令RNAの塩基配列に対応したアミノ酸をリボソームの伝令RNAのところへ運ぶ。	核小体で合成されタンパク質と結合してリボソームを形成。タンパク質合成の場となる。
塩基	アデニン（A）、グアニン（G）、シトシン（C）、チミン（T）	アデニン（A）、グアニン（G）、ウラシル（U）、シトシン（C）		

2）DNA の複製

● 遺伝子である DNA は、自分と同じものを正確に複製する。元の 2 本の鎖がほどけ、それぞれを鋳型として新しい DNA がつくられる（半保存的複製）。

（1）遺伝情報の伝達とタンパク合成

● DNA の遺伝情報を基に身体が必要としているタンパク質がつくられる。
● タンパク質合成は核内で起こる転写と、細胞質で起こる翻訳の 2 つの段階に分けられる。
● 転写とは、DNA の一方の鎖に相補的な伝令（メッセンジャー）RNA（mRNA）がつくられる過程である。その後、運搬（トランスファー）RNA（tRNA）がつくられた伝令 RNA の塩基配列を読み取り、アミノ酸を結びつけていく。これを翻訳という。
● 転写と翻訳　図 1-15-2
　①核内の DNA の二本鎖のなかで複製が必要となった部分だけがほどける。
　②ほどけた DNA の塩基に相補的な新しいヌクレオチドの塩基が結合する。
　③隣同士のヌクレオチドが結合して、新しい伝令 RNA の鎖がつくられる。
　④伝令 RNA は核から出て細胞質へと移動し、リボソームに付着する。
　⑤細胞質にある運搬 RNA は特定のアミノ酸に結合する。その一方で運搬 RNA は伝令 RNA の塩基配列の相補的な配列部分に結合する。
　⑥運搬 RNA が運んできたアミノ酸が合成されたタンパク質のアミノ酸の末端に結合すると、運搬 RNA は伝令 RNA から離れる。
　⑦伝令 RNA の塩基配列がアミノ酸の配列に翻訳され、アミノ酸の鎖がどんどん伸びて目的のタンパク質が合成される。

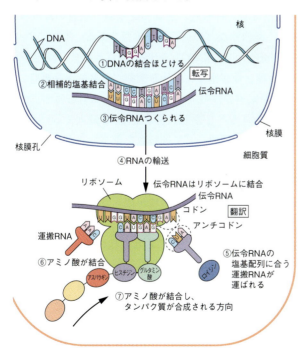
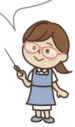

図 1-15-2　遺伝情報の伝達

（城戸瑞穂）

第1章　人体の構造と機能

16 ▶ 加齢と老化

1）器官・組織の変化

●ヒトの身体は、生涯にわたって機能や構造が変化し続ける。すなわち、生まれてから成人になるまで、成長と発生が進み、成熟することでからだの機能と構造は完成するが、同時に老化も始まって、徐々に衰え、やがて死を迎える。これらすべてが加齢変化であり、老化もその過程の一つにすぎない。

●老化には、遺伝的な要素、環境の影響などもあるため、個人差があるが、直接には器官・組織・細胞の変化が原因である。

2）老化の機序

●細胞の機能低下と細胞増殖：われわれの身体は200種を超える多様な細胞から構成されているが、増殖（細胞分裂）の有無から3つに分けることができる。それぞれで老化の機序が異なる。

①永久細胞：成熟して機能しはじめると、生涯、入れ替わりのない細胞。神経細胞、心筋細胞などが典型で、その細胞が衰えたり死んだりしても代替や補塡はない。たとえば、年をとって物忘れがひどくなったり、一時記憶ができなくなってくるのは、記憶にかかわる神経細胞が死んだり、老廃物の蓄積（リポフスチン顆粒など）により機能低下するためである。

②安定細胞：必要なときだけ増える細胞。肝細胞、血管内皮細胞（血管の最内壁にある）、線維芽細胞（結合組織の主細胞）、唾液腺などの腺細胞が典型である。加齢によって、個々の細胞の機能が低下したり、数が減ったりするので、組織や器官としての機能が低下する。

③増殖細胞：常時、増える細胞。血球、骨芽細胞、象牙芽細胞、セメント芽細胞、皮膚（表皮と真皮）、腸の粘膜上皮、鼻腔や気道の呼吸上皮などがある。これらは常に若い細胞をつくりだすことで機能を維持している。しかし、分裂回数は最大で50回程度であり（Hayflick限界）、高齢になると細胞が分裂停止して細胞数を維持できなくなり、器官の機能低下が起こる。

●分裂回数の制限：染色体DNAの両端にあるテロメア領域が分裂のたびに短くなるために生じる。生殖分裂（減数分裂）の際に再びテロメア領域が復元される（＝分裂回数のカウントがリセットされる）ことが知られている。

●不要物質の蓄積：生体内では分解できない物質が溜まると老化の原因となる。たとえば、血管の弾力が衰える動脈硬化症は、血管壁へのコレステロールの沈着が原因である。認知症の一つであるAlzheimer（アルツハイマー）病は、異常タンパク質であるアミロイドの蓄積（アミロイドーシスという）が原因である。関節の激しい痛みを起こす痛風はプリン体の蓄積が原因である。また、肺は喫煙、大気汚染などによる化学物質が蓄積して機能低下を起こす。

●構成成分の変性：身体の構成成分には、長く使われるものがあるが、これらが変性すると老

化の原因となる。たとえば、骨が脆弱になるのはコラーゲンの糖化（AGE化）が一因である。

●ホルモンの減少：脳下垂体、副腎、膵臓のランゲルハンス島などの分泌細胞が減少して、恒常性維持のためのホルモン量が低下すると、筋肉の維持、糖代謝、水分調節などが機能低下する。また、性ホルモンの分泌量が低下して、生殖機能が低下するが、男性であれば前立腺肥大、女性であれば骨粗鬆症が現れやすい。

●遺伝要素：加齢の出方や寿命には個人差があり、性差があり、民族や家族によっても差がある。早老症といって10歳にもならないのに、高齢者のような容貌になる遺伝性疾患もある。これらの現象は、第1染色体とX染色体上にある遺伝子の差異が主たる原因と考えられている。

表1-16-1　主な老化の症状と原因

	部位	老化の症状	原因
全身	皮膚	シミやあれが増える	上皮細胞の増殖不良 老廃物の蓄積
		裂けやすくなる	真皮の線維芽細胞の機能低下 →コラーゲンとエラスチンの量低下
		たるみやしわが増える	皮下の脂肪細胞の減少
	髪	薄くなる	毛母細胞の減少
		白髪が増える	メラノサイトの減少
	脳	判断力の低下 反応速度の低下	神経細胞（神経線維）の減少
		物忘れが増える	記憶担当の神経細胞の減少
	骨	骨密度の低下（骨粗鬆症） 骨折頻度の増加	骨細胞と骨芽細胞の機能低下 →骨形成能力の低下
	関節	運動機能の低下 →背も低くなる	軟骨細胞と軟骨芽細胞の機能低下 →関節軟骨の減少
	筋	筋力の衰え	筋細胞（筋線維）の減少（サルコペニア）／不活動による廃用性萎縮
	腱や靱帯	弾性力の低下 →断裂しやすくなる	線維芽細胞の機能低下 →コラーゲン線維の量と質の低下
	心臓	ポンプ能力の低下	心筋細胞の減少
	血管	硬化と高血圧	コレステロールが管壁に沈着して管の直径が小さくなる
器官	食道	蠕動機能の低下 →胃食道逆流症（GERD）	食道壁の平滑筋の減少
	胃	胃酸分泌の低下	壁細胞の減少
	肝臓	薬物代謝活性の低下	肝実質細胞の減少
	肺	呼吸能力の低下	横隔膜の筋力の衰え 肺胞の数減少 肺の弾力性低下
		肺炎などになりやすい	免疫能力の低下
	腎臓	老廃物の生成能力低下	糸球体などの細胞数減少
	膀胱	頻尿、排尿後の残尿	膀胱の筋の減少と機能低下
		尿漏れ	尿道括約筋の機能低下
	生殖（女性）	閉経	女性ホルモンの分泌量低下
		乳房が張りを失う	脂肪の減少と線維化
	生殖（男性）	勃起しにくくなる	男性ホルモンの量低下
感覚	眼	老眼	水晶体細胞の減少→水晶体の硬化
		暗いところでの視力低下	水晶体の透明度低下 視細胞の数と機能低下
		眼が乾きやすい（ドライアイ）	涙腺細胞の機能低下
	耳	聴力の低下	有毛細胞の減少と機能低下
	口と鼻	味覚や嗅覚の低下	味細胞や嗅細胞の減少と機能低下

（田畑　純）

第2章
歯・口腔の構造と機能

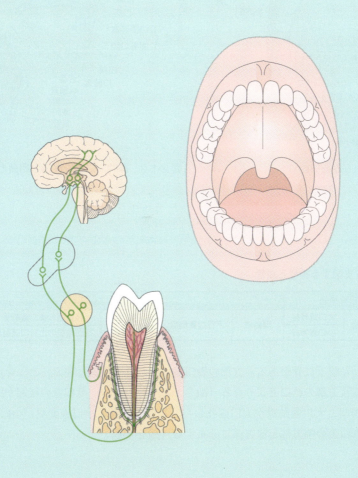

1 口腔・顎顔面・頭頸部の構造

1）口腔前庭・固有口腔

- 口腔は口裂に始まり、後方は口峡（口蓋垂などで口腔が狭くなるあたり）で咽頭の口部につながる（図2-1-1、図2-1-2）。
- 口腔は、口腔前庭（歯列と口唇または歯列と頰との空間）と固有口腔（歯列より内側の空間）に分けられる。頰小帯、上唇小帯、下唇小帯、耳下腺乳頭は口腔前庭にあり、舌小帯、舌下小丘、舌下ひだは固有口腔にある。

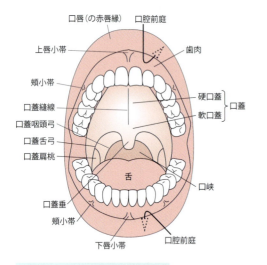

図2-1-1　前方からみた口腔

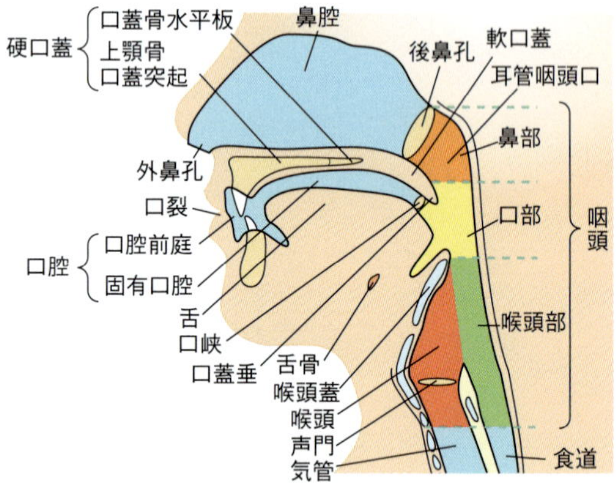

図2-1-2　鼻腔、口腔、喉頭と咽頭との関係

2）口蓋

表2-1-1　口蓋を支配する神経と血管

	知覚神経		動　脈			
硬口蓋	上顎神経	大口蓋神経	顎動脈	下行口蓋動脈	大口蓋動脈	顎動脈の鼻口蓋動脈
軟口蓋		小口蓋神経			小口蓋動脈	顔面動脈の上行口蓋動脈

- 口蓋は、粘膜下に骨がある前方部の硬口蓋（または骨口蓋と呼ぶ）と、骨がなく粘膜と筋よりなる後方部の軟口蓋よりなる（図2-1-2、表2-1-1）。軟口蓋の後端が口蓋垂である。
- 大口蓋神経と大口蓋動脈が大口蓋孔から、小口蓋神経と小口蓋動脈が小口蓋孔から出て、それぞれ口蓋の前方部と後方部に分布する（図2-1-9）。

3）舌

- 舌は分界溝より前の舌体と、後の舌根よりなる（図2-1-3、図2-1-4）。
- 舌体の表面には小さなふくらみである舌乳頭が4種みられる。
- 味細胞を含む味蕾が存在する舌乳頭と、存在しない舌乳頭がある（表2-1-2）。
- 舌の支配神経には、舌筋を収縮させる運動神経と知覚神経がある。
- 運動神経は舌下神経である。
- 味覚は知覚の一種であるが、別に分類することがある（表2-1-3）。
- 舌根部には舌扁桃があり、口蓋扁桃、咽頭扁桃とともにワルダイエル輪を形成する。

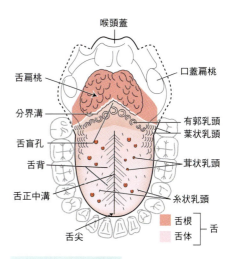

図2-1-3　舌の構造

POINT　ワルダイエル輪

扁桃はリンパ組織であって腺ではない。ワルダイエル（人名）輪は、リンパ咽頭輪とも呼ばれる。食物や吸気中の細菌が体内に侵入するのを防いでいるリンパ組織が咽頭の周囲に集まったものである。

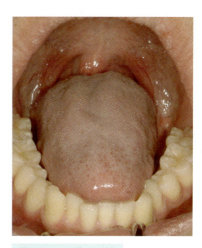

図2-1-4　舌と口峡

表2-1-2　舌乳頭の種類と特徴

舌乳頭	存在部位	数	味蕾の有無	その他
糸状乳頭	舌背全体	最も多い	無	角化し白い
茸状乳頭	舌背全体	2番目に多い	有	赤い
葉状乳頭	舌後方の側縁	少ない	有	ヒダのよう
有郭乳頭	舌の分界溝付近	7〜12個	多い	クレーターのよう

表2-1-3　舌の知覚神経

	舌の前2/3（舌体）	舌の後1/3（舌根）
（一般）知覚	下顎神経の舌神経	舌咽神経（後方は迷走神経）
味覚	顔面神経の鼓索神経	

4）唾液腺

- 3種の大唾液腺（耳下腺、顎下腺、舌下腺）と、小唾液腺（口蓋腺、エブネル腺、口唇腺など）がある。
- 漿液性と粘液性の両方の唾液を出す腺は混合腺と呼ばれる（表2-1-4）。
- 唾液腺は、交感神経と副交感神経からなる自律神経によってその分泌がコントロールされている（図2-1-5）。
- 安静時唾液分泌量：顎下腺＞耳下腺＞舌下腺

表2-1-4 唾液腺の特徴

		知覚神経	存在部位	腺 種	開口部
大唾液腺	耳下腺		耳介前下方の皮膚	漿液腺	口腔前庭	耳下腺乳頭
	顎下腺		顎下三角	混合腺	固有口腔	舌下小丘
	舌下腺		口腔底粘膜			舌下小丘、舌下ひだ
小唾液腺	口蓋腺		口蓋粘膜	粘液腺		
	エブネル腺		有郭乳頭の周囲	漿液腺		
	口唇腺		口唇粘膜	混合腺	口腔前庭	

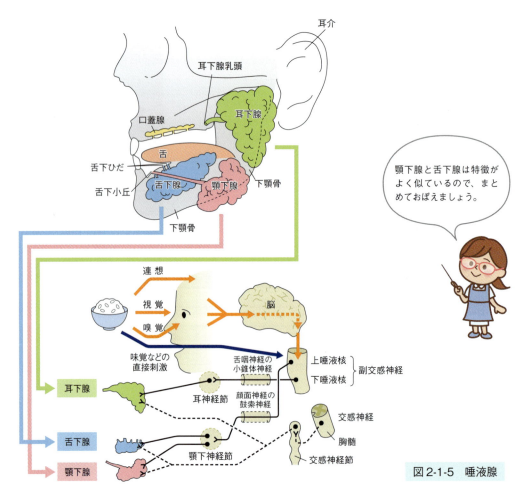

顎下腺と舌下腺は特徴がよく似ているので、まとめておぼえましょう。

図2-1-5 唾液腺

5）頭、顔面、頸部の骨

（1）下顎骨

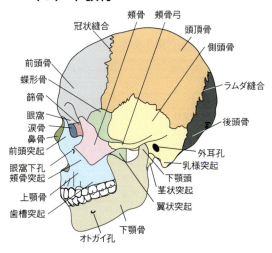

図2-1-6　頭蓋の左側面

- 下顎骨は成人では正中で癒合し1個（無対）になっている。
- 2個の突起（**筋突起**と**関節突起**）があり、関節突起の先端の下顎頭は側頭骨と顎関節をつくる（図2-1-6、図2-1-7、図2-1-13）。
- 下顎骨の内面にある**下顎孔**が骨内の**下顎管**につながり、外面にあるオトガイ孔に開く（図2-1-7）。

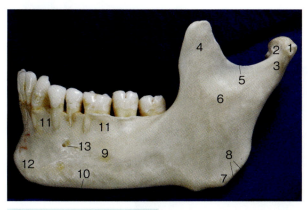

図2-1-7A　下顎骨左側外面

1 下顎頭
2 翼突筋窩
3 関節突起
4 筋突起
5 下顎切痕
6 下顎枝
7 下顎角
8 咬筋粗面
9 下顎体
10 下顎底
11 歯槽部
12 オトガイ隆起
13 オトガイ孔

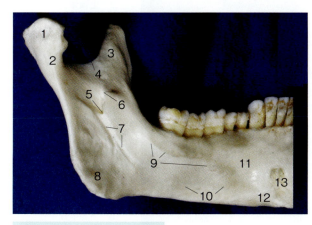

図2-1-7B　下顎骨左側内面

1 下顎頭
2 関節突起
3 筋突起
4 下顎切痕
5 下顎孔
6 下顎小舌
7 顎舌骨筋神経溝
8 翼突筋粗面
9 顎舌骨筋線
10 顎下腺窩
11 舌下腺窩
12 二腹筋窩
13 オトガイ棘

第2章 歯・口腔の構造と機能

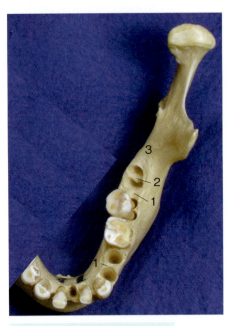

1 槽間中隔
2 根間中隔
3 臼後三角

図 2-1-7C 下顎骨（左側）上面

表 2-1-5 下顎骨に付着する筋

	筋 名		下顎骨での付着部位
咀嚼筋	咬筋	外面	咬筋粗面
	側頭筋		筋突起
	内側翼突筋	内面	翼突筋粗面
	外側翼突筋		翼突筋窩
舌骨上筋（開口筋）	顎舌骨筋	内面	顎舌骨筋線
	顎二腹筋	内面	二腹筋窩
	オトガイ舌骨筋	内面	オトガイ（舌骨筋）棘
舌筋	オトガイ舌筋	内面	オトガイ（舌筋）棘

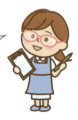

下顎の部位の名称は、内面と外面に分けておぼえましょう。

（2）上顎骨

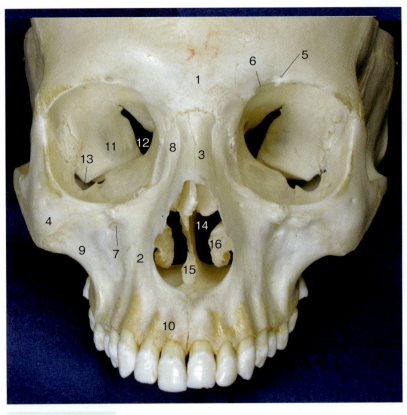

1 前頭骨
2 上顎骨
3 鼻骨
4 頬骨
5 眼窩上孔
6 前頭切痕
7 眼窩下孔
8 （上顎骨）前頭突起
9 （上顎骨）頬骨突起
10 （上顎骨）歯槽突起
11 眼窩
12 上眼窩裂
13 下眼窩裂
14 鼻腔（梨状口）
15 鼻中隔
16 下鼻甲介

図 2-1-8 頭蓋前面

102

- 上顎骨は正中で左右に分かれた一対（2個）になっている（図2-1-8）。
- 上顎体から4個の突起（前頭突起、頬骨突起、歯槽突起、口蓋突起）が出る（図2-1-8、図2-1-9）。
- 上顎体中に最大の副鼻腔である上顎洞が存在する。
- 上顎臼歯に分布する後上歯槽動脈と後上歯槽枝という神経が、歯槽孔から上顎骨に入る（図2-1-10、図2-1-18、図2-1-21、表2-1-7）。
- 上顎前歯と小臼歯に分布する動静脈神経を分枝した後の眼窩下動静脈神経は眼窩下孔から皮下に出てくる（図2-1-8）。

（3）口蓋の骨

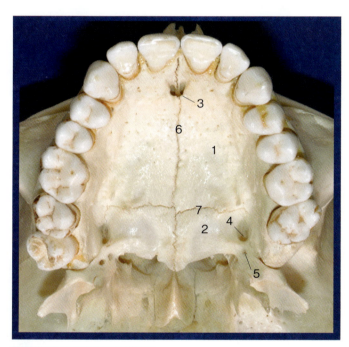

1 上顎骨口蓋突起
2 口蓋骨水平板
3 切歯孔
4 大口蓋孔
5 小口蓋孔
6 正中口蓋縫合
7 横口蓋縫合

図2-1-9　硬口蓋（骨口蓋）

- 口蓋は、粘膜下に骨がある前方部（硬口蓋または骨口蓋と呼ぶ）と、骨がなく粘膜と筋よりなる後方部（軟口蓋）からなる（図2-1-1、図2-1-2、図2-1-9）。硬口蓋の前方部の骨は上顎骨口蓋突起で、後方部の骨は口蓋骨水平板である。大・小口蓋孔が開いている。

> **STEP UP**
>
> 口蓋骨だけで硬口蓋ができているのではない。硬口蓋の大半は上顎骨の口蓋突起であり、口蓋骨の水平板は硬口蓋（骨口蓋）の後方の小部だけである。

第2章 歯・口腔の構造と機能

（4）その他の重要な骨

- **側頭骨**：下顎窩に下顎頭がはまり込み、顎関節を形成する（図2-1-10、図2-1-13）。頬骨突起は頬骨弓の一部となる。側頭窩に側頭筋が、乳突切痕に顎二腹筋後腹が、茎状突起（けいじょうとっき）に茎突舌筋と茎突舌骨筋がそれぞれ付着する（起始する）（図2-1-14、図2-1-16）。外耳孔、茎乳突孔（けいにゅうとつこう）（顔面神経が出てくる）が開いている。
- **蝶形骨**：翼状突起に外側翼突筋が、翼突窩（よくとつか）に内側翼突起が付着する（起始する）（表2-1-6）。上眼窩裂（動眼神経、滑車神経、三叉神経の眼神経、外転神経が出てくる）、正円孔（三叉神経の上顎神経が出てくる）、卵円孔（三叉神経の下顎神経が出てくる）、棘孔が開いている（図2-1-11）。
- **後頭骨**：大後頭孔（延髄が通る）が開いている（図2-1-11）。

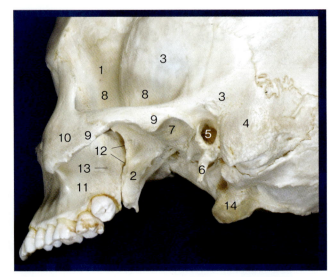

1	蝶形骨	8	側頭窩
2	（蝶形骨）翼状突起外側板	9	頬骨弓
3	側頭骨	10	頬骨
4	（側頭骨）乳様突起	11	上顎骨
5	（側頭骨）外耳孔	12	翼口蓋窩
6	（側頭骨）茎状突起	13	（上顎骨）歯槽孔
7	（側頭骨）下顎窩	14	（後頭骨）後頭顆

図2-1-10 頭蓋（左側）外側面

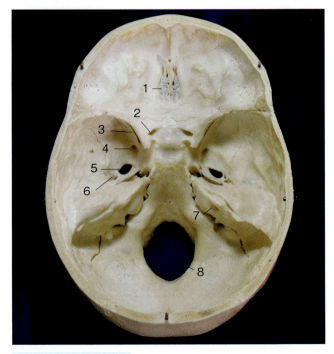

1	（篩骨）篩板	5	卵円孔
2	視神経管	6	棘孔
3	上眼窩裂	7	内耳孔
4	正円孔	8	大後頭孔（大孔）

図2-1-11 内頭蓋底

（5）泉門

- 乳児期には頭蓋骨間の縫合（ほうごう）は未完成で、縫合の交わる部分が結合組織で埋められており、そこを泉門という（図2-1-12）。
- 大泉門：前頭骨と頭頂骨の間。
- 小泉門：後頭骨と頭頂骨の間（p.52 参照）。

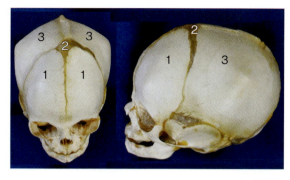

図2-1-12　泉門

1　前頭骨
2　大泉門
3　頭頂骨

（6）顎関節

- 下顎骨の関節突起の下顎頭が、側頭骨の下顎窩にはまり込んで顎関節をつくる。顎関節の位置は、側頭骨の外耳孔のすぐ前である。関節円板が存在するので、関節腔は上下に分けられる。関節の動きを制限するため、3個の靱帯（外側靱帯など）が存在する（図2-1-10、図2-1-13）。

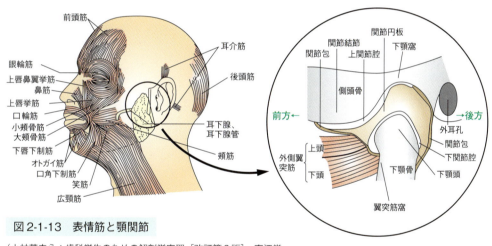

図2-1-13　表情筋と顎関節

（小林茂夫ら：歯科学生のための解剖学実習［改訂第2版］，南江堂，東京，1998年より引用改変）

6）顔面の筋

（1）表情筋

- 顔面表情筋（浅頭筋とも呼ばれる）は皮筋（皮膚に付着した筋）なので、その収縮により皮膚が動いて表情がつくられる（図2-1-13）。収縮（運動）は顔面神経支配である。表情筋のうち咀嚼に重要なのは、口を閉じる口輪筋と頰を形成する頰筋である（図2-1-13でわかるように、耳下腺の導管が貫いているのはこの頰筋である）。

（2）咀嚼筋

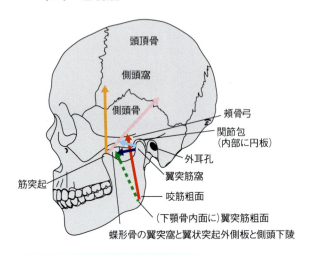

図2-1-14A　咀嚼筋の起始と停止　　　　図2-1-14B　咀嚼筋による下顎の運動方向

- 表情筋（浅頭筋）の深部にあるので深頭筋とも呼ばれ、咬筋、内側翼突筋、側頭筋、外側翼突筋の4筋のことである（図2-1-14A、表2-1-6）。
- 収縮（運動）は三叉神経の下顎神経支配である。
- しかし「咀嚼に関与する筋」は、この咀嚼筋に加え、開口筋である舌骨上筋や頬筋などの表情筋も含まれる。
- 外側翼突筋は二頭筋である。下頭のほうが上頭よりも筋は大きい。上頭と下頭の停止部の詳細は、図2-1-13の右図と表2-1-6に示されている。

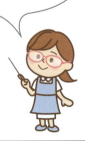

外側翼突筋は、閉口（＝下顎の挙上）に働く上頭よりも、開口（＝下顎の下制）に働く下頭のほうが大きいよ。国家試験でどちらかを選ぶ必要があるときは、「開口」が正解です！

表2-1-6　咀嚼筋の特徴

		起始（すべて頭蓋骨の）	停止（すべて下顎骨の）	（下顎骨からみた）収縮方向	下顎の運動	
咬筋		頬骨弓（頬骨と側頭骨）	（外面の）咬筋粗面	上方でやや前方	挙上、（前方運動）＝（片側の筋のみなら、側方運動）	
内側翼突筋		蝶形骨の翼突窩、一部上顎結節	（内面の）翼突筋粗面	上方でやや前方	挙上、（前方運動）＝（片側の筋のみなら、側方運動）	
側頭筋		側頭窩（頭頂骨、前頭骨、側頭骨、蝶形骨）	筋突起	上方、（後部筋束が）後方にも	挙上、（後部筋束が）後方運動にも＝（片側の筋のみなら、側方運動）	
外側翼突筋	上頭	蝶形骨	側頭下稜、大翼	（関節包を介して）関節円板	前方でやや上方	前方運動＝片側の筋のみなら、側方運動	挙上
	下頭		翼状突起外側板	関節突起の翼突筋窩、一部は関節包を介して関節円板	前方でやや下方		開口

POINT 咀嚼筋の起始と停止 (p.55、56 図1-7-6、図2-1-14A、表2-1-6)

1. 筋は骨に付着する。この筋の付着部のうち、骨が動かないほうを起始、動くほうを停止という。「動く」ほうを「停止」というので間違えないこと。咀嚼筋の収縮で、頭蓋骨は動かず下顎骨が動くと考える。よって、咀嚼筋の起始は頭蓋骨のどこかにあり、停止は下顎骨のどこかにある。
2. 頬骨弓は、頬骨（の側頭突起）のみではなく、側頭骨（の頬骨突起）も含まれているため、咬筋の起始は頬骨のみではない。
3. 側頭筋の起始部は側頭窩の内壁を構成している頭頂骨、前頭骨、側頭骨、蝶形骨などに付着している。側頭骨だけではないので側頭窩としている。
4. 蝶形骨の翼突窩（内側翼突筋の起始部）と下顎骨の翼突筋窩（外側翼突筋の下頭の停止部）を混同しない。

A. 咀嚼筋による下顎の運動方向　図2-1-14B、表2-1-6

- 咀嚼筋の収縮で生じる下顎の運動方向（表2-1-6に示されている）は、それぞれの筋の下顎骨上の停止部から頭蓋骨上の起始部に至る筋の走行（図2-1-14Bの矢印の方向）と一致している。
- 下顎骨からみた筋の収縮方向（図2-1-14Bの矢印の方向）が、上方なら下顎は挙上（＝閉口）する。前方なら下顎は前方移動する。後方なら下顎は後方移動する。下方なら下顎は下制（＝開口）する。
- 左右の外側翼突筋が同時に収縮すれば、下顎骨は前方に移動する。前方運動の主役は外側翼突筋である。

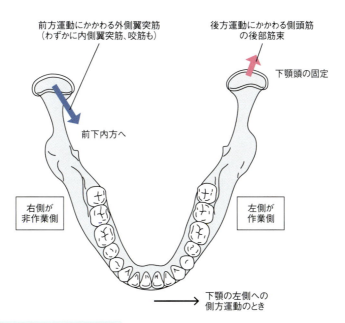

図2-1-15　下顎の左方への側方運動

B．下顎の側方運動　表2-1-6、図2-1-14B、図2-1-15

- 外側翼突筋の片側のみが収縮すれば、下顎全体はその外側翼突筋とは逆の方向へ側方運動（回転）する。
- たとえば、左側臼歯部で食物を嚙むとき、左側を作業側、反対の右側を非作業側（平衡側）と呼び、右側（非作業側）の外側翼突筋が収縮して右側の下顎頭は前下内方に移動するので、下顎全体は左側へ側方移動（回転）する。
- このとき、左側（作業側）の下顎頭は後上方にわずかに牽引され固定されて、下顎の回転の自転軸となる。これには、後方運動ができる側頭筋の後部筋束が働く。

（3）舌骨上筋と舌骨下筋

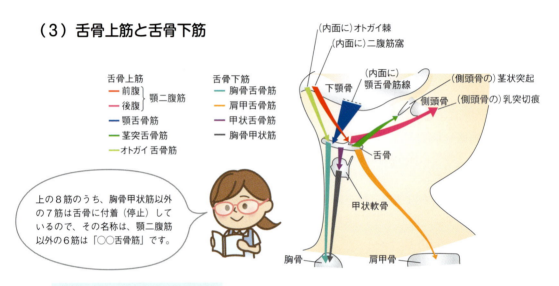

上の8筋のうち、胸骨甲状筋以外の7筋は舌骨に付着（停止）しているので、その名称は、顎二腹筋以外の6筋は「○○舌骨筋」です。

図2-1-16　舌骨上筋と舌骨下筋

- 舌骨とそれより上方にある下顎骨または頭蓋骨を結ぶ筋を舌骨上筋と呼び、舌骨より下方にある筋を舌骨下筋と呼ぶ（図2-1-16）。
- いずれも開口筋である。このうち、三叉神経の下顎神経支配である顎舌骨筋、顎二腹筋の前腹と、顔面神経支配である顎二腹筋の後腹が大切である。

（4）軟口蓋の筋

- 軟口蓋には口蓋帆張筋、口蓋帆挙筋、口蓋舌筋、口蓋咽頭筋、口蓋垂筋の5筋がある。

軟口蓋にある筋の名称はすべて「口蓋○○筋」です。

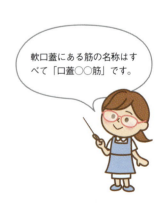

（5）頸部の筋

- 舌骨上筋と舌骨下筋（図2-1-16）のほかに、より浅いところに胸鎖乳突筋が、最も浅いところに広頸筋がある。広頸筋は顔面の表情筋（図2-1-13）と同じグループである。

（6）舌筋

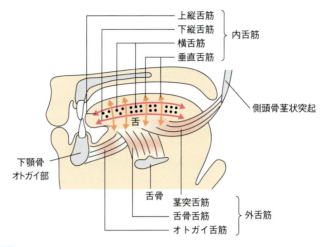

図 2-1-17　舌筋

- 舌筋は、舌の内部にある内舌筋（舌の形を変えることができる）と、舌の外とをつないでいる外舌筋（舌の位置を変えることができる）がある（図 2-1-17）。
- 内舌筋には上縦舌筋、下縦舌筋、横舌筋、垂直舌筋がある。外舌筋は筋の走行からわかるように、舌を前方に突出させるのはオトガイ舌筋で、舌を後退させるのは茎突舌筋、下げるのが舌骨舌筋である。舌筋の収縮（運動）は舌下神経支配である。

舌筋の名称

舌筋の名称はすべて「〇〇舌筋」である。「〇〇舌骨筋」は舌骨につく筋であり舌筋ではないので注意すること。内舌筋の〇〇は方向用語、外舌筋の〇〇は舌の外の部位名である。
ただし、口蓋舌筋は舌筋の仲間ではなく、口峡の筋なので注意。

7）口腔の神経系

- 口腔に関与する脳神経には、三叉神経、顔面神経、舌咽神経、迷走神経、舌下神経がある。知覚神経（味覚神経は知覚神経の一種である）と運動神経を含むものを混合神経と呼ぶので、三叉神経、顔面神経、舌咽神経、迷走神経は混合神経である。副交感神経は、顔面神経や舌咽神経（動眼神経や迷走神経も）に含まれ、腺から唾液や涙を分泌させる。

第2章 歯・口腔の構造と機能

（1）三叉神経

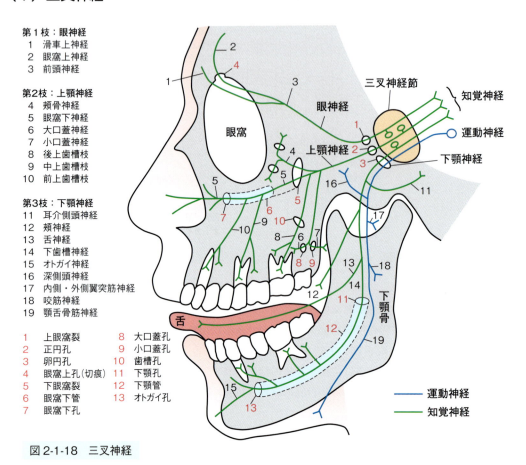

図2-1-18 三叉神経

● 三叉神経は第Ⅴ脳神経であり、3本の枝に分かれるので三叉神経と呼ばれる。第1枝が**眼神経**、第2枝が**上顎神経**、第3枝が**下顎神経**であり、それぞれ上眼窩裂、正円孔、卵円孔を通って脳から出て、主に顔面と口腔内に分布する（図2-1-18）。眼神経と上顎神経は**知覚神経**であるが下顎神経は**混合神経**である。下顎神経の中の**運動神経**は閉口筋といくつかの開口筋を収縮させる。上顎歯には、上顎神経の枝である後上歯槽枝と上顎神経の枝である眼窩下神経から分かれた中上歯槽枝と前上歯槽枝とが分布し、下顎歯には下顎神経の枝の**下歯槽神経**が**下顎孔**から**下顎管**に入って分布する（表2-1-7に動脈と一緒にまとめてある）。この下歯槽神経と眼窩下神経は、歯に分布する枝を出した後、それぞれオトガイ孔と眼窩下孔から出て顔面皮膚に分布する（図2-1-6、図2-1-7A、図2-1-8）。顔面皮膚の知覚は、これらの三叉神経がつかさどり、顔面神経ではない。

（2）顔面神経

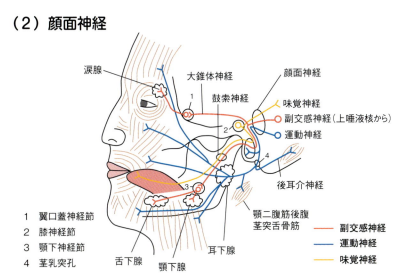

図2-1-19　顔面神経

● 顔面の表情筋を収縮させる運動神経を含むので顔面神経と呼ばれているが、味覚神経（味覚神経は知覚神経の一種である）を含むので混合神経であり、さらに副交感神経も含む。味覚神経は舌の前2/3（舌体）に分布し、副交感神経は顎下腺、舌下腺から唾液を、涙腺から涙を分泌させる。この味覚神経と顎下腺、舌下腺に分布する副交感神経をまとめて顔面神経の鼓索神経と呼ぶ（図2-1-5、表2-1-3）。

（3）舌咽神経

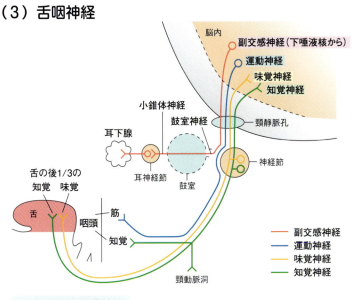

図2-1-20　舌咽神経

● 主に舌と咽頭に分布するので舌咽神経の名がついている。混合神経で副交感神経も含む。知覚神経は舌の後1/3（舌根）と咽頭の粘膜に分布し、味覚神経は舌の後1/3（舌根）の

味覚をつかさどる。副交感神経は耳下腺から唾液を分泌させる（図2-1-5、表2-1-3）。

（4）迷走神経
● 舌根の後部や咽頭と喉頭に分布する知覚神経と味覚神経、咽頭や喉頭の筋を収縮させる運動神経、心臓や胃などの内臓に分布する副交感神経を含む（表2-1-3）。

（5）舌下神経
● 舌筋を収縮させる運動神経であり、「舌の運動」は舌下神経である。

神経をおぼえよう

図2-1-18〜2-1-20では、知覚神経を緑（ただし、味覚神経は知覚神経の一種であるが、別に黄で示した）、筋を収縮させる運動神経を青、腺から唾液や涙を分泌させる副交感神経を赤で表している。神経は分枝すると名称が変わるものが多く、すべての名称をおぼえるのは大変なので、まず図の中で大きな文字で書かれている重要な神経をおぼえよう。

8）口腔の血管系

（1）動脈

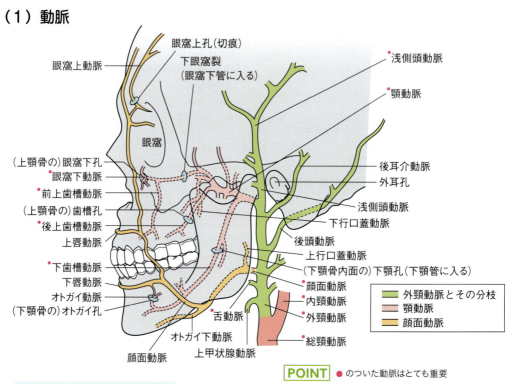

図2-1-21　口腔と顔面の血管

●口腔や顔面に血液を送るのは、**外頸動脈**の枝である（図2-1-21）。また、内頸動脈は脳と眼に分布する。

●外頸動脈は、**顎動脈**と**浅側頭動脈**の2終枝となるが、その途中で多くの分枝を出す。**舌動脈**は舌に、**顔面動脈**が顔面の前方部に、浅側頭動脈が側頭部に、後耳介動脈と後頭動脈が後頭部に血液を送る。外頸動脈の枝のうち、口腔内に分布する顎動脈が最も重要である。

●顔面動脈は**上行口蓋動脈**とオトガイ下動脈を分枝した後、顔面皮膚に血液を送る。顔面皮膚は、この顔面動脈に加え、浅側頭動脈と顎動脈（のオトガイ動脈と眼窩下動脈）が血液を送る。軟口蓋には、この顔面動脈の上行口蓋動脈と（顎動脈の）**下行口蓋動脈**の分枝の小口蓋動脈が血液を送る（表2-1-1）。

●顎動脈の分枝の1つである下行口蓋動脈は**大・小口蓋動脈**となり、それぞれ硬口蓋と軟口蓋に血液を送る。上下顎の歯に分布する動脈を、すでに7）-（1）三叉神経で述べた神経とともに**表2-1-7**にまとめる。

表2-1-7　上下顎の歯に分布する動脈と神経

			通路		分布する歯	歯に分枝した後に通る孔		顔面皮膚への分布
上顎歯	動脈	顎動脈	後上歯槽動脈	歯槽孔から入る	後上歯槽動脈	大臼歯 小臼歯			
			眼窩下動脈	眼窩下管を通る	前上歯槽動脈	前歯	眼窩下孔	眼窩下動脈	あり
	神経	上顎神経	後上歯槽枝	歯槽孔から入る	後上歯槽枝	大臼歯			
			眼窩下神経	眼窩下管を通る	中上歯槽枝	小臼歯	眼窩下孔	眼窩下神経	あり
					前上歯槽枝	前歯			
下顎歯	動脈	顎動脈	下歯槽動脈	下顎孔から入り下顎管を通る		すべての歯	オトガイ孔	オトガイ動脈	あり
	神経	下顎神経	下歯槽神経					オトガイ神経	

（2）静脈

●内頸動脈と外頸動脈によって供給された頭頸部の血液は、外頸静脈が細いので、大半は**内頸静脈**に入って心臓に向かう。

●顎動脈によって口腔内に供給された血液は、翼突筋静脈叢から下顎後静脈を経て内頸静脈に入る。

POINT 血管の名称のおぼえ方

血管は神経と同様に、分枝すると名称が変わるものが多い。分枝の名称とともに分枝前の名称も重要である。まず外頸動脈の分枝名（顎動脈など）からおぼえ、次に分枝の分枝（下歯槽動脈など）をおぼえよう。静脈の名称は、動脈と同じ名称のものが多い（たとえば、外頸動脈と外頸静脈、顔面動脈と顔面静脈）ので、そうではないもののみをおぼえておこう（たとえば、下顎後静脈はあるが下顎後動脈はない）。また、神経と一緒に走行する血管は同じ名称がつくものも多いので、神経と一緒におぼえることも大切である（たとえば、下歯槽神経と下歯槽動静脈）（表2-1-7）。

（3）リンパ、リンパ節

- リンパ節は、リンパ球が集まり、異物や細菌を排除し、抗体の産生による免疫形成に働いている。オトガイ下リンパ節には下顎切歯部付近からリンパが集まる（図2-1-22）。顎下リンパ節には下顎切歯部付近以外の口腔内の大半からリンパが集まる。

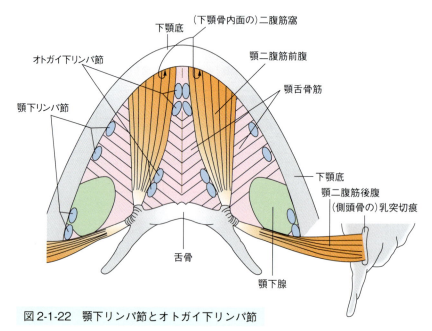

図2-1-22 顎下リンパ節とオトガイ下リンパ節

（小林茂夫ら：歯科学生のための解剖学実習［改訂第2版］．南江堂，東京，1998年より引用改変）

POINT オトガイ下三角と顎下三角

オトガイ下三角は、左右の顎二腹筋前腹と舌骨で囲まれた三角形の領域（正中に1個）である。その中にオトガイ下リンパ節が存在する。顎下三角は、顎二腹筋前腹と後腹と下顎骨で囲まれた三角形の領域（左右に1個ずつ）である。その中に顎下リンパ節と顎下腺が存在する（図2-1-22）。

（吉田　篤）

2 歯と歯周組織の構造

1) 歯の種類と歯式

- ヒトを含む哺乳類の歯は異形歯性であり、表2-2-1でわかるように、ヒトの永久歯では切歯、犬歯、小臼歯、大臼歯の4歯種が、乳歯では乳切歯、乳犬歯、乳臼歯の3歯種がある。同じ歯種の歯の形態は似ている。

- ヒトは、一生歯性の歯（第一生歯）と二生歯性の歯（第二生歯）の両方をもつ。すべての乳歯と永久歯の大臼歯は、はじめに生えるので第一生歯である。永久歯の大臼歯は乳歯の後方に生えるため加生歯とも呼ばれる。これに対し、永久歯の切歯、犬歯、小臼歯は乳歯と交代した代生歯であり第二生歯である。

- 歯の種類を表す記号には、表2-2-1に示すものがある。また歯の位置は└などの線を用いて表す（表2-2-2）。FDI方式は、2桁の数字で歯の種類と位置を同時に表している（表2-2-3）。

- 歯式は、他の動物との比較にも用いられる（表2-2-4）。

表2-2-1　歯の記号

永久歯	記号	永久歯の歯種	歯種の記号	乳歯	記号	乳歯の歯種	歯種の記号
中切歯	1	切　歯	I	乳中切歯	A	乳切歯	i
側切歯	2			乳側切歯	B		
犬　歯	3	犬　歯	C	乳犬歯	C	乳犬歯	c
第一小臼歯	4	小臼歯	P	第一乳臼歯	D	乳臼歯	m
第二小臼歯	5			第二乳臼歯	E		
第一大臼歯	6	大臼歯	M				
第二大臼歯	7						
第三大臼歯	8						

表2-2-2　歯式（ジグモンディ方式）

右側上顎｜左側上顎
右側下顎｜左側下顎

永久歯列
87654321｜12345678
87654321｜12345678

乳歯列
EDCBA｜ABCDE
EDCBA｜ABCDE

表2-2-3　FDI方式

永久歯列
18 17 16 15 14 13 12 11｜21 22 23 24 25 26 27 28
48 47 46 45 44 43 42 41｜31 32 33 34 35 36 37 38

乳歯列
55 54 53 52 51｜61 62 63 64 65
85 84 83 82 81｜71 72 73 74 75

表2-2-4　永久歯列と乳歯列の歯式

永久歯列　$I\frac{2}{2} C\frac{1}{1} P\frac{2}{2} M\frac{3}{3}=32$

乳歯列　$i\frac{2}{2} c\frac{1}{1} m\frac{2}{2}=20$

2）歯の形態

- ヒトの歯は歯冠と歯根よりなる（図2-2-1〜図2-2-6、図2-2-8）。それぞれの特徴を表2-2-5にまとめた。
- 歯冠の基本形態は、切歯と犬歯では咬合面がないので唇側面、舌側面、近心面、遠心面の4面よりなり、この唇側面と舌側面は合して切縁を形成する（図2-2-2）。犬歯では切縁の中央部に尖頭が形成される。小臼歯と大臼歯は、咬合面を含む5面よりなり、咬合面には咬頭が存在する。小臼歯は、舌側咬頭と頰側咬頭の2咬頭をもつが、下顎第二小臼歯では遠心舌側咬頭（副咬頭）が出現した3咬頭が多い（図2-2-3）。
- 上顎大臼歯は、近心舌側咬頭、近心頰側咬頭、遠心舌側咬頭、遠心頰側咬頭の4咬頭である。下顎大臼歯は、上顎大臼歯と同じ名称の4咬頭に遠心咬頭を加えた5咬頭である（図2-2-4、図2-2-5）。
- 基本的な根の数は表2-2-5のとおりである。上顎第一小臼歯の50％は、舌側根と頰側根の2根をもつ。上顎大臼歯は、近心頰側根、遠心頰側根、舌側根の3根をもつ。下顎大臼歯は、近心根と遠心根の2根をもつ（図2-2-6）。
- 歯の顎側（左右側）の鑑別（歯の近心と遠心を決めることと同じ）には、ミュールライターの3表徴が使われる。
  ①彎曲徴：歯冠を切縁側（咬合面）からみると、唇側面（頰側面）から隣接面にかけての彎曲は、遠心より近心のほうが突出している。
  ②隅角徴：歯冠を唇側（頰側）面からみると、遠心隅角より近心隅角のほうが突出している。
  ③歯根徴：根尖は遠心に曲がっている。

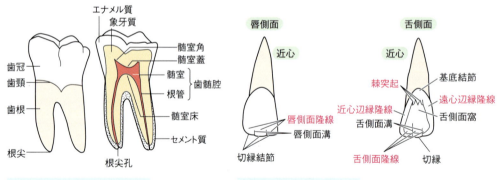

図2-2-1　歯の外形と内景

図2-2-2　切歯の外形

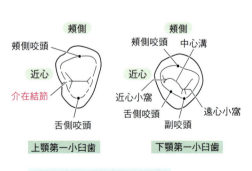

図2-2-3　小臼歯の咬合面

図2-2-4　大臼歯の咬合面

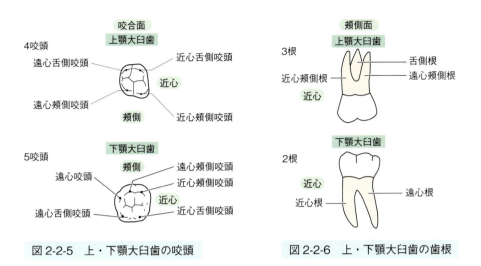

図 2-2-5　上・下顎大臼歯の咬頭　　　図 2-2-6　上・下顎大臼歯の歯根

表 2-2-5　歯の外形とその特徴

上顎	中切歯	側切歯	犬歯	第一小臼歯	第二小臼歯	第一大臼歯	第二大臼歯
歯冠の特徴	4面と切縁（切端）	4面と切縁（切端）	4面と切縁（中央に尖頭）	咬合面を含む5面2咬頭	咬合面を含む5面2咬頭	咬合面を含む5面4咬頭	咬合面を含む5面4咬頭
	舌側面に棘突起	舌側面に斜切痕、盲孔	舌側面に棘突起、副隆線	咬合面に介在結節、逆彎曲徴、逆隅角徴		30％の近心舌側咬頭の舌側面にカラベリー結節咬合面に斜走隆線（対角隆線）	
歯根の特徴	1根	1根	1根	2根または1根	1根	3根	3根
その他の特徴		退化傾向（栓状歯、円錐歯、矮小歯）		80％は2根管	強い退化傾向		
下顎	中切歯	側切歯	犬歯	第一小臼歯	第二小臼歯	第一大臼歯	第二大臼歯
歯冠の特徴	4面と切縁（切端）	4面と切縁（切端）	4面と切縁（中央に尖頭）	咬合面を含む5面2咬頭	咬合面を含む5面3咬頭または2咬頭	咬合面を含む5面5咬頭	咬合面を含む5面5咬頭（または4咬頭）
					遠心舌側咬頭の出現中心結節	ドリオピテクス型（Y₅型）プロトスタイリッド	
歯根の特徴	1根	1根	1根	1根	1根	2根	2根　30％が樋状根
その他の特徴	最小歯						

●特色のある歯冠形態と典型的な部位　図2-2-7
　・中心結節：臼歯の咬合面の中心部に現れる結節。
　・介在結節：上顎第一小臼歯の咬合面の近心辺縁部に現れる結節。
　・臼傍結節：上顎大臼歯の近心頰側隅角部に現れる結節。
　・臼後結節：第三大臼歯の遠心面に現れる結節。
　・Carabelli（カラベリー）結節：上顎第一大臼歯の近心舌側咬頭の舌側に現れる結節。
　・プロトスタイリッド：下顎大臼歯の頰側面の近心に現れる茎状の結節。
　・エナメル滴：第三大臼歯の歯根分岐部に現れる半球状の塊。エナメル真珠やエナメル結節とも呼ばれる。
　・エナメル突起：エナメル質が根分岐に突起状に伸びたもの。
　・円錐歯：上顎側切歯や上顎第三大臼歯にみられる歯冠が円錐形になるもの。
　・盲孔：上顎側切歯の舌側面にみられる小孔で深い凹みとなるもの。

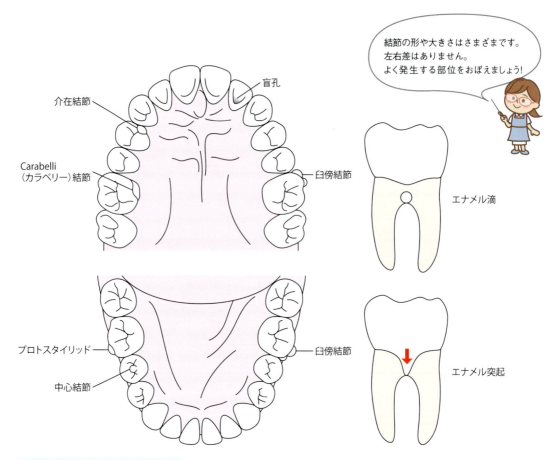

図2-2-7　特色のある歯冠形態

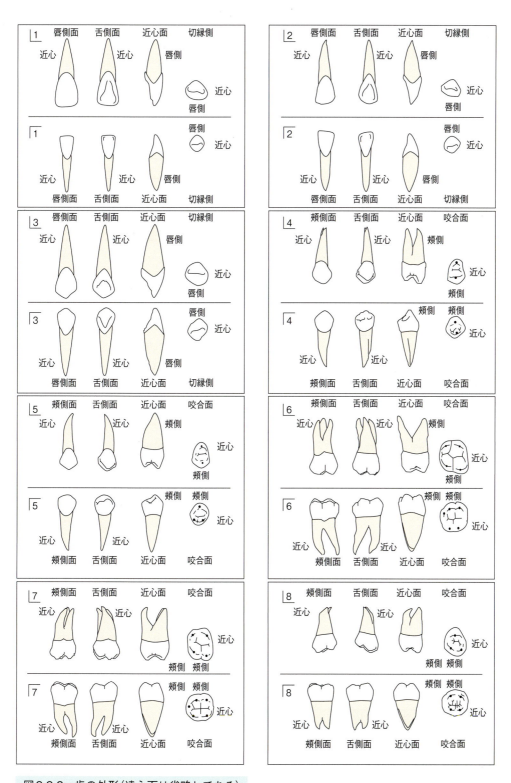

図2-2-8 歯の外形(遠心面は省略してある)

(図2-2-1〜2-2-6、2-2-8、2-2-18は佐伯政友:歯科技工士教本 歯の解剖学.医歯薬出版,東京,1994年より引用改変)

第2章 歯・口腔の構造と機能

● 乳歯の特徴　図2-2-9～2-2-14、表2-2-6
① 歯冠が青白色。
② 歯帯が、特に下顎第一乳臼歯で顕著。
③ 歯冠に比べ、歯根が長い。
④ 歯根は、乳前歯では唇側に屈曲し、乳臼歯では著しく離開する。
⑤ 歯根は生理的に吸収される。
⑥ 歯の大きさの割に歯髄腔は大きい。

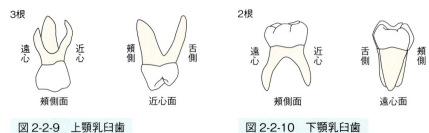

図2-2-9　上顎乳臼歯　　　　　　図2-2-10　下顎乳臼歯

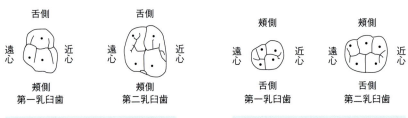

図2-2-11　上顎乳臼歯の咬合面　　図2-2-12　下顎乳臼歯の咬合面

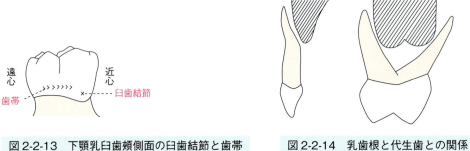

図2-2-13　下顎乳臼歯頬側面の臼歯結節と歯帯　　図2-2-14　乳歯根と代生歯との関係

(図2-2-9～2-2-13は酒井琢朗，高橋和人：歯科衛生士教本口腔解剖．医歯薬出版，東京，1984年より引用改変)

(図2-2-14、2-2-19は、藤田恒太郎：歯の解剖学［第22版］．金原出版，東京，1995年より引用改変)

表2-2-6　乳歯の特徴

上顎	第一乳臼歯	第二乳臼歯
歯冠の特徴	2咬頭または3咬頭	4咬頭
		Carabelli（カラベリー）結節
歯根	3根	3根
下顎	第一乳臼歯	第二乳臼歯
歯冠の特徴	4咬頭または5咬頭	5咬頭または6咬頭
	歯帯と臼歯結節 トリゴニッド切痕 遠心トリゴニッド隆線	プロトスタイリッド
歯根	2根	2根

3）咬合

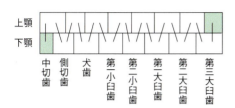

図2-2-15 上下の歯の接触関係

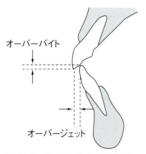

図2-2-16 切歯の被蓋

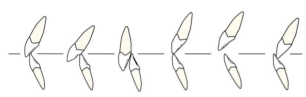

図2-2-17 上下顎切歯の対向関係による咬合分類

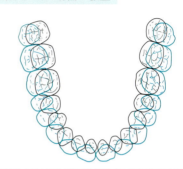

図2-2-18 永久歯列の上下歯の対向関係
（青が上顎）

（図2-2-17、2-2-18は井出吉信他：新歯科衛生士教本　解剖学・組織発生学・口腔解剖学［第2版］．医歯薬出版，東京，1996年より引用改変）

- 上下の歯の接触関係は図2-2-15でわかるように、下顎中切歯と上顎の最後臼歯が1歯対1歯の接触である以外は、1歯対2歯の接触をする。上顎中切歯の歯冠の幅と比べて下顎中切歯の歯冠の幅が狭いぶんだけ、下顎中切歯よりも後方の下顎歯は、対合する同名の上顎歯に比べて正中側に寄っている。このために、下顎の側切歯を含む後方の歯と上顎の（第三大臼歯を除く）歯は、同名歯とその隣接歯の計2歯と対合（接触）する。
- オーバージェット（水平被蓋）は2～3mm、オーバーバイト（垂直被蓋）は1～2mmまたは下顎切歯歯冠の唇側面の1/4～1/3被蓋が基本である（図2-2-16）。切歯部の対向関係は、図2-2-17に示すような種類があるが、鋏状咬合が基本である。
- オーバージェットが大きいものが屋根咬合（上顎前突）、オーバーバイトが大きいものが過蓋咬合である。
- 顎を閉じたときの、上下の歯列の対向関係を咬合という。基本は、上顎の歯列弓が下顎の歯列弓の外側（唇側および頬側）に位置する（図2-2-18）。

4）歯を構成する組織と歯周組織

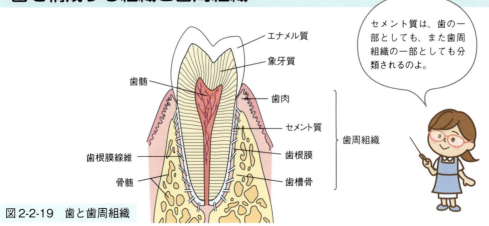

図 2-2-19　歯と歯周組織

セメント質は、歯の一部としても、また歯周組織の一部としても分類されるのよ。

- 歯冠と歯根の表面はそれぞれエナメル質とセメント質であり、それらの深部に象牙質があり、さらにその内部に歯髄がある。つまり、歯はエナメル質、象牙質、セメント質という3種の硬組織と、軟組織である歯髄よりなる（図2-2-19）。
- 歯の周りの組織を歯周組織と呼び、歯肉、歯槽骨、歯根膜とセメント質がある。

5）エナメル質

- エナメル芽細胞、象牙芽細胞、セメント芽細胞が、有機性基質の形成とその部位の石灰化を続けながら移動していくことで、それぞれエナメル質、象牙質、セメント質が形成される（p.130 図2-3-1）。
- 図2-2-20〜2-2-22でわかるように、エナメル質の基本構造はエナメル小柱である。エナメル小柱は1日に4μmずつ形成され、それが横紋として観察される。横紋は約10本間隔で濃く見え、これがレチウス条となる。1本のレチウス条とその隣のエナメル小柱にできたレチウス条とは少しずれるので、レチウス条はエナメル質を斜めに走行するラインとして認められる。出生時にできたレチウス条はより太くなるので目立ち、新産線と呼ばれる（図2-2-27）。レチウス条がエナメル質表面に終わるとき、表面は浅くくぼみ、このくぼみは連なって歯の表面に多数の溝をつくる。これが周波条である。
- 1本のエナメル小柱はエナメル-象牙境から歯の表面まで達する。その小柱の方向はすべてが同じではなく交叉するものもあるので、エナメル質の断面を観察すると、横断帯と縦断帯が交互に出現し、縞模様にみえる。これをハンター・シュレーゲル条（シュレーゲル条）という。
- エナメル-象牙境に接して形成される3種の構造物がある。石灰化不良のエナメル小柱が集まって叢状にみえるのがエナメル叢である。エナメル-象牙境から歯の表面まで達する線状の石灰化不良がエナメル葉である。エナメル紡錘は、次の象牙質の構造でのべるトームス線維（象牙線維）が、エナメル質に角度を変えて侵入し、先端が紡錘状にふくらんで終わったものである。

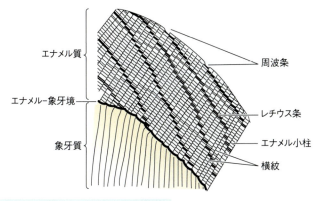

図2-2-20 エナメル質の成長線

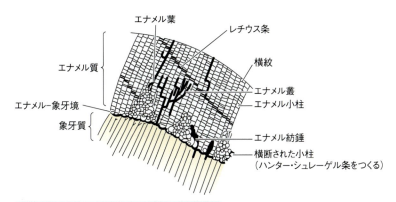

図2-2-21 エナメル質にみられる構造

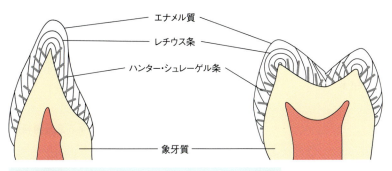

図2-2-22 レチウス条とハンター・シュレーゲル条

(図2-2-20〜2-2-23、2-2-25は、東一善, 高橋理：組織学・口腔組織学サイドリーダー. 学建書院, 東京, 2002年より引用改変)

 STEP UP

　新産線は乳歯と第一大臼歯のエナメル質に認められる。周波条は上顎切歯と犬歯に顕著に認められる。レチウス条はレッチウス条とも呼ばれる。

6）象牙質

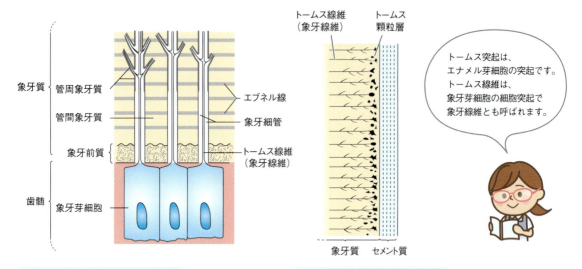

図 2-2-23　象牙質の基本構造

図 2-2-24　トームス顆粒層

（図 2-2-24 と 2-2-28 は久米川正好：口腔の発生と組織［第2版］．南山堂，東京，1998 年より引用改変）

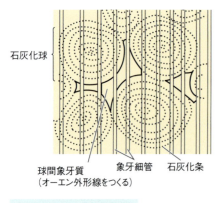

図 2-2-25　球間象牙質

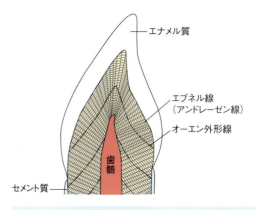

図 2-2-26　象牙質の成長線（エブネル象牙層板）

● 象牙質は，**象牙芽細胞**がエナメル－象牙境またはセメント－象牙境側に突起（**トームス線維，象牙線維**）を伸ばし（残し）ながら有機性基質を分泌し，さらにその部位の石灰化を行いながら歯髄側に移動していくことで形成される（p.130 図 2-3-1）。
図 2-2-23 でわかるように，トームス線維（象牙線維）が入っている管が**象牙細管**であり，象牙細管はエナメル－象牙境またはセメント－象牙境から歯髄に至るまで伸びている。象牙質の基本構造は，この象牙細管とその間の**象牙質基質**である。象牙質基質のうち，象牙細管を取り囲んでいる石灰化が高いところが**管周象牙質**であり，それ以外の象牙質基質が**管間象牙質**である。象牙細管は細かな分枝を出すが，セメント質に接した歯根部の象牙質ではこの分枝が顆粒状の**トームス顆粒層**として認められる（図 2-2-24）。

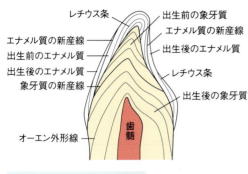

図 2-2-27　乳歯の成長線　　　　　図 2-2-28　死帯

(図 2-2-27、2-2-29 は、平井五郎他：歯科衛生士教本 組織・発生［第2版］．医歯薬出版, 東京, 1990 年より引用改変)

- 管周象牙質が象牙細管内を満たし、石灰化が進むと、研磨標本では光が透過して見えるので、この部分を透明象牙質という。
- 象牙芽細胞によって形成されたばかりの象牙質は、石灰化はまだ起こっておらず有機性基質のみからなる象牙前質である（図 2-2-23）。
- 象牙前質は象牙芽細胞の列に接して帯状にみられる。石灰化が球状に行われるとき、石灰化球のあいだに石灰化の低い球間象牙質が認められることがある（図 2-2-25）。
象牙質の形成は歯冠の切縁や咬頭に相当する部位から始まり、層状に進められていく（この層状に形成されることでつくられる成長線を総称して、エブネル象牙層板と呼ぶ）。象牙質は1日に4μmずつ形成される。
- エブネル象牙層板には、エブネル線、オーエン外形線（図 2-2-26）、新産線と呼ばれる成長線がある。新産線は出生時に形成される。
- 歯の形成時期によって象牙質は、①歯根が完成するまでにつくられたものを第一象牙質（原生象牙質）、②歯根完成以後につくられたものを第二象牙質、さらに③死帯の直下につくられる第三象牙質（修復象牙質）に分けられる。
- 第三象牙質（修復象牙質）は、歯に加わったう蝕、咬耗、摩耗などの有害刺激から歯髄を保護するため、歯髄側に新たに形成される象牙質である。歯の研磨標本では、う蝕の直下の象牙細管が暗い像として見えることがあり、これを死帯という（図 2-2-28）。

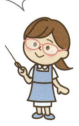

オーエン外形線は球間象牙質が連なったものとも言われています。

7）セメント質

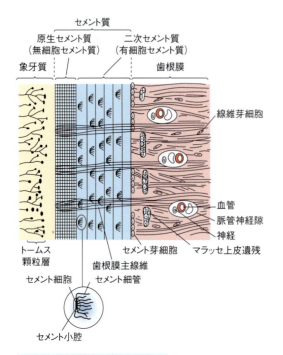

図 2-2-29　歯周組織の構造

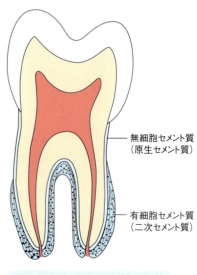

図 2-2-30　セメント質の分布

（久米川正好他：口腔の発生と組織［第2版］．南山堂，東京，1998年より引用改変）

- セメント芽細胞が、有機性基質の分泌とその部位の石灰化を続けながら移動していくことで、セメント質が形成される（p.130 図2-3-1）。
  セメント芽細胞が基質の中に取り残されずに移動したのが無細胞セメント質（原生セメント質または一次セメント質）であり、セメント芽細胞が基質の中に取り込まれて有細胞セメント質（二次セメント質）が形成される（図2-2-29）。
- 取り残されたセメント芽細胞はセメント細胞と呼ばれ、突起を栄養分がやってくる歯根膜側に出している。このセメント細胞とその突起が入っているセメント質内のスペースが、それぞれセメント小腔とセメント細管である。無細胞セメント質は歯頸側1/3の歯根に、有細胞セメント質は根尖側2/3の歯根に存在する（図2-2-30）。
- 歯根膜中の線維である歯根膜主線維はセメント質内に侵入する。他端は歯槽骨に侵入し、歯を歯槽骨に固定する。歯根膜主線維のうち、セメント質と歯槽骨に埋入している両端部をシャーピー線維と呼ぶ。
- 加齢により、根尖部の（有細胞）セメント質は厚くなる。
- セメント－エナメル境の形態は、エナメル質の表面をセメント質が覆ってセメント小舌をつくっているものが最も多い。

 STEP UP

セメント質は骨よりも吸収されにくい。この性質を利用し歯科矯正では歯の移動を行っている。

8）歯髄

- 軟組織である歯髄の表層には象牙芽細胞が一列に並んでいる（図2-2-31）。
- 歯髄中に多く存在する線維芽細胞を、歯髄細胞と呼ぶ。歯髄細胞（線維芽細胞）は、歯髄のコラーゲン線維（膠原線維）を分泌する。
- 細胞稀薄層から象牙芽細胞間を進み、象牙前質に達して広がっているコラーゲン線維をコルフ線維と呼ぶ。
- 根尖孔から侵入した歯髄の神経は、稠密層でラシュコフ神経叢をつくり、象牙細管の中まで入り込む。歯髄には、感染防御などの免疫に関与するリンパ球、樹状細胞なども存在する。

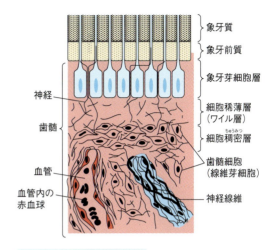

図2-2-31　歯髄の構造

（東一善，高橋理：組織学・口腔組織学サイドリーダー．学建書院，東京，2002年より引用改変）

9）歯根膜

- 歯のセメント質と歯槽骨との間にある薄い（厚みは0.1～0.4 mm）強靱な結合組織の層を歯根膜という（図2-2-29、図2-2-32）。
- セメント質をつくるセメント芽細胞がセメント質に接して並び、骨をつくる骨芽細胞が歯槽骨に接して並んでいる。歯を吸収する破歯細胞や歯槽骨を吸収する破骨細胞も認められる。ヘルトヴィッヒ上皮鞘に由来するマラッセ上皮遺残が存在する。
- 歯根膜の中には多数の太いコラーゲン線維（膠原線維）の束があり、その端はセメント質と歯槽骨の中に侵入し、歯を歯槽骨に固定している。コラーゲン線維をつくる線維芽細胞も存在する。
- 神経、血管、感染防御などの免疫に関与するリンパ球なども存在する。
- 歯根膜の幅は、強い咬合圧がかかる歯は厚くなり、機能していない歯では薄くなる。高齢になると咬合圧が低下するので歯根膜は薄くなる。

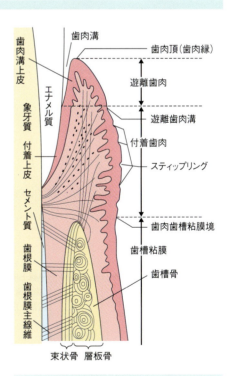

図2-2-32　歯根膜、歯槽骨、歯肉の構造

（図2-2-32、2-2-33は、平井五郎他：歯科衛生士教本　組織・発生［第2版］．医歯薬出版，東京，1990年より引用改変）

10) 歯槽骨

- 歯根膜に接する骨部は、歯根膜主線維が侵入しているので束状骨といい、それ以外の歯槽骨を層板骨という（図2-2-32）。歯を失うと歯槽骨は退縮する。

POINT 歯槽と歯槽骨

歯が植立する歯槽は、上顎骨の歯槽突起と下顎骨の歯槽部のうちの歯の周囲の部分である。つまり、歯槽骨という独立した骨は解剖学的には存在しないが、臨床ではこの歯槽突起または歯槽部がつくる歯槽を歯槽骨と呼ぶことが多い。国家試験でも「歯槽骨」の語は使われる。

11) 歯肉

- 歯肉は口腔粘膜の一部であり、付着上皮から歯肉歯槽粘膜境までの範囲を指す（図2-2-32、図2-2-33）。
- 歯肉のうちの歯肉頂付近は少し可動性がある。この可動性がある歯肉を遊離歯肉（自由歯肉、辺縁歯肉とも呼ばれる）、それ以外を付着歯肉という。付着歯肉には、スティップリングという浅く小さなくぼみが多数認められる。歯肉溝上皮と歯（エナメル質）との間の溝が歯肉溝であり、歯肉溝が病的に深くなったものを歯周ポケットと呼ぶ。
- 歯と歯とのあいだに突出した歯肉を歯間乳頭と呼び、その先端中央部のへこみが歯肉コルである。

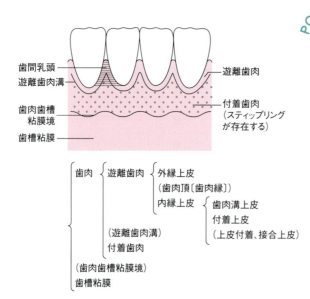

図2-2-33 歯肉の外観

POINT 粘膜

粘膜は一般に粘膜上皮、粘膜固有層、粘膜下層の3層よりなるが、歯肉の粘膜は粘膜下層を欠き、粘膜固有層が直接骨膜に癒着しているので可動性は低い。ただし、遊離歯肉も同様の構造をもつが、深部に骨が存在せず骨膜の支えがないので少し可動性をもつ。

（吉田　篤）

3 歯と歯周組織の組成

1) 歯の組成

- 歯は歯髄という軟組織とそれを取り囲むエナメル質、象牙質、セメント質という硬組織よりなる。象牙質の無機質（ミネラル）は約70％、有機質は約20％であり、この比率はセメント質および骨と類似している。これに対し、エナメル質の無機質は約95％と高く、有機質は約1％しかない。これがエナメル質がヒトの体のなかで最も硬い理由である。
- 象牙質とセメント質の有機質の主体はⅠ型コラーゲンである。成熟エナメル質（完成されたエナメル質）はほぼ無機質のみからなるが、その形成期の幼若エナメル質はエナメル質タンパク（アメロゲニン、エナメリンなど）を含む。このエナメル質タンパクは石灰化が進みエナメルが完成すると、そのほとんどが分解され消失する。
- エナメル質、象牙質、セメント質の無機質の主体はリン酸カルシウムで、ヒドロキシアパタイト（$Ca_{10}(PO_4)_6(OH)_2$）の結晶を形成している。エナメル質に含まれるマグネシウム（Mg）や炭酸はう蝕になりやすくするが、フッ素（F）はう蝕になりにくくする。

STEP UP
セメント質は、エナメル質や象牙質よりも軟らかいので、スケーリングで削れやすい。

2) 歯の石灰化

- 歯の硬組織であるエナメル質、象牙質、セメント質は、それぞれエナメル芽細胞、象牙芽細胞、セメント芽細胞が形成する（図2-3-1）。これらの芽細胞が、エナメル－象牙境またはセメント－象牙境側に、有機性基質（マトリックス）の分泌とその部位へのリン酸カルシウムの沈着（これを石灰化という）を続けながら移動していくことで形成される。
- エナメル質の石灰化の特徴は、エナメル形成の終了後、エナメル芽細胞が消失することである。よって、象牙芽細胞が第三象牙質（修復象牙質）を形成することができるのとは異なり、エナメル質完成後はエナメル芽細胞が存在しないのでエナメル質の追加的な形成はできない。
- セメント質の石灰化の特徴は、セメント芽細胞が基質の中に取り残されずに移動して形成された無細胞セメント質と、形成の速度が増し、セメント芽細胞が移動しきれずに基質の中に取り込まれて形成される有細胞セメント質があることである。
- 象牙質の石灰化の特徴は、象牙芽細胞が突起（トームス線維、象牙線維）を石灰化部に残しながら移動することである。

3) 歯の脱灰と再石灰化

- 歯の脱灰は、歯の不溶性無機質（ミネラル）であるヒドロキシアパタイトが酸（低いpH）によって溶け出すことである。う蝕の本質は、細菌がつくり出す酸によって引き起こされるこの脱灰である（p.140 図2-5-1）。

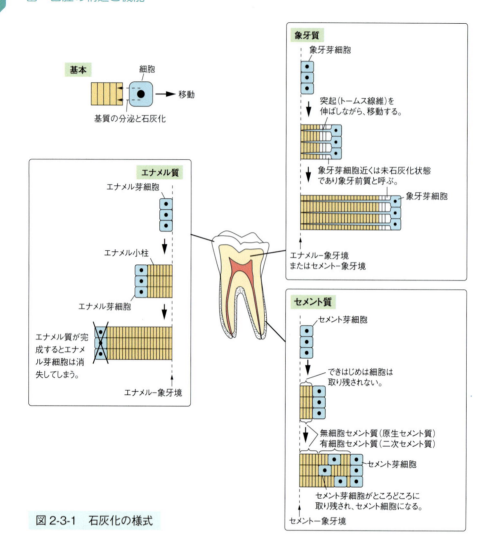

図 2-3-1　石灰化の様式

4）唾液の成分

- 唾液をつくる腺細胞には、さらっとした唾液をつくる漿液細胞（しょうえき）と粘性をもった唾液をつくる粘液細胞がある。耳下腺とエブネル腺は漿液細胞のみ、口蓋腺と後舌腺は粘液細胞のみよりなる。他の唾液腺は両方をもつ混合腺であるが、顎下腺は漿液細胞が多く、舌下腺は粘液細胞が多い（p.100 表 2-1-4）。
- 唾液分泌は交感神経と副交感神経からなる自律神経によって調節され、食事中や安静時などに働く副交感神経は多量のさらっとした（漿液性の）唾液を、精神的緊張時などに働く交感神経は少量の粘り気のある（粘液性の）唾液を分泌させる（p.100 表 2-1-4）。
- 1日の唾液分泌量は 1.0〜1.5 L である。大唾液腺の分泌量は、顎下腺が最も多く、次に耳下腺である。唾液の 99％は水分で、残りの 1％が電解質（ミネラル）と有機質である。分泌量が多いと弱アルカリ性、少ないと弱酸性の唾液が分泌される。

（吉田　篤）

STEP UP

唾液の粘性は粘液細胞がつくるムチンが原因である。食事中は食物をしめらせて食塊を形成する必要があるので、多量の漿液性の唾液が必要になる。

4 口腔・顎顔面・頭頸部の機能

1）歯と口腔の感覚

- 口腔機能には、①歯と口腔の感覚、②味覚、③唾液分泌、④咬合と咀嚼、⑤吸啜、⑥摂食、⑦嚥下、⑧嘔吐、⑨発声、⑩構音、⑪顎反射などがある。
- 口腔機能の特徴および重要性
  ・口腔は、コミュニケーション機能、喜怒哀楽を表すなどの心理表現機能、呼吸機能、初期消化機能など一部位で多様な役割を果たしている。
  ・口腔機能は「食べる」「話す」「歌う」など生きる楽しみと深く結びついている。
  ・1つの機能が他の機能と複雑に関連しながら、全体として統合された機能を発揮している（図2-4-1）。

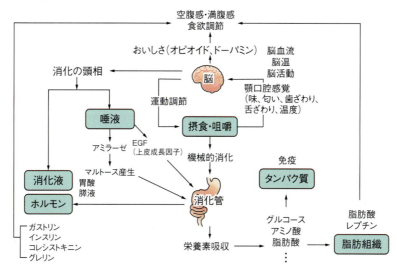

図2-4-1　口腔機能とその他の機能との関連

（二ノ宮裕三 他：基礎歯科生理学 第6版. 医歯薬出版，東京，2014 より引用改変）

（1）歯の感覚

- 歯の感覚受容器は歯髄と歯根膜に存在する（図2-4-2）。
  - ①触（圧）覚：歯根膜
  - ②咬合感覚：歯根膜、咀嚼筋、顎関節
  - ③位置感覚：歯根膜（明確）、歯髄（不明確）
  - ④歯髄感覚：痛みとして感じる。
  - ⑤関連痛：歯に疾患があっても、歯ではなく痛みが頭部や顔面部に現れる現象をいう。
- 象牙質の感覚（動水力学説）（図2-4-2）
  象牙質に加わった刺激は、象牙細管内のリンパの流動を生じ、それが象牙芽細胞周辺に存在する歯髄神経終末を興奮させ、痛覚を感じる。これを動水力学説という。

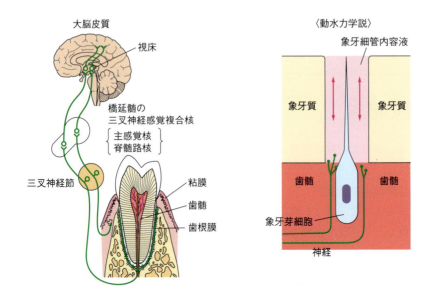

図2-4-2 歯の感覚と象牙質の感覚

（2）口腔粘膜の感覚

● 感覚点の分布密度は皮膚よりも高く、口腔前方部は後方部よりも高い。
● 2点識別閾でみると、舌尖が最も敏感であり、頰粘膜が最も鈍感である。
● 第二大臼歯付近部から口角にかけての頰粘膜にはほとんど痛覚を感じないところがあり、この部位を**キーゾウ領域（キーゾウの無痛域）** という。
● 口腔粘膜の主な感覚を以下に示す。
　①温覚と冷覚：食物の温度を感知する。
　②触（圧）覚：食物の硬さや大きさを感知する。
　③痛覚：粘膜への機械的刺激、温度刺激、化学刺激などにより痛覚を生じる。
　④味覚：味覚の感覚受容器は味蕾であり、舌だけでなく軟口蓋などにも分布している。
　⑤渇きの感覚：口腔は渇きを感じる。
　⑥空間覚：物の性状（形、大きさ、粗造感など）を感じる。

（3）口腔感覚の神経支配

● 味覚以外はほとんどが**三叉神経支配**である（p.110〔1〕三叉神経を参照）。
　①三叉神経
　　三叉神経第2枝（上顎神経）：上唇、上顎歯、上顎歯肉、口蓋の一般感覚
　　三叉神経第3枝（下顎神経）：頰、側頭部、下唇、下顎歯、下顎歯肉、咀嚼筋、舌前方2/3、顎関節の一般感覚
　②舌咽神経：咽頭、扁桃、舌後方1/3の一般感覚と味覚
　③迷走神経：喉頭部の一般感覚と味覚
　④顔面神経：舌前方2/3の味覚

（4）味覚

●舌乳頭や口腔粘膜には味蕾があり、この中に味を感じる受容器として味細胞が存在している（味覚器と味覚については p.80 も参照）。

●この部分に唾液に溶けた味物質が接すると味覚が生じる。なお、味細胞の寿命は 7 ～ 10 日と言われる。

A．味覚の意義

①食欲の増進と精神的満足、②摂取食物の危険度の判別、③唾液の分泌調整、④胃液など消化液の分泌促進、⑤栄養や体液の恒常性の維持

B．5つの基本味

①酸味：H^+、同じ pH では有機酸のほうが強い酸味を呈する。

②甘味：CH_2OH 基（糖やアルコール）、OH 基、Be^{++}、ペプチド、タンパク質などにより生じる。

③塩味：Na^+ など無機塩類の陽イオン、陰イオンが Cl^- であるとき塩味を一番強く感じる。

④苦味：アルカロイド、無機塩類の陰イオン、配糖体、アミノ酸、ペプチドなどから生じる。

⑤うま味：グルタミン酸などのアミノ酸、イノシン酸などの核酸関連物質により生じる。

C．舌の部位による味覚感受性の相違

●以前は舌の先端部では甘味を、舌根部では苦味を感じるなど味覚の舌受容野が味覚地図として一般的に知られていた。しかし、近年のヒトのうま味を除いた4つの基本味に対する閾値の測定実験結果により、味覚感受性は舌の各部位によって顕著な差はみられないことや、各味覚受容体が舌の全領域にわたって存在することから、「舌には明確な味覚地図がない」ということになっている。なお、うま味については舌後方葉状乳頭で特異的に鋭敏であると言われている。

D．味覚異常の要因

①加齢による生理的変化に伴う味覚の低下、②亜鉛の欠乏、③発熱、④内分泌系の機能異常、⑤精神的、心理的要因、⑥薬剤の副作用、⑦消化機能の病的変化、⑧嗅覚の障害、⑨味盲、⑩義歯の装着など。

2) 嚥下、吸啜、顎反射、嘔吐

（1）嚥下と吸啜運動

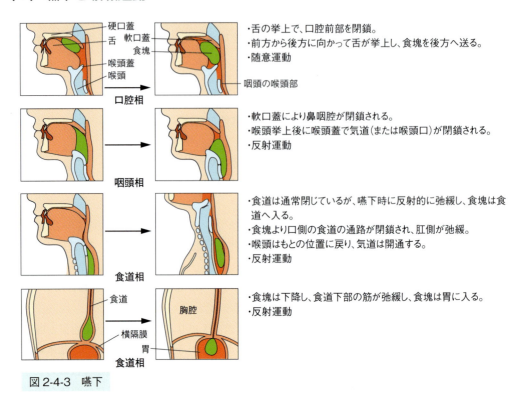

図 2-4-3　嚥下

- ●嚥下　図 2-4-3
  - ・第1相（口腔相）：食物が口腔から咽頭に送られるまでをいい、運動を意識的に調節できる随意相である。
  - ・第2相（咽頭相）：食物が咽頭から食道に達するまでをいい、意識的には調節できない反射運動である。この反射を嚥下反射という。
  - ・第3相（食道相）：食物が食道を通って胃に達するまでをいい、食道の蠕動運動により輸送される。
- ●乳児型嚥下と成熟型嚥下　図 2-4-4
  - ・嚥下には乳児型嚥下と成熟型嚥下とがあり、乳児型嚥下は哺乳に関連する嚥下である。
- ●乳児型嚥下の特徴
  - ・上下顎の歯槽堤間に舌が介在する。
  - ・下顎は表情筋と上下顎間に介在する舌の動きによって固定される。
  - ・上下口唇と舌の知覚神経の連携によって嚥下過程は制御される。
- ●成熟型嚥下の特徴　図 2-4-5
  - ・上下顎歯が咬合する。
  - ・嚥下時には、下顎は閉口筋による下顎挙上により固定される。
  - ・舌尖は口蓋に接し、上顎切歯の上後方に位置する。

- ・口唇や表情筋の収縮はほとんどみられない（嚥下と呼吸の協調が進むことによって、健常成人のパターンに近づく）。
- ●乳児型嚥下から成熟型嚥下への移行
  - ・歯の萌出から始まる。7～8カ月頃。
  - ・12～15カ月で成熟型嚥下のほとんどの特徴を会得する。
- ●移行のための因子
  - ・神経筋単位の成熟（三叉神経支配筋群によって嚥下時の下顎固定、顔面神経支配筋群によって繊細で複雑な会話、表情機能の習得などが進む）
  - ・直立した頭部の姿勢位に伴う下顎への重力のかかる方向性の変化
  - ・咀嚼の本能的欲求
  - ・きめ細かな食物摂取の必要性
  - ・乳歯列の発育

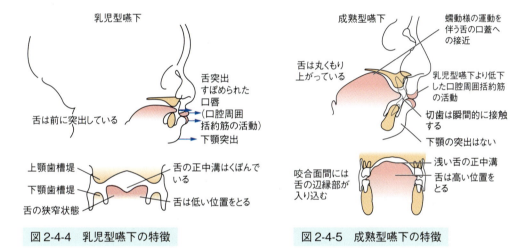

図2-4-4　乳児型嚥下の特徴　　図2-4-5　成熟型嚥下の特徴

(Graber T.M.：Orthodontics principles and practice. W.B.SANDERS, 1966 より引用改変)

● 吸啜運動　図2-4-6

乳首を口蓋部に押しつけ、口唇、舌、頰、上顎歯槽堤部で取り囲み、その後に舌の波状運動が起こると、囲まれた空間の容積が変化し、陰圧となるため乳汁が口腔内へと圧出する。その後、口腔内に乳汁がたまると嚥下反射が起こり、食道へと送られる。

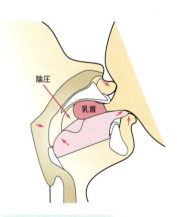

図2-4-6　吸啜運動

(山田好秋：よくわかる摂食・嚥下のしくみ．医歯薬出版，東京，1999年より引用改変)

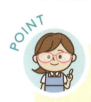

POINT

摂食嚥下運動では、食物の移動に合わせて、認知期（先行期）、準備期（咀嚼期）、口腔期、咽頭期、食道期の5期に分類している。5期のうち口腔期以降の3期を嚥下の3期という。

（2）顎反射

●顎反射

口腔内、口唇の粘膜、歯および顔面の皮膚に加わった触（圧）・痛などの刺激、あるいは下顎に加わった力によってさまざまな顎反射が誘発される。

その反射効果により、閉口反射（下顎張反射、歯根膜咬筋反射、口腔粘膜刺激による閉口反射）と開口反射に大別される。

・下顎張反射：下顎が急激に下がると閉口筋が収縮して起こる反射（図 2-4-7）。
・歯根膜咬筋反射：弱い嚙みしめ中に、前歯の歯根膜を刺激すると咬筋が収縮する反射（図 2-4-8）。
・口腔粘膜刺激による閉口反射：舌根部や口蓋粘膜に軽い触刺激を与えると反射的に緩やかな閉口が起こる反射。
・開口反射：三叉神経（第2枝または第3枝）支配領域（特に口腔周辺）への侵害刺激、強い機械刺激によって急激な開口運動が引き起こされる反射。

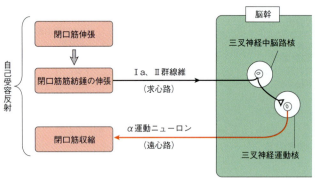

図 2-4-7　下顎張反射の反射経路

下顎張反射は、刺激が加えられた閉口筋に反射効果（収縮）が誘発される単シナプス性の「自己受容反射」である。
誘発刺激：閉口筋の伸張
受容器：閉口筋筋紡錘
求心性神経：Ⅰa群（筋紡錘一次終末）線維、Ⅱ群（筋紡錘二次終末）線維
反射中枢：脳幹（三叉神経中脳路核、三叉神経運動核）
遠心性神経：閉口筋支配のα運動ニューロン
反射効果：閉口筋収縮
反射の意義：下顎の位置調節、下顎安静位の形成に関与

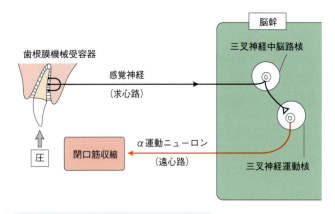

図 2-4-8　歯根膜咬筋反射の反射経路

歯根膜咬筋反射（一過性）は単シナプス反射である。
誘発刺激：咬合圧など、歯への機械的刺激
受容器：歯根膜機械受容器
求心性神経：三叉神経中脳路核に細胞体をもつ歯根膜機械受容器支配の感覚神経
反射中枢：脳幹（三叉神経中脳路核、三叉神経運動核）
遠心性神経：閉口筋支配のα運動ニューロン
反射効果：閉口筋収縮
反射の意義：咀嚼筋の咬合力調節

（図2-4-7、図2-4-8とも塩澤光一 著，奥村 敏 監修：スタディ生理学・口腔生理学 第3版．永末書店，2018 より引用改変）

（3）嘔吐

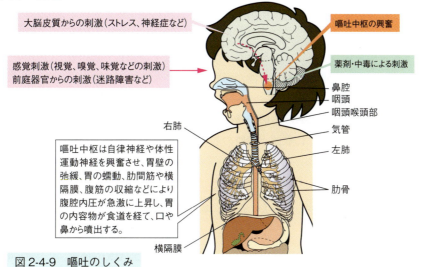

図2-4-9　嘔吐のしくみ

①嘔吐中枢の興奮
　・大脳皮質からの刺激が伝わる（ストレス、神経症、薬剤、中毒などによる刺激）。
②嘔吐中枢から脊髄への興奮の伝達。
③末梢の器官の興奮
　・胃壁の弛緩、胃の蠕動、横隔膜、肋間筋、腹筋の収縮
④胃の内容物の逆流
　・胃の内容物が食道を経て口や鼻から噴出する。

3）構音、発声

- 構音

　構音とは構音器官を操作することによって、母音や子音を出す行動のことである。
　言葉の明瞭度は、口唇、舌、軟口蓋など動的な構音器官の運動性および可動域と硬口蓋、歯槽部、歯など運動性のない静的な構音器官との位置関係によって決まる。

- 発声器官　図2-4-10
　・発声器官は声帯であるが、声帯の機能を調節する喉頭部（喉頭軟骨、喉頭筋）も広義の発声器官である。
　・言語は発声器官によってつくられた原音が、構音器官（口腔、咽頭、口蓋、鼻腔、肺、気管など）によって共鳴、変調されつくられる。

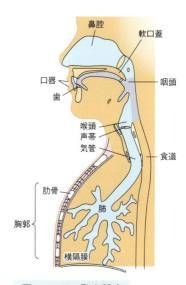

図2-4-10　発声器官

- 喉頭軟骨：輪状軟骨、披裂軟骨、甲状軟骨など。
- 声帯：甲状軟骨と披裂軟骨間に張られたヒダ。
- 喉頭筋：喉頭軟骨に付着して声門の広さおよび声門の緊張度を調節する。

● 発声のしくみ　図 2-4-11
- 気管支や気管からの空気は、声帯のあいだの声門裂を通過して咽頭道、口腔へと押し出される。このとき声帯が振動し音波が形成される。ヒトの声は強弱、高さの範囲が非常に広いことが知られている。
- これらに関与する声帯における因子は、気流の強さ、声帯の張力、声帯の形、幅であり、これが基音となる。それに喉頭、口腔の形の調節が加わり音色となる。

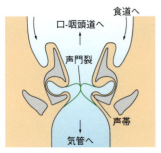

1. 声門が狭まった状態
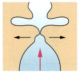
2. 気管方向から空気が上がり声門が広がり始めた状態

3. 空気が中央部に移行した状態

4. 空気が喉頭道に出る直前

図 2-4-11　喉頭（断面）と声帯の動き
（A・デスポプロス他著，佐久間康夫訳：カラー図解よくわかる生理学の基礎．メディカル・サイエンス・インターナショナル，東京，2005 より引用改変）

（西村　康、長谷則子）

5 歯と歯周組織の機能

1）歯髄の機能

- 歯髄は象牙質に囲まれており、その境界部に象牙芽細胞が存在する（p.127 図2-2-31）。
- 歯髄の機能は以下のとおりである。
  ①象牙芽細胞を養い、象牙芽細胞による（第一）象牙質、第二象牙質、第三象牙質（修復象牙質）、透明象牙質の形成を助ける。これらの硬組織の形成によって、う蝕などの細菌感染や咬耗などの機械刺激、化学的刺激から歯髄は保護される（p.125 図2-2-28）。
  ②歯髄の神経は象牙芽細胞や象牙細管中のトームス線維の周囲に分布し、痛覚の伝達をする。歯痛は歯から発せられる警告である（p.127 図2-2-31、p.132 図2-4-2）。
  ③リンパ球などの免疫細胞が存在し、う蝕などで侵入した細菌の感染防御などの免疫に関与する。

> 歯髄は、すべての刺激を痛みとして感じる珍しい組織であり、触圧覚はない。歯をたたいたときの感覚や「咬みごたえ」は歯髄ではなく歯根膜中の感覚神経で感じている。

2）歯周組織の機能

（1）歯根膜の機能

- 厚みが0.1～0.4 mmの強靱な結合組織であり、咬合圧を受け止めるクッションになる。
- コラーゲン線維よりなる歯根膜主線維はセメント質と歯槽骨との間を結び、歯槽に歯を固定する（p.126 図2-2-29、p.127 図2-2-32）。
- 血管と神経が分布する。神経は触圧覚や痛覚を伝える。
- リンパ球などの免疫細胞が存在し、歯周炎などで侵入する細菌の感染防御などの免疫に関与する。
- セメント質をつくるセメント芽細胞、コラーゲン線維をつくる線維芽細胞、歯槽骨をつくる骨芽細胞や歯を吸収する破歯細胞、歯槽骨を吸収する破骨細胞が存在しており、これらを養っている。

（2）歯肉、歯槽骨、セメント質の機能

- 歯肉は歯頸部で歯に付着し、歯根や歯根膜を口腔環境から隔絶させ保護している。歯肉溝が形成される（p.127 図2-2-32）。
- 歯肉は、唾液、食物の流れを円滑にする。
- 歯肉には、血管と神経が分布する。
- 歯槽骨は、歯を入れる骨のくぼみを提供する。

- 歯槽骨は、歯根膜主線維が侵入する束状骨を形成し、歯槽に歯を固定する（p.122 図2-2-19、p.127 図2-2-32）。
- セメント質は、歯根膜主線維が侵入し、歯槽に歯を固定する（p.126 図2-2-29）。

（3）唾液の作用

- 消化作用：唾液アミラーゼは消化酵素でありデンプンを分解する。
- 潤滑作用（円滑作用）：食物をしめらせて食塊の形成を助ける。また、粘膜表面をなめらかにし、嚥下や発音機能を円滑にする。
- 保護作用：唾液中のムチンは粘膜の表面に付着するので、粘膜の乾燥を防ぎ、化学物質の刺激から粘膜を保護する。
- 緩衝作用：唾液はそのpHをほぼ中性に保つ。
- 抗脱灰作用：唾液中のムチンなどのタンパク質はエナメル質に吸着して獲得被膜（ペリクル）を形成し、エナメル質の脱灰（歯のカルシウムが唾液に溶け出すこと）を防ぐ。また、唾液の緩衝作用により、細菌が産生した酸（pHの値を小さくする）を中和し、脱灰を防ぐ（図2-5-1）。
- 洗浄作用：歯や粘膜に付着した食物残渣、細菌などを洗い流す。
- 味覚発現作用：乾燥した食物は唾液に溶解し味覚を生じる。
- 抗菌作用：細菌の増殖を抑制または殺菌する。これには、唾液中のリゾチーム、ペルオキシダーゼ（過酸化酵素）、ラクトフェリン、分泌型IgA（免疫グロブリンA）が働く。

（4）唾液と疾患

- 歯の表面に形成される獲得被膜（ペリクル）は歯を保護する反面、細菌が付着し繁殖する場となる。付着した細菌が食物残渣中の糖を利用して増殖し、歯に強く結合したものがプラークである。唾液や歯肉溝液中のカルシウムイオンが、このプラークにリン酸カルシウムなどとして沈着し歯石となる。
- 脱灰されたエナメル質が白濁して見えることがある。唾液中のカルシウムイオンCa^{2+}は、エナメル質中のCa^{2+}が唾液中に溶け出すのを防いだり、歯の萌出後のエナメル質の石灰化を進める。また、初期のう蝕部位（脱灰部位）を再石灰化する。唾液中には微量のフッ素が存在するが、フッ素がエナメル質表層に取り込まれるとフルオロアパタイト（$Ca_{10}(PO_4)_6F_2$）が形成され、エナメル質の耐酸性が高まる。フッ化物溶液の塗布、洗口、歯磨剤への配合は、この耐酸性の向上を促すと期待される（図2-5-1）。

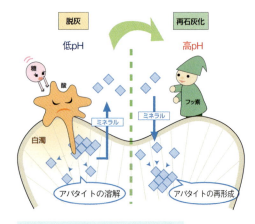

図2-5-1　歯の脱灰と再石灰化

（吉田　篤）

6 口腔と顎顔面の発生と加齢

1) 鰓弓（咽頭弓）の発生

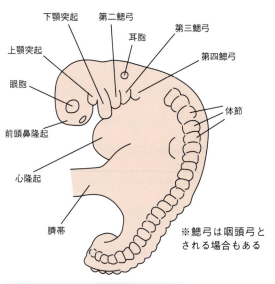
A. 発生4〜5週のヒト胚子

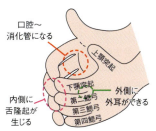
B. 鰓弓のイメージ

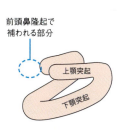
C. 上顎突起と下顎突起の構造

図 2-6-1　鰓弓（咽頭弓）の発生

- 鰓弓とは、発生4〜5週のヒト胚子・頭頸部に生じる6対の突起構造をいい、前方から順に第一〜第六鰓弓（咽頭弓）と呼ぶ（図2-6-1A）。ただし、ヒトでは第五、第六鰓弓が退化してほとんどなくなっている。
- 第一鰓弓は顎になるので顎弓ともいい、つけ根から二分して上顎突起と下顎突起になる。この様子は両手を使ってカゴのような形をつくると理解しやすい（図2-6-1B）。指で囲まれた部分が後の口腔〜消化管になる。人差し指は下顎突起で下顎になる。親指は上顎突起で、前方へと伸びていくが、先端の長さが足りないので、前頭鼻隆起（額から鼻をつくる部分）で不足部分をつなぐ（図2-6-1C）。この部分を顎間突起といい、人中（鼻の下の2本の隆起線ではさまれる部位）と一次口蓋部分（切歯骨）になる。
- 第二鰓弓は舌骨になるので舌骨弓ともいう。
- 第三〜第六鰓弓は魚類では鰓になるが、ヒトでは鰓弓間の内側の凹み部分（鰓嚢）が器官の原基となり、移動して胸腺や上皮小体などになる。これら鰓弓由来の器官を鰓弓器官という。
- 舌は第一〜第三鰓弓の内側正中部に現れる舌隆起に由来する（図2-6-1B）。舌の前方2/3が第一鰓弓由来、残り1/3が第3鰓弓由来である。第二鰓弓は後退して舌骨になるので舌の発生には途中から関与しなくなる。
- 発生途中の舌に生じる舌盲孔という部位から甲状腺がつくられる。
- 内耳は耳胞からつくられるが、外耳は第一鰓弓と第二鰓弓の外側の凹み（鰓溝）の基部付近からつくられる（図2-6-1B）。

2）口腔の発生

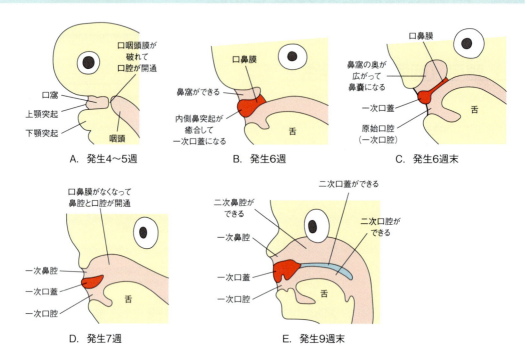

図 2-6-2　口腔の発生　　いずれも正中断面。鼻中隔、脳室、副鼻腔、気道などは省略し、各部の位置関係を理解しやすくするため眼球を模式的に入れている。

- 口腔の発生も発生4〜5週から始まる。この時期は上下顎が上顎突起と下顎突起の段階であるが、4つの突起に囲まれた領域にできる凹みを口窩といい、これが口腔の始まりである（図2-6-2A）。
- 口窩と腸管は体の前端と後端から陥入してきた管同士であって、発生4週では、口咽頭膜によってへだてられている。これが、徐々に破れはじめて5週末までには消失するので、口窩と腸管が交通するようになる（＝開通する）。開通後は、原始口腔または一次口腔という（図2-6-2A）。
- 6週になると上顎が顎間突起によって補われて前方でつながるが、同時に鼻の原基もできて、右と左に1つずつ鼻窩という凹みができる（図2-6-2B）。
- 鼻窩は内部で広がって鼻嚢という将来の鼻腔に近いかたちができていく（図2-6-2C）。この鼻嚢の底部にある口鼻膜が次第に薄くなってきて破れると口腔と開通する。開通した鼻腔を原始鼻腔または一次鼻腔という（図2-6-2D）。
- 口鼻膜は前方部分が残り、人中と一次口蓋になる（図2-6-2D）。一次口蓋は切歯骨とも呼ばれ、上顎左右側の中切歯と側切歯が植立する部位である。
- カエルやトカゲなどは一次口蓋のみをもつ動物であるが、哺乳類では二次口蓋という大きな隔壁ができて、鼻腔と口腔の連絡がずっと後方の咽頭部のみとなる（図2-6-2E）。これにより口腔と鼻腔が大きく分けられるので、哺乳時の吸引や呼吸、咀嚼時の呼吸が可能になる。二次口蓋によって新たにできた腔所を二次鼻腔と二次口腔という。鼻腔とは一次鼻腔と二次鼻腔が、口腔とは一次口腔と二次口腔が一体となった腔所なのである。

3）顎顔面の発生

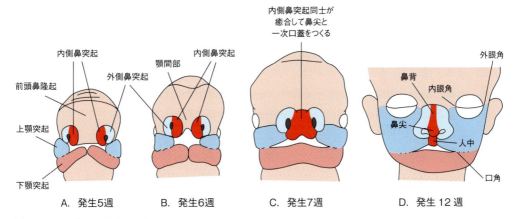

図2-6-3　顎顔面の発生

- 発生5週のヒト胚子では、下顎のすぐ上に前頭鼻隆起と内側・外側鼻突起がある。鼻が顔面の多くを占めているが、左右に大きく分離している。下顎はほぼできあがっているが、上顎は未発達で左右に分離している（図2-6-3A）。
- 6～7週になると左右の内側・外側鼻突起が正中に寄ってきて鼻らしくなってくる。上顎の中央部（顎間部）に配置して、上顎の一部となる。（図2-6-3B、C）。内部では口腔と鼻腔が開通し、一次口蓋ができた段階である。
- この後、顔面全体の発生と成長が進み、相対的に鼻が小さくなって、顎顔面部がほぼ完成する（図2-6-3D）。内部では二次口蓋ができた段階である。
- このように顎顔面は前頭鼻隆起、上顎突起、下顎突起に由来するので、顔面は2つの線（内眼角と外眼角を結ぶ線と左右の口角を結ぶ線）で区分けることができる（図2-6-3D）。この区分は三叉神経の3枝（眼神経、上顎神経、下顎神経）の支配区分と一致する。

器官形成期

ヒトの発生第3～8週（＝妊娠第5～10週）は胚子期といい、体中のさまざまな器官が一斉にできる器官形成期にあたる。母体に過度の飲酒や喫煙、特定の薬物投与などがあると、胚子に先天異常や成長障害をもたらす時期でもある。主な発生事象は下記のとおり。

第4週：肢芽の発生開始、心臓拍動の開始
第4～5週：鰓弓の発生、口腔の発生（口咽頭膜の消失）　　　｝胚子期
第6週：耳介、歯の発生（歯堤の出現）　　　　　　　　　　　　（器官形成期）
第7週：垂直位の口蓋突起（二次口蓋の形成開始）
第8週：歯胚の出現、水平位の口蓋突起

第12週：口蓋突起の正中癒合（二次口蓋の完成）　　胎児期

4）舌の発生

- 口腔・咽頭は鰓弓によってつくられているが、その内面にできる隆起が舌になる。
- 第一鰓弓の下顎突起の隆起が舌体、第三鰓弓の隆起が舌根になる（図2-6-4A）。ただし、内部の舌筋（外舌筋と内舌筋）は後頭体節から細胞が移入してきて形成される。
- 第二鰓弓は、動物によっては、舌の中心に位置する中舌骨になるが、ヒトや哺乳類ではのど元にある舌骨になっているため、舌の構成成分からは除外される。
- 第四鰓弓は、舌根の後につづく喉頭蓋や喉頭口の部分になる。
- このように舌は複数の部位からなるため、それぞれの支配神経も異なる（図2-6-4B）。

A. 鰓弓の内面

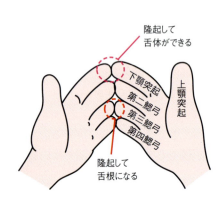

B. 舌の由来と神経支配

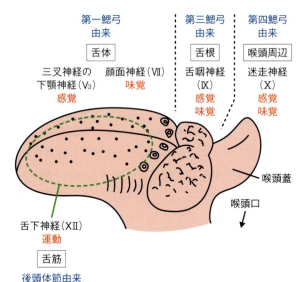

図2-6-4　二次口蓋の発生

5）二次口蓋の発生

- **垂直位の二次口蓋**とは、発生7週のヒト胚子の口咽頭部に下垂してくる板状の構造（口蓋突起）をいう（図2-6-5A）。第一鰓弓の上顎突起に由来する。
- **水平位の二次口蓋**とは、発生8週になり口蓋突起が水平になった状態をいう。鼻腔と口腔の境界面に配置する（図2-6-5B）。
- 水平位の二次口蓋は、前方では一次口蓋と癒合し、左右の癒合が前から後ろへと進む。また、上方では鼻腔を左右に分ける鼻中隔の下端と癒合する。この癒合部位を**口蓋突起癒合部**という。こうして、発生12週までに一次口蓋と2枚の二次口蓋が癒合して1枚の口蓋になる（図2-6-5C）。

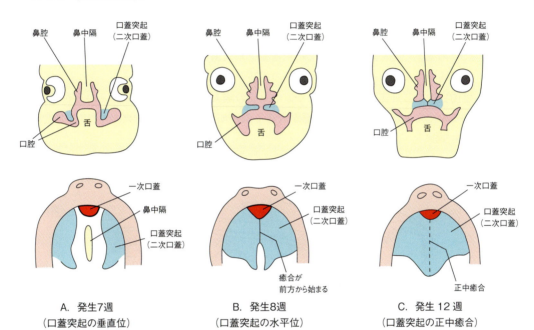

図2-6-5　二次口蓋の発生　　上段は眼球位置での前頭断。下段は口腔側からみた口蓋のかたち。

上顎の発生異常

上顎は左右の上顎突起と顎間突起、口蓋は一次口蓋と左右の二次口蓋が癒合してできる。これらの癒合はタイミングや位置が少しずれるとうまくいかず、唇裂、顎裂、口蓋裂などの異常となる。いわば口腔に亀裂が入っているため、母乳を吸うことに支障があり、将来の審美的な理由もあって、早期の治療が必要になるのである。

6）歯堤と歯胚の出現

- 歯の発生は発生6週の歯堤の形成に始まる。歯堤は上顎および下顎の口腔上皮が内部に落ち込むようにして（＝陥入して）形成される馬蹄型の構造で、将来の歯列のかたちとほぼ一致する。
- この歯堤の先が一定間隔でふくらんでできるのが歯胚である。歯胚は歯の原基であり、歯の数だけ歯の生える場所に現れる（図2-6-6A）。
- 歯胚の外観はほぼ球形であるが、上半分はエナメル質をつくるためのエナメル器、下半分は象牙質をつくるための歯乳頭という組織になっている。
- 鐘状期初期の歯胚では、内部の形が将来の歯の形になってきて、咬頭の数、位置、大きさなどがわかるようになる（図2-6-6B、C）。
- 乳歯歯胚の付いている歯堤は途中で分岐して、新たな歯堤をつくる。分岐点までの歯堤を総歯堤といい、分枝をそれぞれ乳歯堤、永久歯堤という（図2-6-6A）。永久歯堤の先が一定間隔でふくらんできて、永久歯の歯胚ができる。
- 歯堤の少し外側にも歯堤とよく似た上皮の陥入がみられる。唇溝堤というが、歯堤とちがってふくらんだりはせず、陥入部が大きく裂けて溝のような構造になり、口腔前庭になる（図2-6-6A）。

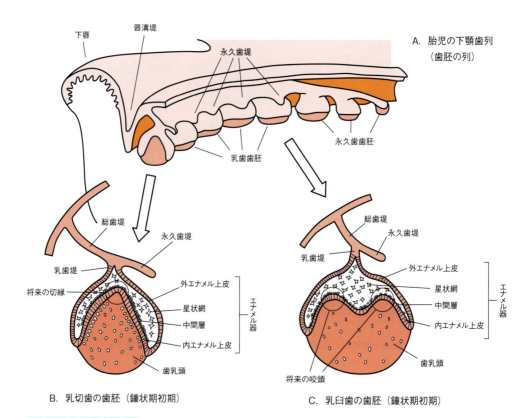

図 2-6-6　歯の発生

7）歯冠形成期

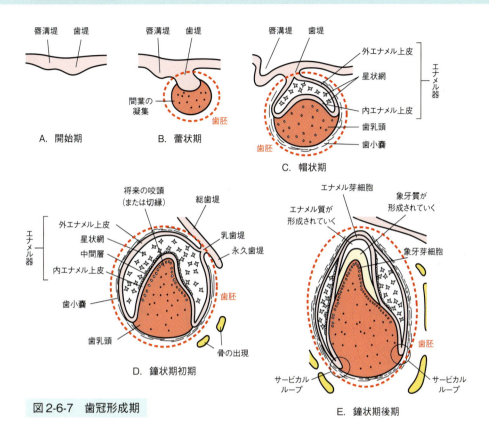

図2-6-7　歯冠形成期

- 歯冠形成期とは歯胚発生の前半で、発生6週から始まり、歯冠が完成するまでの時期をいう（図2-6-7）。
- 開始期：口腔上皮が陥入し始める最初の段階をいう。上皮が肥厚するので、肥厚期ともいう（図2-6-7A）。歯胚はまだみられない。
- 蕾状期：陥入した上皮の先に間葉（未分化な結合組織）の細胞が集まり始める。これが歯胚のはじまりであり、この段階の歯胚を蕾状期歯胚または歯蕾という（図2-6-7B）。
- 帽状期：上皮部分が大きくなってエナメル器となる。間葉部分は歯乳頭となる。エナメル器と歯乳頭はほぼ半球ずつを占める。子供が帽子をかぶっているようにみえるので帽状期歯胚という。エナメル器の中では内エナメル上皮、星状網、外エナメル上皮の3つの細胞がみられるようになる。また、歯小嚢という結合組織性の構造が歯胚を包むように現れて、歯胚の内外を分けるようになる（図2-6-7C）。
- 鐘状期初期：エナメル器が吊り鐘のような形になり、将来の歯の形がわかるようになる。エナメル器には、帽状期でみられた3つの細胞に加えて中間層細胞が現れる。吊り鐘のてっぺんにあたる部分が将来の咬頭でここに近い細胞ほど分化が進んでいる（図2-6-7D）。
- 鐘状期後期：吊り鐘のてっぺんにあたる部分から象牙質とエナメル質の形成が始まる。徐々に全体に広がっていき、歯冠のほとんどすべてをつくるまで続く。乳歯で数カ月から数年、永久歯だと6～10年以上にも及ぶ（図2-6-7E）。なお、外エナメル上皮と内エナメル上

皮の折り返し部分を**サービカルループ**という。続く歯根形成期ではここから歯根形成が始まる。

8）歯根形成期（歯の萌出）

●歯根形成期とは、歯胚発生の後半で、歯根をつくりつつ、萌出する時期をいう（図2-6-8）。萌出した分だけ歯根をつくるスペースが生まれるので萌出と歯根形成が同時に行われるのである。

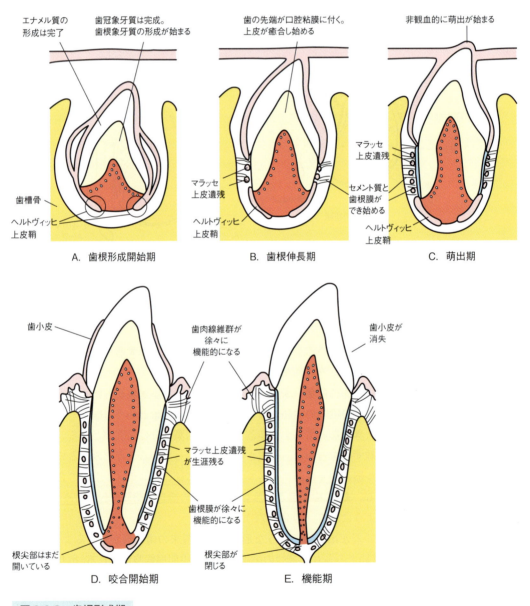

図 2-6-8　歯根形成期

- ●歯根形成開始期：歯根形成の始まりはサービカルループの部分が伸び始めることである。この伸長部位が歯根形成の場であり、ヘルトヴィッヒ上皮鞘という（図2-6-8A）。
- ●歯根伸長期：ヘルトヴィッヒ上皮鞘が伸び続けて歯根のかたちができ始める。歯頸部付近の上皮鞘は断裂し始めるが、これによって歯根膜線維やセメント質をつくるための細胞が通過できるようになり、歯根表面にやってくる。この断裂した上皮は歯根膜に生涯残ることが知られており、マラッセ上皮遺残という（図2-6-8B）。歯胚全体は徐々にせり上がり始め、ついには咬頭付近を覆っている上皮が口腔上皮と接触する。
- ●萌出期：歯胚の先端が表に出る（図2-6-8C）。これを萌出という。口腔上皮と歯胚上皮が先に癒合しているので、非観血（出血がない）的に萌出する。
- ●咬合開始期：萌出と歯根形成が進んで歯冠のほとんどが表出すると、歯冠の先端で咬合が始まる（図2-6-8D）。咬合圧がかかるようになるのに適応して、歯根膜や歯肉の線維群の密度が増し、走行の向きも急速に変化し始める。
- ●機能期：咬合圧への適応が終わり、歯根象牙質やセメント質の形成も終わって歯が完成する（図2-6-8E）。根尖孔が閉じるが、血管と神経が連絡する細い穴が残り、歯髄との連絡路となる。

9）歯の交換

- ●歯の交換とは、先行歯が脱落して、代生歯が萌出してくることをいう。ヒトでは6歳ごろから歯の交換が始まり、すべての乳歯が脱落して、永久歯に生え替わる（図2-6-9）。
- ●乳歯の脱落：永久歯の歯胚は、乳歯の舌側もしくは下方に配置した状態で大きくなる。永久歯が大きくなってくると、乳歯は歯根の根尖付近から破歯細胞によって吸収されはじめ、歯頸部付近まで吸収されると、動揺するようになり、やがて脱落する。
- ●永久歯の萌出：乳歯の歯根吸収に伴って、永久歯が徐々にせり上がってくる。前歯群の場合は歯槽骨の舌側に開いた骨の腔所（歯導管：代生歯の萌出経路となる歯槽骨の腔所）から萌出する（図2-6-9）。後歯群の場合は、先行歯が脱落したあとの穴を通路にして萌出してくる。
- ●第一～第三大臼歯の萌出：先行歯がないので、単純に萌出するのみである。つまり、歯の交換はない。このような歯を加生歯という。第一大臼歯を6歳臼歯、第二大臼歯を12歳臼歯といい、第一大臼歯の萌出が歯の交換期の始まり、第二大臼歯の萌出が交換期の終わりの目安となる。

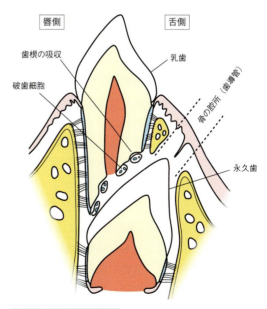

図2-6-9　歯の交換

10) 歯の加齢変化

- 歯の加齢変化とは、完成した歯や咬合状態が年齢とともに病的、生理的に変化することをいう。咬耗やう蝕などによる歯質の変化とそれに対する生理的反応を指す（図2-6-10）。

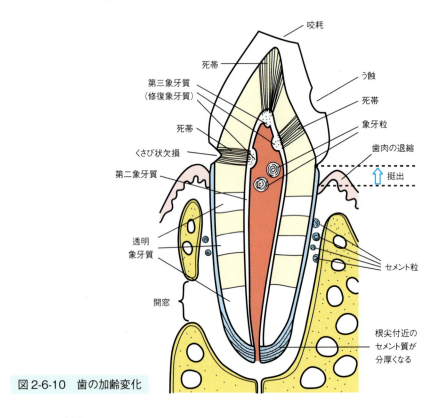

図2-6-10 歯の加齢変化

- 咬耗など：歯は硬い物を食べるために次第にすり減ってくる。先端付近のすり減りを**咬耗**、全体のすり減りを**摩耗**、歯ブラシなどによる歯頸部付近のすり減りをくさび状欠損という。このほかう蝕によっても歯質が失われる。
- **死帯**：咬耗やう蝕の下に現れる黒ずんだ象牙質を死帯という。死帯は変性した象牙質で、その直下の歯髄では炎症が起こっている（p.125参照）。
- **原生象牙質**：最初につくられた象牙質をいう。**第一象牙質**ともいう。
- **第二象牙質**：原生象牙質の歯髄側に追加される象牙質。歯髄の最表層には原生象牙質をつくった細胞（象牙芽細胞という）が生き残っていて、歯の完成後もゆっくりとではあるが象牙質形成を継続するからである。第二象牙質は、歯冠・歯根を問わず均等に生じる。
- **第三象牙質**：う蝕や摩耗などで歯質が部分的に失われたときにつくられる象牙質。**修復象牙質**ともいう。第二象牙質と同じく歯髄の最表層部で行われる追加の象牙質形成であるが、第二象牙質よりも組織構造が不規則で局所的に生じるのが特徴である。
- **透明象牙質**：高齢になると現れる透明な歯根象牙質。本来、象牙質には中空の細管（象牙細管という）がびっしりと走っているが、この細管が追加の象牙質で埋められてしまうために透明化する。補強のための加齢変化であり、高齢者の健康な歯にしばしばみられる。

- 挺出：咬耗が進むと対合歯との噛み合わせが悪くなる。そこで、咬耗で減ったぶん、歯がせり上がって噛み合わせを維持する仕組みがある。このせり上がりを挺出という。実際には根尖付近で追加のセメント質がつくられることで、いわば下駄を履くようになって、歯が挺出されるのである。このため高齢者の健康な歯では挺出があり、歯頸部付近の歯根が露出しており、根尖部付近に厚いセメント質がみられるのである。
- そのほか、歯髄の中に象牙粒、歯根膜の中にセメント粒という石灰化構造が現れることがある。腎臓や尿路に現れる結石は炭酸カルシウムであるが、象牙粒、セメント粒は歯質と同じくリン酸カルシウムであることが多い。また、歯肉や歯槽骨が退縮し、歯槽骨の側面が薄くなって穴が開く（開窓〈フェネストレーション〉）こともある。

11) 口腔の加齢変化

- 下顎骨：歯を失うと歯槽部の骨が吸収される。多数歯欠損になると骨の高さが極端に低い無歯顎になり、筋の付着部なども小さくなり、神経や脈管の分枝もかなり消失する。
- 上顎骨：歯を失うと歯槽突起の骨が吸収される。このため、口蓋突起との段差もほとんどなくなり、上顎洞と口腔の距離も近くなる。また、切歯管や大口蓋管の開口部が浅くなるため、義歯装着時の疼痛を起こしやすくなる。
- 顔貌：上顎骨と下顎骨の加齢によって、顔貌も変わる。上顎の陥凹が大きいため、下顎前突のようになる。また、頬周辺の陥凹によって鼻翼の付着部が後退して「かぎ鼻」のようになりやすい。
- 顎関節：歯が喪失すると下顎頭が小さくなり、下顎窩や関節結節が平坦化する。
- 口腔粘膜：重層扁平上皮部分が薄くなって擦過しやすくなる。また、粘膜下組織が萎縮して柔軟性が下がる。
- 唾液腺：加齢に伴って腺細胞が減少し、唾液の分泌量が減る。
- 筋：咀嚼筋の衰えによって咀嚼機能が減退する。咽頭収縮筋の衰えによって、嚥下時に食片が咽頭に残りやすくなる。舌の動きが鈍くなり、喉頭蓋の開閉に遅延が起こりやすくなり、誤嚥しやすくなる。また、滑舌も悪くなる。

（田畑　純）

第 3 章

疾病の成り立ちと回復過程の促進

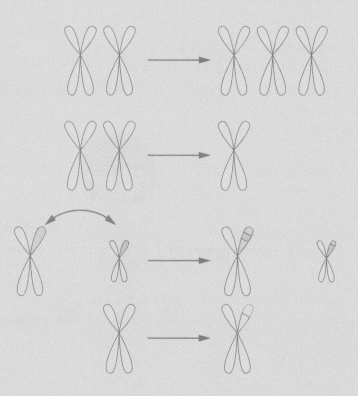

第3章　疾病の成り立ちと回復過程の促進

1　病気の原因（病因）

- **病因**：病気にはさまざまな原因がある。病気の原因を病因という。病因には内因と外因があり、多くの病気は内因と外因の組み合せによって起こる。

> **POINT　病因の分類**
>
> A．内因
> 　　a．素因　b．遺伝性疾患　c．内分泌異常　d．免疫異常
> B．外因
> 　　a．物理的因子　b．化学的因子　c．生物的因子　d．栄養障害

1）内因

- **内因とは、生体の内部に存在する病気にかかりやすい身体的性状**をいう。

（1）素因

- 素因とは、各個人が共通にもっている内因のことをいう。
- **人種素因**：日本人や欧米人、白色人種や有色人種などでかかりやすい病気がある。日本人は欧米人に比べ胃癌、肝癌が多い。また、白人は有色人種に比べ皮膚癌が多い。
- **年齢素因**（老化、加齢）：子どもや大人でかかりやすい病気に違いがみられる。
  幼小児期……水痘、麻疹などの感染症にかかりやすい。
  高齢者………動脈硬化症、高血圧症、糖尿病などの生活習慣病やがんになりやすい。

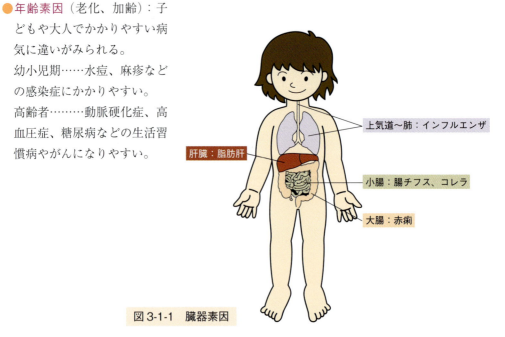

図3-1-1　臓器素因

154

●**臓器素因**：病気によっては特定の部位に病変を形成しやすい。病原体感染経路の特異性や、臓器による物質代謝の違いに関連する（図3-1-1）。

（2）遺伝

●遺伝とは、両親の形質が子孫に伝わる現象である。遺伝子の異常があると、しばしば特有の疾患が多く発症することが知られている。

（3）内分泌異常

●内分泌腺には、下垂体、甲状腺、副腎、膵臓ランゲルハンス島などがある。各ホルモンを産生する内分泌腺に異常が生じると、ホルモン分泌の過剰や低下が生じ、特徴的な症状を示す病気が発症する（表3-1-1）。

表3-1-1　主な内分泌異常と疾患

器官	ホルモン	機能亢進	機能低下
下垂体	成長ホルモン	巨人症	小人症
甲状腺	チロキシン	Basedow（バセドウ）病	クレチン症
副腎皮質	コルチゾル	クッシング症候群	Addison（アジソン）病
膵臓ランゲルハンス島	インスリン	低血糖症	糖尿病

（4）免疫異常

●免疫とは、本来「病気を免れる」という意味である。
過剰な免疫反応としてアレルギーが知られており、自己成分に対して免疫反応を起こすものとして自己免疫疾患が挙げられる。
●**アレルギー疾患**：花粉症、食物アレルギー、接触性皮膚炎（金属アレルギー）
●**自己免疫疾患**：全身性エリテマトーデス、関節リウマチ、Sjögren（シェーグレン）症候群

2）外因

●病因のうち、身体の外部を取り巻く環境が作用するものを外因という。

（1）物理的因子

●過剰な物理的諸因子により、細胞や組織を直接傷害する。
●**機械的傷害**：切傷、刺傷、挫傷、骨折など。
●**温度による変化**：熱傷や凍傷がある。
●**気圧の変化**：潜函病や高山病がある。
●**光線**：紫外線照射は皮膚炎や皮膚癌と関連がある。
●**放射線**：皮膚がんや造血障害、腸粘膜傷害などと関連がある。

（2）化学的因子

- 高濃度の化学物質は、細胞や組織を直接傷害したり、物質代謝障害を引き起こす。
- **強酸、強アルカリ**：組織の腐食や破壊をきたす。
- **重金属**：有機水銀や鉛は中枢神経系を障害する。
- **一酸化炭素**：赤血球のヘモグロビンと強く結合し、低酸素や無酸素状態を引き起こす。

（3）生物学的因子

- 生体に侵入した微生物は、さまざまな病気（感染症）を引き起こす。
- **ウイルス**：インフルエンザ、狂犬病、肝炎、エイズ（AIDS）、風疹、ヘルペスなど
- **細菌**：化膿性炎、結核、食中毒（サルモネラ）、破傷風など
- **スピロヘータ**：梅毒など
- **真菌**：カンジダ症、アスペルギルス症など
- **寄生虫**：マラリア、赤痢アメーバ、トキソプラズマ、アニサキスなど

（4）栄養障害

- 栄養素の欠乏や過剰摂取により、物質代謝障害をきたす。
  栄養失調症、栄養過多（肥満、糖尿病）
- **ビタミンの欠乏と疾患**：ビタミン欠乏はさまざまな疾患を引き起こす（表 3-1-2）。
- **無機塩類の欠乏と疾患**
  - ・カルシウム（Ca）、リン（P）：欠乏により骨や歯の形成不全が生じる。
  - ・鉄（Fe）：不足により鉄欠乏性貧血を生じる。

表 3-1-2　ビタミンの欠乏と疾患

欠乏ビタミンの種類	疾患
A	夜盲症
B_1	脚気（四肢麻痺）
B_2	口角炎、口唇炎
B_{12}	巨赤芽球性貧血
C	壊血病
D	くる病、骨軟化症

（岸野万伸）

2 疾患の病理と病態

1）先天異常

- 遺伝的要因によるものと、母体に対して作用した環境因子が関与する異常がある。
- 出生以前に病因が作用して起こる異常を先天異常という。

（1）遺伝性疾患

- 遺伝性疾患には、染色体異常によるものと、遺伝子の異常によるものとがある。
- 染色体異常：トリソミー、モノソミー、転座、欠失（図3-2-1）

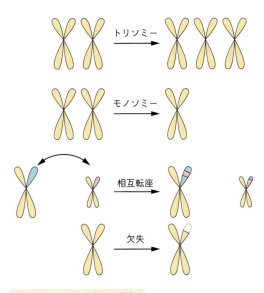

図3-2-1 染色体の異常

A．常染色体の異常による疾患
- Down（ダウン）症候群
  常染色体の21番目が3本存在する（21トリソミー）。高齢出産に比較的多い。特徴的な顔貌で、知的能力障害（知的発達症）や先天性心疾患がある。口腔領域では、巨大舌、巨大舌による下顎前突、歯の萌出遅延、口唇口蓋裂、歯の形成異常、および歯周病などがみられる。

B．性染色体の異常を伴うもの
- Turner（ターナー）症候群
  X染色体が1本少ない女性。第二次性徴に乏しく、子宮や卵巣の発育が悪い。
- Klinefelter（クラインフェルター）症候群
  X染色体が1本以上多い男性。精子形成不全、女性型乳房などを伴う。

第3章 疾病の成り立ちと回復過程の促進

C．遺伝性疾患

遺伝子の異常に基づく疾患である。

●**常染色体顕性（優性）遺伝**

常染色体上の遺伝子の異常により顕性遺伝をする疾患がある。家族性大腸ポリポージス、von Recklinghausen（フォン・レックリングハウゼン）病（神経線維腫症1型）などがある。

●**常染色体潜性（劣性）遺伝**

常染色体上の遺伝子の異常により潜性遺伝をする疾患がある。フェニルケトン尿症、Papillon-Lefèvre（パピヨン・ルフェーヴル）症候群（歯周病を伴う掌蹠角化症）などがある。

●**伴性遺伝**

X染色体上の遺伝子の異常に基づく疾患で、通常、男子のみに出現する。

・血友病：血液凝固因子の異常。

（2）奇形

●奇形とは胎児の発育中に生じた体や臓器の形態の異常をいう。大多数の奇形は胎生3カ月までの時期に発生する。

A．奇形の種類

●**単体奇形**：特定の部分に特有の形態異常がみられる（唇裂、口蓋裂、先天性胆道閉鎖症）。

●**重複奇形**：1個の受精卵の発育異常により複数になって生じる（シャム双生児、無心体）。

B．奇形の原因

●原因は多様で、特定の原因が不明のものが多い。

●遺伝的要因：染色体異常（Down〔ダウン〕症候群）など

●環境的要因：

・生物的因子：風疹ウイルス（心奇形、白内障、難聴）、スピロヘータ（先天梅毒）

・物理的因子：放射線（小頭症）、酸素欠乏（眼、脳や脊髄の障害）

・化学的因子：薬物（サリドマイド：四肢の奇形）

2）細胞・組織の傷害（退行性病変）

●**退行性病変**：障害因子の影響や環境の変化により細胞・組織は代謝障害に陥ることがあり、その結果、正常と異なる形態学的変化を生じる。これを退行性病変という。

●退行性病変には変性、萎縮、細胞死の一つである壊死がある。

●細胞死には壊死とは別に、アポトーシスと呼ばれるものがあり、遺伝的にプログラムされた細胞死を指す。

（1）変性

●代謝障害の結果、生理的に存在しない異常な物質が出現したり、生理的にみられる物質でも異常な量または異常な場所に出現をみることを変性という。

A．空胞変性（水腫変性）　図 3-2-2
・細胞は膨化し、胞体が淡明となった状態をいう。
・細胞質内にタンパク質を含む液体が貯留し、大小多数の空胞がみられる。

B．粘液変性　図 3-2-3
・細胞質内や結合組織に粘液成分が高度に貯留した状態をいう。
　例）粘液産生腫瘍（粘液腫、粘液癌）、甲状腺機能低下症（粘液水腫）

C．硝子（様）変性　図 3-2-4
硝子質（ヒアリン）が細胞間質に沈着したものをいう。瘢痕組織、動脈硬化症の血管壁などにみられる。

D．アミロイド変性
・正常組織では認められないアミロイドが細胞間隙に沈着したものをいう。
・局所性アミロイドーシスと全身性アミロイドーシスに分類される。
・多発性骨髄腫、長期透析などに続発する場合や、Alzheimer（アルツハイマー）型認知症などでみられる。

E．脂肪変性
●脂肪が病的に細胞や組織内に出現した状態をいう。
●肝の脂肪沈着：肝臓は脂肪代謝の中心的な臓器であることから、脂肪沈着も起こりやすい。アルコールや肥満、脂質異常症、糖尿病などが原因で脂肪沈着が生じやすい。

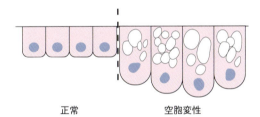

図 3-2-2　空胞変性（水腫変性）

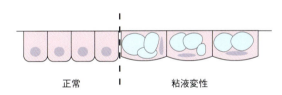

図 3-2-3　粘液変性

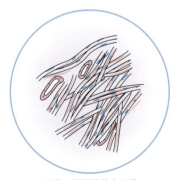

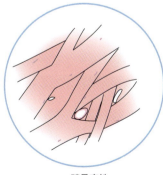

図 3-2-4　硝子（様）変性

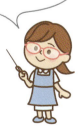

結合組織線維に硝子質（ヒアリン）が沈着して線維が束状に太くなり、線維構造が不明瞭となります。

● アテローム性動脈硬化症：コレステロールなどの脂質が動脈内膜に沈着することにより発症する。そのため内膜は肥厚し、線維化や硝子化を生じ、弾力を失って硬くなる（図3-2-5）。

F．石灰変性（石灰化）

● 石灰塩が正常ではみられない組織に沈着したものをいう。石灰塩は主に古い壊死組織や、硝子変性を伴って動脈硬化巣に沈着しやすい（図3-2-5）。

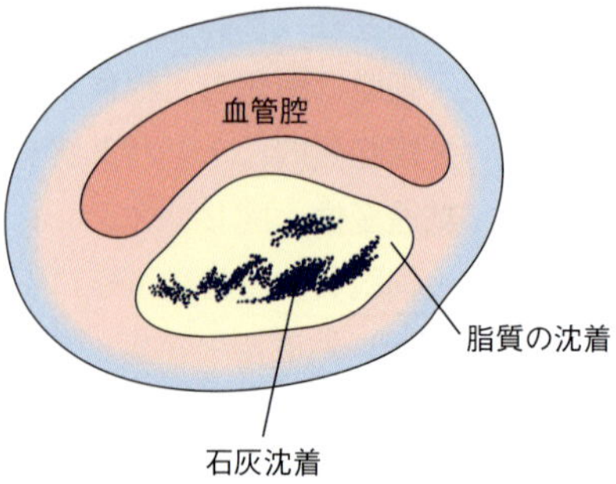

G．色素変性（色素沈着）

● 種々の色素が生体内に沈着した状態をいう。色素には体内で産生される体内性色素と、体外から入ってくる体外性色素がある。

a．体内性色素（内因性色素）

● メラニン
　・メラニン色素は皮膚などに生理的に存在する黒褐色の色素で、紫外線により増加する。
　・Addison（アジソン）病、色素性母斑、悪性黒色腫などの疾患ではメラニン色素沈着がみられる。

● リポフスチン（消耗性色素）
　・加齢により心筋細胞、肝細胞にリポフスチンの高度の沈着がみられる。

● ヘモジデリン
　・ヘモグロビン由来の鉄を含む褐色色素である。
　・出血巣では、赤血球が崩壊し、ヘモグロビンが分解してヘモジデリン沈着が生じる。

● ビリルビン（黄疸）
　・ヘモグロビン由来の黄褐色の色素（鉄を含まない）で、胆汁色素として分泌される。ビリルビンが血中に増加し、皮膚その他の組織が黄染される病態を黄疸という。

b．体外性色素（外来性色素）

● 炭粉症：肺や肺門リンパ節に炭粉が沈着する。

● 刺青（入れ墨）

図3-2-5　アテローム性動脈硬化症

（2）萎縮

● 一度正常の大きさに成長した臓器や組織の容積が減少した状態をいう。

● 萎縮には個々の細胞の容積が減少して生じる単純萎縮と、細胞の数が減少して生じる数的萎縮がある。一般には両方の萎縮が同時に生じることが多い（図3-2-6）。

● 原因による分類
　①生理的萎縮：加齢や老化現象の一部として生じる。脳、肝、筋肉、閉経後の子宮などにみられる。
　②圧迫萎縮：持続的に臓器、組織が圧迫される場合に起こる。水頭症や水腎症では、脳や腎の実質組織の圧迫萎縮が生じる。
　③廃用性萎縮（無為萎縮）：機能が抑制されたり、使用されなくなった臓器、組織にみられる。骨折による長期間のギプス固定や長い臥床により四肢の筋肉は萎縮する。

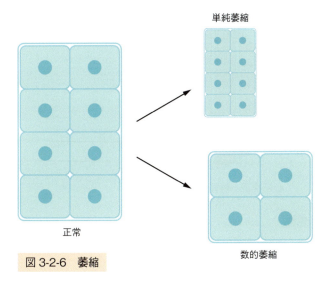

図 3-2-6　萎縮

> **STEP UP　その他の萎縮**
> ・神経性萎縮：神経麻痺、神経切断により支配神経に関連する筋萎縮や臓器の萎縮が起こる。
> ・内分泌性萎縮：ホルモンの減少や欠如により内分泌腺組織や臓器に萎縮が生じる。下垂体の病変により甲状腺や副腎などに萎縮が生じる。

（3）細胞死

A．壊死（ネクローシス）

● 生体内で起こった組織・細胞の局所的な死を壊死という。
● 壊死に陥った細胞の核は崩壊・消失し、細胞膜や細胞内小器官は壊れる。

a．壊死の種類

● 壊死には凝固壊死、融解壊死（液化壊死）、壊疽がある。
● 凝固壊死　図 3-2-7
・タンパク凝固を起こした壊死をいう。心筋梗塞や腎梗塞の壊死巣でみられる。
・凝固壊死を起こした直後は、一定時間もとの組織構造が保たれる。
● 融解壊死（液化壊死）
・壊死組織が溶けて軟化、液状となったものをいう。脳梗塞の壊死巣でみられる。
・脳は脂肪が豊富なため融解壊死が起こる。脳梗塞のことを脳軟化症ともいう。

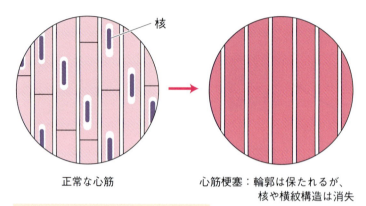

図3-2-7 心筋の凝固壊死（心筋梗塞）

● 壊疽　図3-2-8
・壊死組織に腐敗菌が感染して、腐敗をきたした状態を壊疽という。
・**湿性壊疽**：組織の融解や破壊が強く、暗赤褐色から黒色を呈し、悪臭を伴う。
・**乾性壊疽（ミイラ化）**：壊死巣の水分が蒸発し乾燥が著しい場合にみられる。

B．アポトーシス　図3-2-9
● **遺伝的にプログラムされた細胞死**をアポトーシスという。壊死（ネクローシス）と区別される。
● 組織の発生や分化の過程、生体の恒常性を維持するために起こる。
細胞の縮小・断片化が起こり、食細胞により貪食される。炎症反応はみられない。
例）オタマジャクシの尻尾の消失、胎生期における指の水かきの消失、成長過程での胸腺細胞の消失など。

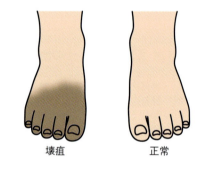

図3-2-8 壊疽

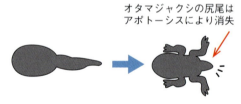

図3-2-9 アポトーシス

3）循環障害

- 循環には体循環系、肺循環系、門脈循環系、微小循環系などがあり、血液循環やリンパ液循環がある。体液の分布のバランスがくずれたり、何らかの原因で血液やリンパ液の流れがさまたげられた状態を循環障害という。局所性と全身性の循環障害がある。また、末梢部（局所）では細動脈〜毛細血管〜細静脈の微小循環がある（図3-2-10）。

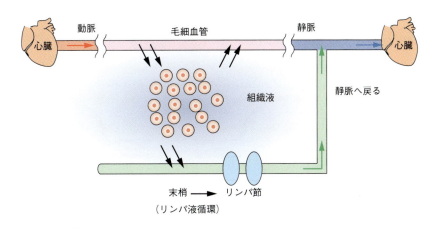

図3-2-10　微小循環（局所）

（1）循環血液量障害

A．充血　図3-2-11

- 充血とは、局所の動脈血が増加した状態をいう。
- 臨床症状：局所の発赤、温度上昇、拍動などを呈する。通常、機能障害はみられない。
- 分類
    ①機能性充血
    　組織・臓器の機能亢進時に生じる。食事後の胃壁や運動時の筋肉には充血がみられる。
    ②神経性充血
    　血管運動神経の刺激により、充血が生じる。興奮による顔面の紅潮などがある。
    ③炎症性充血
    　炎症の際に血管が拡張し、充血がみられる。急性炎症で顕著である。

B．うっ血　図3-2-11

- 静脈の流れがさまたげられ、組織・臓器の静脈血が滞った状態をいう。うっ血では皮膚や粘膜は紫色を呈し、冷たく感じる。このような状態をチアノーゼという。
- 原因：
    ①局所的原因：圧迫や、血栓形成による静脈腔の狭窄・閉塞によりうっ血を引き起こす。
    ②全身的原因：心不全により肺うっ血や肝うっ血、全身性うっ血がみられる。

● うっ血の結果
　・うっ血が持続すると、細胞は代謝障害に陥り、臓器・組織の機能不全につながる。
　・うっ血により毛細血管圧が上昇し、**うっ血性水腫（浮腫）**を引き起こす。

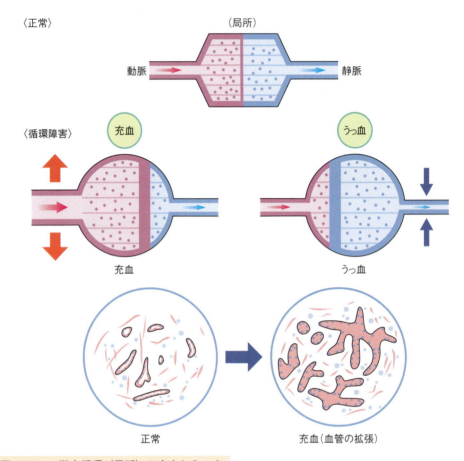

図 3-2-11　微小循環（局所）の充血とうっ血

C．虚血（局所貧血）
● **末梢領域に動脈からの血液供給量が著しく低下したり、供給されない状態**をいう。局所貧血による変化としては局所（皮膚、粘膜など）の蒼白、温度低下や機能低下がある。
● 原因としては、動脈硬化に伴う狭窄や血栓・塞栓、外部からの圧迫、寒冷による収縮、血管収縮剤の使用などが挙げられる。
● 局所貧血の結果
　長時間続くと、細胞・組織は変性や壊死に陥り、臓器は機能障害を引き起こす。

D．出血
● **血液の全成分（赤血球）が血管外に流出すること**をいう。
● 出血の分類
　①血管壁の性状による　図 3-2-12
　　破綻性出血：血管壁が破れる。**漏出性出血**：血管壁は破れずに漏れ出る。

②出血の源による：動脈性出血、静脈性出血、毛細血管性出血がある。
③出血部位による：外出血、内出血（血腫を生じる）がある。
④臓器との関連による
- **吐血**：食道や胃から出血した血液が口から吐き出される場合をいう。
- **喀血**：肺や気管支から出血した血液が口から喀出される場合をいう。
- **下血**（メレナ）：胃腸から出血した血液が、便に混じって出る場合をいう。
- **血尿**：尿路系器官からの出血で、尿に血液が混じる場合をいう。

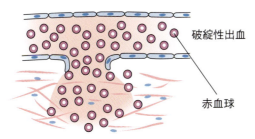 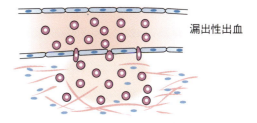

図 3-2-12　破綻性出血と漏出性出血の比較

● 出血の原因
①破綻性出血の原因
- **外傷**：切傷、刺傷、骨折
- 血管周囲の病変：胃潰瘍、腫瘍
- **動脈硬化症、動脈瘤**（例：脳内出血、くも膜下出血）

②漏出性出血の原因
- **出血性素因**：出血しやすい状態のことで、出血斑をつくる場合がある。
- 血管壁の異常や血液凝固系の異常（血友病、血小板減少）などが挙げられる。

E．ショック　表3-2-1

- ショックとは、**急速に循環血液量が低下し、全身に十分な血液供給が行われなくなった状態**である。
- ショックの症状：急激な血圧低下、顔面蒼白、冷汗、意識障害などの症状をきたす。

表 3-2-1　ショックの種類と原因となる疾患

ショックの種類		原因となる疾患
血液分布異常性ショック	アナフィラキシーショック	アナフィラキシー
	神経原性ショック	血管迷走神経反射など
循環血液量減少性ショック		出血、尿崩症など
心原性ショック		心筋梗塞など

（2）閉塞性障害

A．血栓症

- ●生体の血管や心臓の中で血液が固まった病的状態を血栓症という（図3-2-13）。
- ●血栓の発生条件（原因）：①血管壁の異常　②血流の異常　③血液の性状の変化がある。
  - ①血管壁の異常：血管内皮細胞の損傷（動脈硬化や血管炎）。
  - ②血流の異常：動脈瘤や静脈瘤による血流の乱れやうっ血。
  - ③血液の性状の変化：赤血球や血小板の増加、血液の粘性の増加。
- ●血栓のできやすい部位
  - ・動脈：脳動脈、冠状動脈、心弁膜
  - ・静脈：下肢静脈
- ●血栓の転帰　図3-2-13
  - ・融解：血栓が小さい場合溶解し、血栓は縮小、消失する。
  - ・器質化：血栓の吸収とともに肉芽組織で置き換えられる。石灰化することもある。
  - ・再疎通：器質化した血栓中に新しい血流路が形成され、血流が再開されることをいう。
  - ・塞栓形成：剥離した血栓が血流によって運ばれ、血管腔を閉鎖すると塞栓症となる。

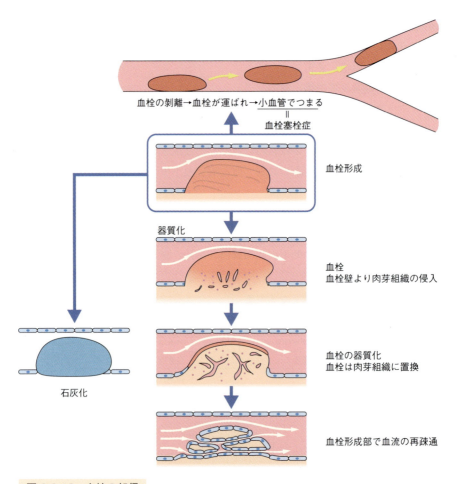

図3-2-13　血栓の転帰

B．塞栓症

- 血管内の固形物や血管内に入ってきた異物が、血管腔を閉鎖した状態を塞栓症という。血管内につまったものを塞栓子と呼ぶ。
- 塞栓子には血栓、脂肪、気泡、腫瘍細胞などがあるが、このなかで血栓が最も多い。
- 塞栓症の影響
  - 局所の循環障害、特に虚血が生じ、末梢領域は壊死を起こしやすい。
- 塞栓症の好発部位
  - 動脈中の塞栓子：末梢の小動脈を閉塞し、梗塞を起こす。
  - 静脈中の塞栓子：肺動脈を閉塞する（肺動脈塞栓症）。多くが下肢静脈血栓に由来し、呼吸障害をきたす。ロングフライト（エコノミークラス）症候群とも言われる。

C．梗塞

- 動脈の閉塞に起因する虚血によって、末梢領域が壊死に陥ることを梗塞という。
- 梗塞の種類　図3-2-14
  - ①貧血性梗塞：吻合枝をもたない小動脈（終動脈）の閉塞による末梢組織の壊死。
    - 好発部位：腎、心、脳に多い。これらの臓器には終動脈が多い。
  - ②出血性梗塞：梗塞部は赤褐色で血液成分が多い。二重の動脈支配を受ける臓器（肺・肝）に起こり、高度のうっ血を前提とする。

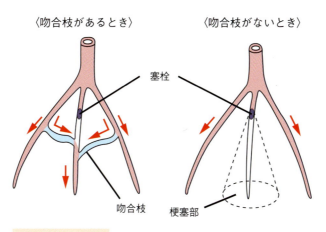

図3-2-14　梗塞

（岩田隆子監修：わかりやすい病理学　改訂第5版．南江堂，東京，2008より引用改変）

D．浮腫（水腫）

- 循環障害の結果、組織内に多量の組織液（水）が貯留した状態をいう。
- 浮腫（水腫）は皮下組織に起こりやすく、指で圧迫すると圧痕ができる。
- 浮腫（水腫）の原因
  - 炎症：炎症部では血管が拡張し、すき間が広がる。
  - うっ血：静脈閉塞や心不全によりうっ血が生じ、毛細血管圧が上昇する。
  - 肝不全、腎不全：低タンパク血症をきたし、血漿膠質浸透圧が減少する。
  - リンパ管閉塞：外傷や手術により、リンパ管の流れが障害される。

4）増殖と修復（進行性病変）

- 環境から受けるストレスや刺激が一定の範囲内であれば、細胞や組織は適応という現象によって、新たな定常状態を維持しようとする。この際に現れる変化を進行性病変といい、**肥大、過形成、再生、化生**などがある。

（1）肥大と過形成　図 3-2-15

- **肥大**：組織、臓器がそれを構成する固有細胞が大きくなることで容積を増すことをいう。
- **過形成**：組織、臓器がそれを構成する細胞の数の増加により容積を増すことをいう。
- しばしば肥大と過形成が合併していることが多い。

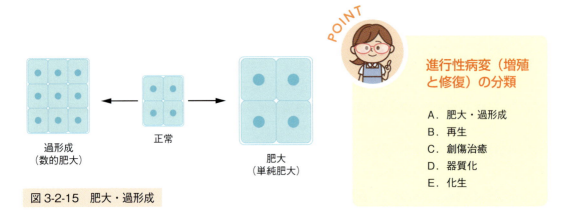

図 3-2-15　肥大・過形成

POINT　進行性病変（増殖と修復）の分類
A．肥大・過形成
B．再生
C．創傷治癒
D．器質化
E．化生

A．分類

- **生理的肥大**：運動選手の骨格筋や心筋、妊娠時の子宮、思春期の乳腺などにみられる。
- **代償性肥大**：対で存在する腎臓は、一側を摘出すると他側の腎が肥大し、機能を代償する（図 3-2-16）。同様の肥大は対で存在する副腎や唾液腺などにもみられる。
- **病的肥大**：心臓弁膜症や高血圧症における心肥大、成長ホルモン過剰による末端肥大などがある（図 3-2-17）。

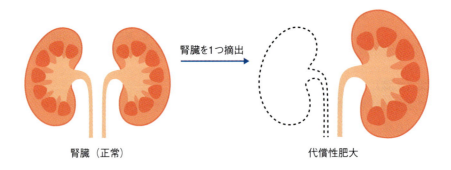

図 3-2-16　腎摘出による代償性肥大

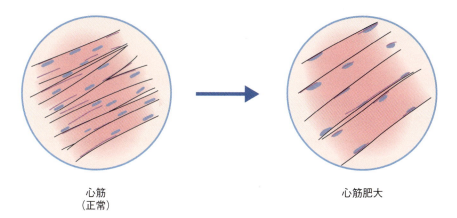

心筋
(正常)

心筋肥大

図3-2-17　心筋の肥大

(2) 再生

- 欠損した細胞、組織を同一種類の細胞、組織の増殖により補充（修復）することをいう。
- 完全再生と不完全再生がある。

A．生理的再生
- 完全再生がみられる。皮膚・粘膜の上皮細胞、血液細胞などでみられる。

B．病的再生（修復）
- 不完全再生が多い。大きな外傷による瘢痕組織や、肝硬変などでみられる。

C．再生能力
- 非常に強いもの（不安定細胞）：血液細胞、上皮細胞
- 比較的強いもの（安定細胞）：腺細胞（肝・腎）、間葉系細胞（血管・結合組織）
- もたないもの（永久細胞）：脳神経細胞、心筋細胞

(3) 肉芽組織

- 外傷や炎症による組織傷害の際、修復過程の初期に現れる幼若な結合組織のことをいう。肉眼的に赤く軟らかい組織である。

A．肉芽組織の構成成分
　①線維芽細胞
　②新生毛細血管
　③炎症細胞：好中球、リンパ球、形質細胞、マクロファージ（組織球）

B．肉芽組織の転帰
- 肉芽組織は線維芽細胞によりコラーゲン線維（膠原線維）が形成され線維化が起こる。

(4) 創傷の治癒

- 生体は、外力により組織の離断や欠損など創傷を受けると、周辺の組織、細胞の再生能に応じて、徐々に治癒する。

A．創傷治癒過程　図3-2-18

● 皮膚や粘膜の創傷は、次のような順序を経て治癒する。
① <u>外傷部からの出血</u>→<u>凝血</u>が生じる。傷害を受けた細胞、組織は変性、壊死を伴う。
② <u>壊死組織や血液成分の分解</u>、<u>マクロファージによる吸収</u>がみられる。
③ <u>肉芽組織の形成</u>：線維芽細胞と毛細血管の増生がみられる。
④ <u>上皮の再生</u>：創傷周囲の上皮細胞から増殖、伸展が起こり、創面を再生上皮が覆う。
⑤ <u>線維化（瘢痕化）</u>：肉芽組織からコラーゲン線維（膠原線維）が形成されるとともに細胞成分は減少し、線維化（瘢痕化）を生じる。

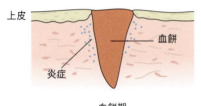
血餅期

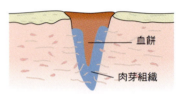
肉芽組織の増生と
血餅の器質化

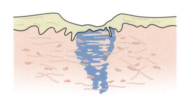
肉芽組織の増生
表層は上皮で被覆

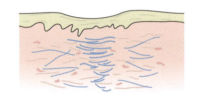
治癒期
肉芽組織→｛線維性結合組織
　　　　　　瘢痕組織

図3-2-18　皮膚損傷時の創傷治癒過程

● 骨折の治癒　図3-2-19
① <u>血餅期</u>：骨折部の出血→血腫を形成する。
② <u>肉芽組織期</u>：骨片や凝血の吸収とともに肉芽組織が形成される。
③ <u>仮骨期</u>：線維化とともに骨芽細胞が増殖して、類骨（幼若な新生骨）を形成する。
④ <u>治癒期</u>：類骨組織はしだいに骨梁が太くなり、石灰化して成熟した骨となる。さらに、形成された骨にはリモデリング（骨の吸収と添加による再構築）が生じる。

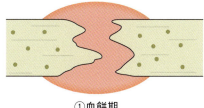
①血餅期

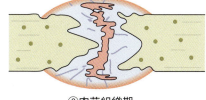
②肉芽組織期

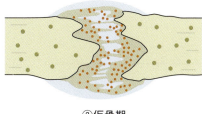
③仮骨期

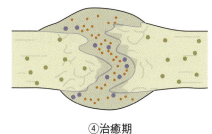
④治癒期

図 3-2-19　骨折時の治癒過程

B．一次治癒
- 創傷が小さく、感染もなく、凝血も少ないため、瘢痕を残さずに数日でほぼ完治する。

C．二次治癒
- 創傷が大きく、感染を伴う場合は、**多量の肉芽組織が形成**され、瘢痕を残して治癒する。

（5）異物処理

A．器質化
- 異物に対して肉芽組織が増殖し、結合組織で置き換える機転をいう。異物として体内における病的産物（血栓・壊死組織など）や、外来性の縫合糸や炭粉などがある。
- **被包化**：異物が大きい場合など、線維組織に取り囲まれ、被包化が起こる。

B．肉芽組織を伴わない異物処理
- 少量で微細な異物の場合は、脈管から吸収されたり、好中球やマクロファージに貪食されて処理される。

（6）化生

- **いったん分化した細胞・組織が形態的、機能的に他の細胞・組織へと変わる現象**をいう。
- 原因として慢性の刺激（慢性炎症、物理・化学的刺激）が挙げられる。
  - **扁平上皮化生**：線毛円柱上皮→重層扁平上皮（気管支粘膜）　図 3-2-20
  - **腸上皮化生**：胃の腺窩上皮→腸上皮

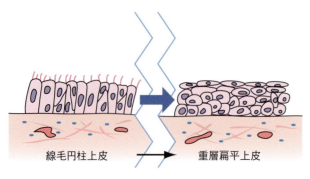

図 3-2-20　化生

5）炎症

●炎症の定義
　炎症とは刺激に対して生体が示す一連の防御反応である。生体は刺激に対して反応し被害を局所にとどめるとともに、有害物質を排除し、傷害された部を修復して生体を防護しようとする生体防御反応といえる。

（1）炎症の5大徴候（臨床症状）

●炎症部では臨床的に5大徴候がみられる（図3-2-21）。
　①発赤　②発熱　③腫脹　④疼痛　⑤機能障害
●5大徴候の病理学的な変化
　①発赤（赤くなる）：充血による。
　②発熱（灼熱感がある）：充血による。
　③腫脹（腫れる）：血管透過性亢進、滲出および炎症性水腫による。
　④疼痛（痛む）：組織圧の上昇および疼痛性物質の産生による。
　⑤機能障害：腫脹や疼痛などによる。運動や機能が著しく障害される。

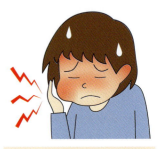

図 3-2-21　炎症の5大徴候

（2）炎症の原因

A．生物学的原因
　●細菌、ウイルス、リケッチア、スピロヘータ、真菌、原虫などがある。
B．物理的原因
　●機械的刺激、温熱的刺激、電気的刺激、紫外線、放射線など多数ある。
C．化学的原因
　●強酸、強アルカリなどの化学物質や種々の毒物がある。

（3）炎症の組織学的変化（基本病変）

- 刺激が加わった局所には、形態的に大きく3つの基本病変（生体反応）がみられる。
- 炎症の基本病変
  - ①局所の退行性病変（組織の障害）
  - ②局所の循環障害と滲出（局所の血管反応）：急性炎症で著明
  - ③組織の増生（肉芽組織の増生）

A．局所の退行性病変（組織の障害）

- 傷害因子により局所の細胞・組織にさまざまな程度の退行性病変（変性、壊死）が生じる。

B．局所の循環障害および滲出（局所血管反応）図 3-2-22

- 主に急性炎症で著明にみられる基本病変である。
- ケミカルメディエーター（化学伝達物質）の作用により局所血管反応が生じ、循環障害と滲出が起こる。
  - ・血管拡張、充血、血管透過性の亢進による滲出

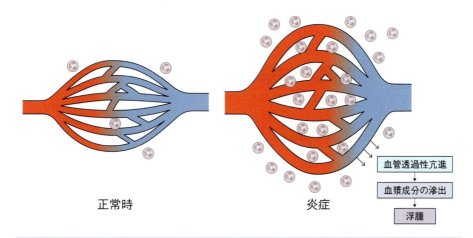

正常時　　　炎症

血管透過性亢進 → 血漿成分の滲出 → 浮腫

血管の拡張、充血、うっ血
　一過性の血管収縮の後に、ヒスタミンなどの作用により、すぐに細動脈の拡張、充血が起こる。
　　［臨床症状：発赤、灼熱］

滲出：血管透過性亢進による水腫と白血球の遊走を生じる。
　　血管壁の透過性が亢進し、血漿成分が血管外（組織内）へ滲出する。

組織間隙に滲出液が貯留し、炎症性浮腫を生じる。［臨床症状：腫脹］
ブラジキニンやプロスタグランジンの作用で周辺の神経を刺激する。［臨床症状：疼痛］

図 3-2-22　炎症における局所血管反応

●白血球の遊走（浸潤）
・白血球浸潤は、はじめに好中球の浸潤が生じ、遅れてマクロファージ、その後、リンパ球、形質細胞の浸潤がみられる。

C．組織の増生（修復）
●慢性炎症の主体をなす。
●急性炎症から慢性炎に移行すると、毛細血管や線維芽細胞およびリンパ球、形質細胞などの細胞浸潤からなる炎症性肉芽組織の増生がみられる。

（4）炎症に関する細胞と機能　図 3-2-23、図 3-2-24

●血液中を流れる赤血球、白血球、血小板などの細胞成分はすべて骨髄中の多能性造血幹細胞から分化する。
●骨髄系幹細胞は免疫系の顆粒球と単球、マクロファージ、マスト細胞の前駆細胞である。顆粒球には好中球、好酸球、好塩基球がある。また、リンパ球系幹細胞はBリンパ球やTリンパ球となる。さらにBリンパ球は活性化すると形質細胞に分化して抗体を産生する。

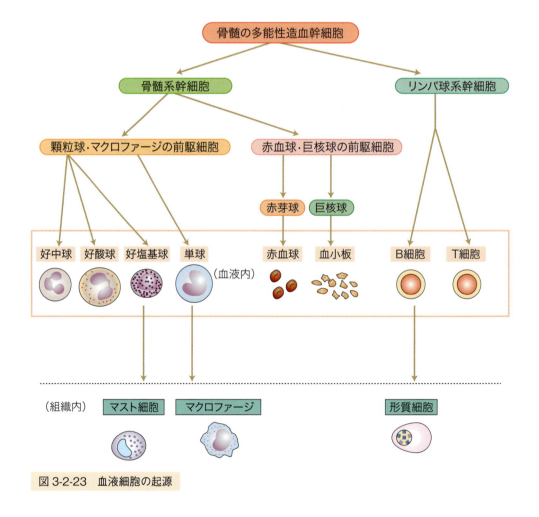

図 3-2-23　血液細胞の起源

好中球
- 急性炎症、特に急性化膿性炎症で顕著に出現する。
- 主な機能は貪食とタンパク分解である。細菌や組織破片を貪食し、殺菌、分解、消化にあたる。

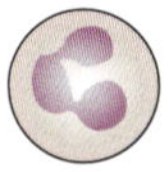

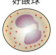
好酸球
- 寄生虫感染などで顕著に浸潤する。
- Ⅰ型アレルギーによる炎症巣にみられる。

好塩基球
- 細胞質内にヒスタミンやヘパリン、セロトニンを含む好塩基性の大きな顆粒を有する。
- 抗原接触などにより脱顆粒が生じ、Ⅰ型アレルギー反応に関与する。

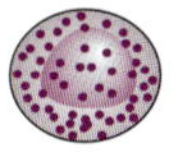

マクロファージ
- 急性炎症、慢性炎症、肉芽腫性炎など広く炎症病巣にみられる。
- おもな機能として、抗原処理や伝達（抗原提示細胞）、病原菌や異物の貪食処理などを行う。

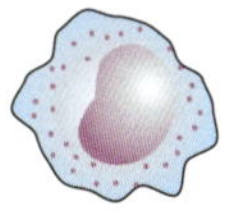

リンパ球
- T細胞とB細胞がある。
- T細胞は免疫系の調節、細胞性免疫に関与し、B細胞は液性免疫に関与する。

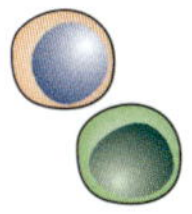

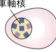
形質細胞
車軸核
- B細胞が分化したもので、抗体産生、分泌を行う。

図 3-2-24　炎症性細胞

（5）炎症の分類

A．経過による分類

- 炎症の病変は経過時に変化するもので、その経過により急性炎症と慢性炎症に分類される。
- 急性炎症：病変の経過が早く（数日〜10日前後）、症状が強く滲出も著明である。
- 慢性炎症：病変の経過が遅く、1カ月〜数カ月、場合によっては何年もかかるものがある。症状は弱く、はっきりしない場合もある。

B．性状による分類

a．滲出性炎

- 血管からの滲出が特に顕著な炎症で、主に急性炎症でみられる。
- 漿液性炎
  - 液体成分の滲出を主とする炎症である。血漿由来のタンパクを含み、細胞成分は少ない。
  - 炎症性水腫を起こし、腫脹が生じる。火傷の水ぶくれや湿疹、蕁麻疹などがこれにあたる。
- カタル性炎
  - 粘膜表層における滲出性炎であり、漿液の滲出と粘液の分泌亢進がみられる。

●線維素性炎
- 滲出液中に多量の線維素（フィブリン）を含む炎症をいう。粘膜、漿膜などにみられ、線維素の析出による偽膜を形成する。ジフテリアや偽膜性大腸炎が知られている。

●化膿性炎
- 多数の好中球の滲出と黄白色の膿の形成を特徴とする炎症である。原因は細菌感染で、膿は、好中球とその変性産物が主な成分である（図3-2-25）。

①膿瘍：限局性化膿
多数の好中球が組織内に限局して浸潤し、膿汁が貯留している病変を膿瘍という。

②蜂窩織炎：びまん性化膿
化膿性炎がびまん性に広がっていく病変で、口底蜂窩織炎や虫垂炎などでみられる。

③蓄膿：副鼻腔や胸腔などの体腔内に膿が貯留した状態で、上顎洞炎が知られている。

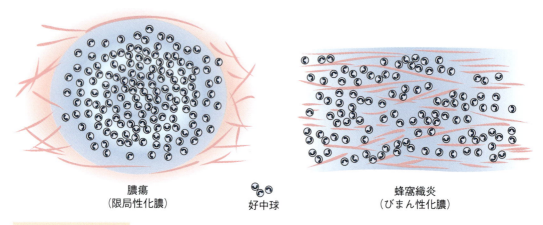

図3-2-25 化膿性炎

●出血性炎
激しい傷害により、滲出物に多量の赤血球を含む炎症をいう。出血性大腸炎などがある。

●壊疽性炎（腐敗性炎）
炎症巣に腐敗菌の混合感染が生じたもので、タンパク質の腐敗分解により、悪臭を放つ。

b．増殖性炎　図3-2-26
- 慢性炎症の主体をなすもので、弱い持続性の刺激に対して生じ、肉芽組織や線維性結合組織などの増殖がみられる。炎症性ポリープやエプーリスがある。

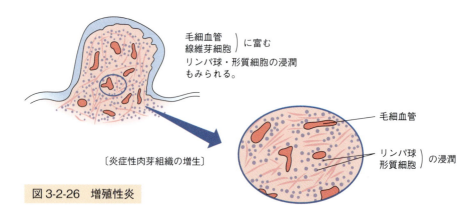

図3-2-26 増殖性炎

c．肉芽腫性炎（特異性炎）

● 類上皮細胞の増殖からなる特異な結節状の肉芽腫を形成する炎症で、特徴的な病巣からある程度病原体を推測できる。肉芽腫性炎には結核や梅毒、ハンセン病などがある。

結核結節　図 3-2-27

結核菌の感染により結節状の肉芽腫を形成する。
病理組織学的所見：
① 中心部に乾酪壊死巣を形成（チーズ様の凝固壊死巣）
② その周囲にラングハンス巨細胞を混じる類上皮細胞層を形成
③ さらにリンパ球の浸潤層が取り囲む

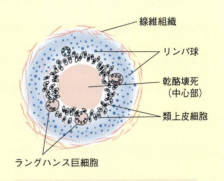

図 3-2-27　結核結節（肉芽腫性炎）

6）腫瘍

● 腫瘍の定義：腫瘍とは身体の細胞が自律的に過剰増殖してできた組織塊である。腫瘍の自律性とは、生体の調節機構を外れ勝手に増殖することで、しばしば無制限に増殖する。

（1）腫瘍の形態

A．肉眼的形態　図 3-2-28

腫瘍は周囲組織と異なった形態、色、硬さを示す。

腫瘍の外観：隆起状、ポリープ状、カリフラワー状、噴火口状などがある。
腫瘍の色：白色、赤色、黒色など、さまざまな色調を呈する。
腫瘍の硬度：細胞成分に富む腫瘍は軟らかく、線維成分（間質）が多くなると硬くなる。

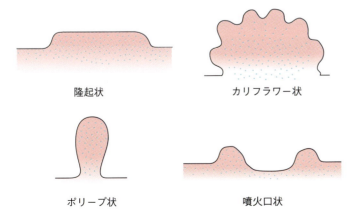

図 3-2-28　腫瘍の肉眼的所見
（J.C.E.Underwood 編著：カラー版 アンダーウッド病理学．西村書店，東京，2002 より引用改変）

B．組織学的形態

- **腫瘍実質と間質** 図3-2-29
  - 腫瘍実質は腫瘍細胞からなる部分で、間質は周囲の結合組織であり血管を含む。
- **異型性** 図3-2-30
  腫瘍細胞は一般に1個の体細胞からなり、発生母細胞に類似するが、増殖する間に細胞や組織の形態が異なっていく。これを異型性といい、良性腫瘍より悪性腫瘍で高度である。
  細胞異型：細胞や核の大小不同、核・細胞質比の増大、核小体明瞭化など。
  構造異型：細胞配列の乱れや分化異常。

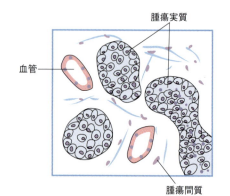

図3-2-29 腫瘍の組織形態

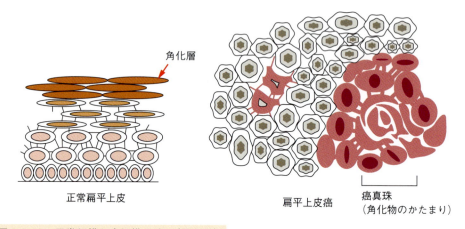

図3-2-30 正常組織と癌組織の違い（異型性）

（岩田隆子監修：わかりやすい病理学 改訂第5版．南江堂，東京，2008 より引用改変）

（2）腫瘍の発育形式

- 発育形式には、**膨張性発育**、**浸潤性発育**がある（図3-2-31）。

A．膨張性発育
- 増殖する腫瘍組織が周囲組織を圧排しながら発育する。被膜を形成して増殖するので周囲との境界は明瞭である。**良性腫瘍に特徴的**な発育形式である。

B．浸潤性発育
- 腫瘍細胞が組織間隙にもぐりこむように増殖し、周囲に広がっていく。被膜を有していないため、周囲組織との境界は不明瞭である。**悪性腫瘍に特徴的**な発育形式である。

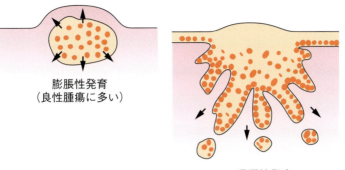

図 3-2-31　腫瘍の発育形式

（3）腫瘍の再発

● 腫瘍が手術などで一度消失したのち、再び同じ腫瘍が発生することを再発という。一般的に、再発は治療した部位やその周囲にみられる。再発は悪性腫瘍の特徴であるが、良性腫瘍においてもまれに起こる。

（4）腫瘍の転移

● 悪性腫瘍は原発部位から離れた部位に運ばれ、原発腫瘍と同じ腫瘍を形成することがある。これを転移といい、悪性腫瘍にみられる最大の特徴である。
● 転移の分類　図 3-2-32
　①リンパ行性転移：腫瘍細胞がリンパ管内に侵入し、リンパの流れによって運ばれる。腫瘍が存在する領域の所属リンパ節に転移する（口腔がんは顎下部や頸部リンパ節に転移）。
　②血行性転移：腫瘍細胞が血管内に入る。さらに血流によって運ばれ、遠隔部で定着・増殖し、転移巣を形成する。肺や肝臓への転移が多くみられる。
　③播種性転移（体腔内性転移）：胸腔、腹腔など体腔内で、腫瘍細胞が播種性に（種を播いたように）胸膜、腹膜に転移する。肺癌や胃癌などでみられる。

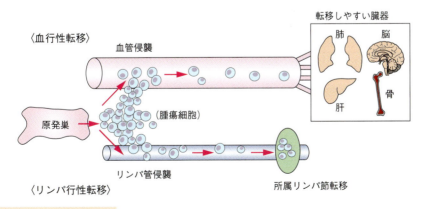

図 3-2-32　腫瘍の転移

（5）腫瘍の宿主に対する影響

●悪性腫瘍は宿主に悪影響を及ぼす場合が多く、良性腫瘍では少ないが、巨大化した場合や脳などの重要臓器に発生した場合にみられる。

Ａ．局所性影響

●腫瘍の機械的圧迫、浸潤性増殖により周囲組織が破壊され、合併症として出血、病的骨折、管腔臓器の狭窄、呼吸障害などがある。

Ｂ．全身性影響

●腫瘍の進展により栄養障害、貧血、内分泌障害、悪液質など全身的な影響がみられる。
●癌性悪液質：悪性腫瘍の末期に生じる。極度の体重減少を伴う重症の衰弱状態をいう。

（6）腫瘍発生の原因

●腫瘍の発生には、体細胞の遺伝子異常（癌遺伝子と癌抑制遺伝子）が深く関与している。発生原因については、外因としての物理・化学・生物的因子、内因としての遺伝やホルモン、免疫などが挙げられる。

Ａ．外因：発癌因子による

●化学的発癌因子：ベンツピレン（タバコ）、アスベスト、アルコールなどがある。
●物理的発癌因子：放射線や紫外線などがある。
●生物的発癌因子：発癌に関連するウイルス（ヒトパピローマウイルス、EBウイルス、肝炎ウイルスなど）がある。

Ｂ．内因

●遺伝的素因：遺伝性腫瘍として、家族性大腸腺腫症、神経線維腫症などがある。
●ホルモン：乳癌、子宮癌、前立腺癌などはホルモンの影響で増殖が促進する。
●免疫：生体の免疫機能が低下すると、癌が発生しやすくなり、増殖が促進される。

（7）腫瘍の分類　表3-2-2

●腫瘍は良性腫瘍と悪性腫瘍に分けられ、さらに組織学的には上皮性腫瘍と非上皮性腫瘍に分けられる。

表3-2-2　良性腫瘍と悪性腫瘍の比較

	良性腫瘍	悪性腫瘍
発育速度	遅い	速い
発育様式	膨張性発育	浸潤性発育
被膜	あり	なし
周囲との境界	明瞭	不明瞭
再発	少ない	多い
転移	ない	多い
全身への影響	少ない	多い
異型性	軽度	高度

POINT 前癌病変
- 現時点では癌ではないが、将来癌になる可能性が高い病変。
- 形態学的変化（異型性）を伴う：癌化過程の中間段階と考えられる。
- 子宮頸部の異形成や大腸ポリープ（腺腫）などがこれにあたる。

A．上皮性腫瘍と非上皮性腫瘍
- **上皮性腫瘍**：表皮、粘膜上皮、腺組織や実質臓器などは上皮性組織からなっており、ここから発生する腫瘍を上皮性腫瘍という。すなわち発生母地が上皮性組織である。
- **非上皮性腫瘍**：発生母地が線維組織、脂肪組織、筋組織、骨組織、血管、神経など、非上皮性組織であるものをいう。
- **混合腫瘍**：異なった2種以上の組織成分（上皮成分と非上皮成分）からなるものをいう。

B．良性上皮性腫瘍
- **乳頭腫、腺腫**
  - 乳頭腫：皮膚や粘膜の上皮から発生する。外向性乳頭状に発育増殖する（図 3-2-33）。
  - 腺腫：腺組織から発生する。腺管構造を形成し、唾液腺、乳腺などにみられる。

C．悪性上皮性腫瘍（癌腫）
- **扁平上皮癌、腺癌**
  - 扁平上皮癌：皮膚や粘膜の上皮から発生する。口腔がんの中で最も多い（図 3-2-30）。
  - 腺癌：腺上皮から発生する。胃癌や大腸癌の多くは腺癌である（図 3-2-34）。

D．良性非上皮性腫瘍
- **線維腫、脂肪腫、骨腫**
  - 線維腫：線維芽細胞が線維性結合組織を形成しながら腫瘍性に増殖する。
  - 脂肪腫：脂肪組織の腫瘍性増殖がみられる。
  - 骨腫：骨組織の腫瘍性増殖がみられる。
  そのほか、軟骨腫、平滑筋腫、横紋筋腫、血管腫、リンパ管腫などがある。

E．悪性非上皮性腫瘍
- **肉腫：線維肉腫、脂肪肉腫、骨肉腫**などがある。そのほか、神経線維腫、悪性黒色腫、悪性リンパ腫、白血病などがある。

F．混合腫瘍
- 線維腺腫、奇形腫、癌肉腫などがある。

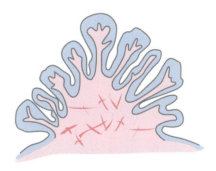

図 3-2-33　乳頭腫

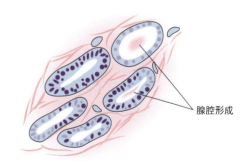

図 3-2-34　腺癌

（岸野万伸）

3 口腔疾患の病理と病態

1）歯の発育異常

（1）歯の数の異常

- 過剰歯：歯胚の過形成により正常よりも歯数が多くなること。前歯部では上顎中切歯間（正中歯）、臼歯部では上顎第二大臼歯あるいは第三大臼歯の頬側（臼傍歯）および上下顎第三大臼歯の遠心側（臼後歯）にみられる。
- 欠如歯、無歯症：歯胚が形成されないことにより乳歯と永久歯のすべての歯が欠如する場合（完全無歯症）と、部分的に欠如する場合（部分的無歯症）がある。完全無歯症は外肺葉性異形成症などの遺伝的要因、内分泌障害、栄養障害の際にみられる。部分的無歯症は前歯では側切歯、小臼歯では第二小臼歯、大臼歯では第三大臼歯が欠如することが多い。

（2）歯の形の異常

- 癒合歯（融合歯）：近接した歯胚が結合して成長発育した歯で、歯髄腔が交通している。下顎前歯部に好発する（図3-3-1）。
- 癒着歯：歯の萌出後に近接した歯がセメント質の増生によってセメント質のみで結合している歯のこと（図3-3-1）。

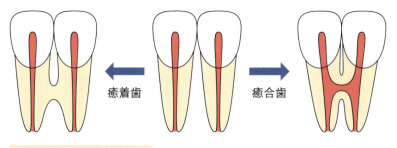

図 3-3-1　癒着歯と癒合歯

（3）歯の大きさの異常

- 矮小歯：正常よりも小さな歯。上顎側切歯、第三大臼歯や過剰歯に好発する。
- 巨大歯：正常よりも大きな歯。上顎中切歯、犬歯、第一大臼歯にみられる。

（4）歯の構造の異常（歯の形成不全）

A．局所的原因によるもの

- 外傷による形成不全：外力が乳歯を介して発育中の代生歯（永久歯）に形成不全や位置異常を及ぼすことがある。上顎前歯に好発する。
- 炎症による形成不全：乳歯の根尖性歯周炎が形成中の後続永久歯の歯胚に波及し、エナメル質の形成不全が生じた場合をTurner（ターナー）歯という（図3-3-2）。小臼歯や前歯に好発する。

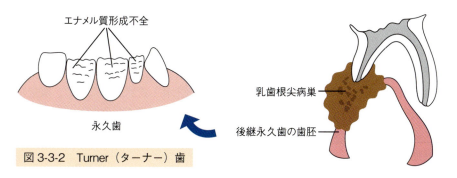

図3-3-2 Turner（ターナー）歯

B．全身的原因によるもの

- 栄養障害、ビタミンA、C、Dの欠乏、内分泌障害、先天性梅毒、フッ素の過剰摂取などが原因となる。形成不全が歯の成長線に一致して歯冠全周にわたって左右対称に出現するのが特徴である。
- 先天性梅毒：胎児期に母体が梅毒スピロヘータに感染することで胎児の歯胚が障害され、歯の形成不全が生じる。前歯部ではHutchinson（ハッチンソン）歯、臼歯部ではFournier（フルニエ）歯と呼ばれる（図3-3-3）。ハッチンソン歯は先天性梅毒にみられるHutchinson（ハッチンソン）の三徴候（実質性角膜炎、内耳性難聴、ハッチンソン歯）の一つである。

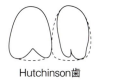

図3-3-3 Hutchinson（ハッチンソン）歯、Fournier（フルニエ）歯

（5）歯の萌出の異常

A．早期萌出

- 乳歯の早期萌出：最初に萌出する乳歯は下顎乳中切歯で生後6～8カ月であるが、出生時に萌出がみられる場合は出生歯、出生後1カ月以内に萌出がみられる場合は新生歯と呼ばれる。出産歯と新生歯を合わせて先天歯という。
- 永久歯の早期萌出：最初に萌出する永久歯は下顎第一大臼歯で6歳頃である。乳歯の早期萌出や喪失および内分泌腺の機能亢進などによって生じる。

B．萌出遅延

- 乳歯の萌出遅延：乳歯の正常な萌出時期よりも遅れて萌出することをいう。乳歯の萌出遅延は永久歯の萌出にも影響し、歯の叢生などの咬合異常の原因となる。

- 永久歯の萌出遅延：永久歯の正常な萌出時期よりも遅れて萌出することをいう。永久歯の萌出遅延は歯の埋伏や歯列不正の原因となる。

C．乳歯の晩期残存
- 乳歯と永久歯の正常な交換時期は7〜12歳であり、この時期を過ぎて乳歯が残存している場合を乳歯の晩期残存という。

D．埋伏歯
- 正常な萌出時期を過ぎても顎骨内にとどまっている歯を埋伏歯という。歯の埋伏は永久歯に多く、下顎智歯、上顎犬歯にみられる。

2) 歯の損耗 (tooth wear)（咬耗症、摩耗症、酸蝕症）

A．咬耗症
- 咬合や咀嚼によってエナメル質や象牙質の一部が消耗した状態のことで、前歯の切縁や臼歯の咬合面に好発する。加齢に伴い進行し、不正咬合や歯ぎしりなどのブラキシズムで促進する。欠損が象牙質に及ぶと象牙質知覚過敏を発症する。

B．摩耗症
- 咬合や咀嚼以外の機械的刺激によって生じる歯の損傷である。不適切な歯ブラシの使用により歯頸部にくさび状の欠損が生じる。くさび状欠損は過剰な咬合力の集中によっても生じ、アブフラクションと呼ばれる。

- 咬耗症や摩耗症では象牙芽細胞が慢性的な物理的刺激に反応して第三象牙質（修復象牙質）の形成がみられることがある（図3-3-4）。

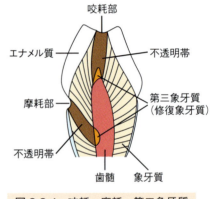

図3-3-4　咬耗、摩耗、第三象牙質

C．酸蝕症
- 酸の化学的作用によって歯質が表在性に溶解して起きる歯の損傷を酸蝕症という。メッキ工場など職業的に強い無機酸などを扱う人や、逆流性食道炎などにより胃酸が口腔に戻る習慣性嘔吐を繰り返す人などにみられる。

3) 歯の付着物、沈着物と着色

(1) 歯の沈着物
- プラーク（歯垢、バイオフィルム）
  - エナメル質表層に形成される膜（ペリクル）を足場とした細菌とその代謝産物（細菌間基質）からなる付着物のこと。歯肉炎よりも歯冠側に付着するものを歯肉縁上プラーク、歯肉縁より根尖側に付着したものを歯肉縁下プラークという。歯肉縁上プラークはう蝕や歯肉炎の原因となり、歯肉縁下プラークは歯肉炎や歯周炎の原因となる（p.257 参照）。

- 歯石
  - プラークが石灰化したもので、プラークと同様に存在部位により、歯肉縁上歯石と歯肉縁下歯石に分かれる。

（2）歯の着色・変色
- 歯の着色
  - 歯面の着色はタバコ、食用色素、金属などの外来性色素などの沈着によって生じる。歯の形成中にテトラサイクリン系抗生物質を服用した場合や、ヘモグロビンやビリルビンなどの代謝異常が生じたときには、形成中のエナメル質や象牙質の歯質に着色や形成不全が生じる。
- 歯の変色
  - 歯髄の出血や壊死、あるいは加齢に伴う歯質の石灰化度の変化などにより歯の色は変化する。

4）う蝕

- う蝕はプラーク（歯垢、バイオフィルム）中に存在するう蝕原性細菌が産生する酸によって歯質が崩壊することである。
- エナメル質ではエナメル小柱に、象牙質では象牙細管に沿って進行し、病巣は円錐状を呈する。これをう蝕円錐という（図3-3-5）。

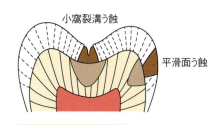

図3-3-5　う蝕円錐

（1）う蝕の分類
- 発生組織によって、エナメル質う蝕、象牙質う蝕、セメント質う蝕に分類される。
- 発生部位によって、小窩裂溝う蝕、平滑面う蝕、隣接面う蝕、歯頸部う蝕、根面う蝕などに分類される。
- 臨床的進行度によって、CO（要観察歯）、C1（エナメル質に限局するもの）、C2（象牙質に達するが歯髄には達していないもの）、C3（歯髄腔に達しているもの）、C4（残根状態のもの）に分類される。

（2）エナメル質う蝕
- 初期う蝕では、エナメル質表層は維持されており、肉眼的には白斑を呈する程度であり、再石灰化を生じていると考えられている。
- 病理組織学的には、表面から、表層、病巣体部（脱灰層）、暗層、透明層の4層からなる。表層は下層よりも石灰化度が高い表層下脱灰を呈する。
- う蝕円錐の形態は発生部位によって特徴的で、小窩裂溝部う蝕では円錐の頂点を表面に向け、平滑面う蝕では円錐の頂点は象牙質側に向かう。
- う蝕が進行し、エナメル－象牙境に達すると側方に進展し、いわゆる下掘れう蝕を呈する。

（3）象牙質う蝕

- 象牙質う蝕は、エナメル質う蝕やセメント質う蝕の継発、あるいは咬耗、摩耗により露出した象牙質表面からも生じる。
- 病理組織学的には、表層から外層（多菌層〈崩壊層〉、寡菌層、先駆菌層）と内層（混濁層〈脱灰層〉、透明層〈硬化層〉、生活反応層）の全6層からなり、う蝕検知液では外層が染色される（図3-3-6）。

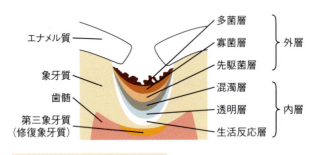

図3-3-6　う蝕象牙質の分類

- う蝕は象牙細管の走行に沿って進むので、う蝕円錐の形態は頂点を歯髄に向ける。
- う蝕により脱灰された象牙質が軟化象牙質としてう窩に残ることで、急性化膿性歯髄炎時にみられる激しい疼痛の原因となる。
- 象牙細管に沿ったう蝕の進行により、象牙芽細胞の突起が刺激され、象牙細管の石灰化や歯髄面での第三象牙質の形成などが生じる。

（4）セメント質う蝕

- 辺縁性歯周炎の進行により深くなった歯周ポケットの歯根面や、歯肉が退縮して露出したセメント質に発生するものをセメント質う蝕という。
- 病理組織学的には明かなう蝕円錐の形成はみられず、う蝕はシャーピー線維の走行やセメント層板に沿って進行し、セメント質は剝離、脱落する。

5）歯髄の病変

（1）歯髄炎

- 歯髄炎は歯髄組織に生じる炎症性疾患で、ほとんどがう蝕の継発症である。歯髄炎の前駆病変として刺激に対する歯髄の初期反応に歯髄充血がある。

Ａ．急性歯髄炎

●急性歯髄炎は滲出性炎であり、滲出物の性状から漿液性炎と化膿性炎に分けられる。

a．急性漿液性（単純性）歯髄炎

●歯髄炎の初期にあたり、漿液の滲出が著明に認められる。

b．急性化膿性歯髄炎

●急性漿液性歯髄炎を背景に細菌感染による化膿性炎を呈しており、好中球の滲出が目立つ。歯髄は軟化象牙質に覆われ仮性露髄の状態である。このことから、臨床的には、強度の急性症状として持続性、拍動性、放散性の強い自発痛を生じる。軟化象牙質が除去され、歯髄腔が開放され排膿が起こると自発痛は消退する。

Ｂ．慢性歯髄炎

a．慢性潰瘍性歯髄炎

●急性化膿性歯髄炎から軟化象牙質が除去され露髄がみられる状態。露髄面は潰瘍状となるが、肉芽組織の増殖による修復が開始される。

b．慢性増殖性歯髄炎

●慢性潰瘍性歯髄炎での肉芽組織の増殖が顕著で、キノコ状を呈するもの。歯髄ポリープや歯髄息肉とも呼ばれる。

c．上行性歯髄炎

●重度の歯周病や顎骨骨髄炎が根尖部から感染する上行性（上昇性）歯髄炎などがある。

（２）歯髄の退行性変化

Ａ．歯髄壊死、歯髄壊疽

●歯髄炎が進行し、歯髄が壊死に陥った状態を歯髄壊死といい、これに腐敗菌の感染を伴うと歯髄壊疽となる。

Ｂ．変性

●歯髄にみられる変性には、主に象牙芽細胞にみられる空胞変性や根部歯髄に多く認める石灰変性がある。石灰変性は異栄養性石灰化である。

６）歯周組織の病変

●歯周組織の病変には、う蝕、歯髄炎の継発症として生じる根尖部歯周組織の病変と歯肉炎、歯周炎に代表される辺縁部歯周組織の病変があり、ほとんどが細菌感染による炎症性病変である。

（１）根尖部歯周組織の病変

●う蝕、歯髄炎が根尖部周囲へ波及した場合や根管治療の機械的、化学的刺激などでも生じる。経過により急性根尖性歯周炎と慢性根尖性歯周炎に分けられる。

Ａ．急性根尖性歯周炎

a．急性単純性（漿液性）根尖性歯周炎

●根尖孔周囲の歯根膜組織に充血や漿液性滲出がみられ、水腫を呈する。炎症性細胞の浸潤はわずかである。

b．急性化膿性根尖性歯周炎
- 急性単純性（漿液性）根尖性歯周炎から移行することが多く、細菌感染による炎症性滲出物により根尖部の内圧は上昇し、強い疼痛（持続性、拍動性の自発痛、咬合痛、温熱痛）が特徴である。強い化膿性炎によって根尖部に膿瘍（根尖膿瘍）が形成される。炎症の波及により歯肉膿瘍や歯性上顎洞炎が生じ、顎骨骨髄炎として拡大していく。

B．慢性根尖性歯周炎
a．慢性化膿性根尖性歯周炎（慢性歯槽膿瘍）
- 多くは急性化膿性歯周炎が慢性化したものである。根尖部に生じた膿瘍は周囲をリンパ球、形質細胞、マクロファージが目立つ炎症性細胞浸潤を伴う肉芽組織に被われている。肉芽組織に接する歯槽骨では破骨細胞が活性化され、骨吸収がみられる。膿瘍はしばしば瘻を形成して口腔内外に排泄される。口腔内に排泄する場合を内歯瘻、口腔外に排泄する場合は外歯瘻と呼ぶ（図3-3-7）。

b．根尖肉芽腫
- 慢性膿瘍が肉芽組織により器質化していくことにより根尖周囲に肉芽組織と線維性結合組織が形成される状態を根尖肉芽腫と呼ぶ。

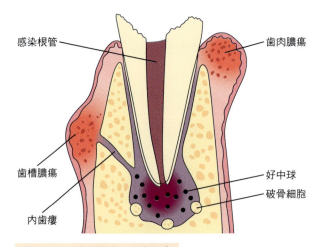

図3-3-7　根尖膿瘍から内歯瘻

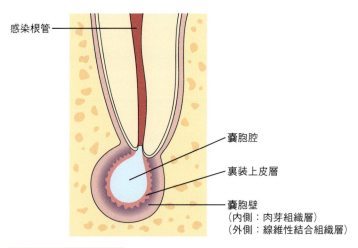

図3-3-8　歯根嚢胞

c. 歯根嚢胞
- 歯根肉芽腫に継発して、肉芽組織の最内層部に歯根膜のマラッセ上皮遺残に由来する上皮（裏装上皮）が増殖して嚢胞構造を呈するようになったものをいう。歯根嚢胞の嚢胞壁は、内層から裏装上皮層、肉芽組織層、線維性結合組織層の三層構造を呈している（図3-3-8）。

（2）辺縁部歯周組織の病変

- 歯周病とも言われ、歯周病原因菌によって起きる炎症性病変で、歯肉炎と歯周炎（辺縁性歯周炎）に分けられる。
- 歯周病原因菌で構成されるプラークの付着によって歯周組織は傷害される。
- 歯周病の発症と進行過程を病理組織学的に分類すると、開始期病変、早期病変、確立期病変、進行期病変に分けられる。
- 炎症が歯肉に限局している状態である歯肉炎は開始期～確立期病変に相当し、歯周組織に炎症が波及している歯周炎は進行期病変にあたる（図3-3-9）。

・開始期病変：プラークの付着直後から、急性滲出性炎が起きる。
・早期病変：プラーク付着開始後、8～14日程度で獲得免疫反応へ移行して歯肉炎の像を呈する。
・確立期病変：プラーク開始後2～3週で、炎症性細胞浸潤の範囲が広がる。歯肉の浮腫性腫大により歯肉ポケットは相対的に深くなる（仮性ポケットの形成）。
・進行期病変：プラーク付着開始後4週以降になると、歯肉だけでなく、根尖側の歯根膜や歯槽骨まで炎症性細胞浸潤は広がり、歯周組織の破壊（アタッチメントロス）が進み、歯周ポケットの形成、歯槽骨の吸収も著明となり、歯周炎の状態を呈する。

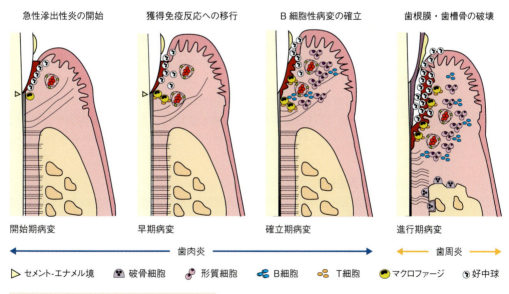

図3-3-9 辺縁性歯周炎の成立、確立

A．歯肉炎

●炎症は歯肉に限局しており、アタッチメントロスはみられない。プラーク性歯肉炎、非プラーク性歯肉炎、歯肉増殖症の3つの病変からなる。

a．プラーク性歯肉炎

・歯頸部に付着したプラークの細菌によって生じる歯肉炎であるが、プラークのみが原因で生じる歯肉炎、プラークに加えて全身因子が関連する歯肉炎、プラークと栄養障害が関連する歯肉炎がある。

b．非プラーク性歯肉炎

・プラーク細菌以外の感染による歯肉病変には、ウイルス感染や真菌感染によるものがある。

c．歯肉増殖症

・歯肉のコラーゲン線維の過剰増殖で生じる歯肉の腫大で、薬物性のものと遺伝性のものがある。

①薬物性歯肉増殖症

・フェニトイン歯肉増殖症：抗けいれん薬であるフェニトイン（ダイランチン）を長期間服用した患者の歯肉にみられる。

・ニフェジピン歯肉増殖症：高血圧の治療に用いる降圧薬（カルシウム拮抗薬）のニフェジピン服用者にみられる。

・シクロスポリン歯肉増殖症：免疫抑制薬であるシクロスポリンAを服用している患者にみられる。

②遺伝性歯肉増殖症

・まれな遺伝性疾患で、プラークとは無関係に生じる。

B．歯周炎

a．慢性歯周炎

●成人に最も多くみられる歯周炎で、歯肉の発赤、腫脹、出血、排膿など深部歯周組織の破壊による症状を呈する。プラークや歯石の沈着を伴う歯周ポケットの形成と歯肉の退縮、歯根の露出や歯の動揺がみられる。エックス線画像では水平性の骨吸収像が特徴である。

b．侵襲性歯周炎

●一般にプラークの付着量は少ないが、*Aggregatibacter actinomycetemcomitans*（*A.a* 菌）が原因菌と考えられ、急速な歯周組織の破壊と家族性に発現する歯周炎で、10 〜 30 歳代に多く発現する。全身的には健康なことが多いが、生体防御反応や免疫応答の異常が関連している。

c．遺伝性疾患に伴う歯周炎

● Papillon-Lefèvre（パピヨン・ルフェーヴル）症候群や Down（ダウン）症候群では、重度の歯周病も特徴的な症状である。

C．その他の歯周病

a．壊死性歯周疾患

●従来、急性壊死性潰瘍性歯肉炎と呼ばれていた歯肉の壊死と潰瘍形成を特徴とする病変である。症状が歯肉に限局しているものを壊死性潰瘍性歯肉炎と壊死病変が歯根膜、歯槽骨に及んだ壊死性潰瘍性歯周炎に分けられる。

b．咬合性外傷

●咬合力によって生じるセメント質、歯根膜、歯槽骨の外傷性の変化で、一次性と二次性に

分類される。歯の動揺と歯根膜腔の拡大、垂直性骨吸収を特徴とする。
- ●一次性咬合性外傷
  - ・過度な咬合力が健全な歯の歯周組織に加わることにより、歯の動揺や歯根膜腔の拡大が起こることをいう。
- ●二次性咬合性外傷
  - ・正常な咬合力であっても歯周病によって破壊された歯周組織、特に吸収した歯周組織では歯の支持力が低下するために生じる外傷のことをいう。

（3）エプーリス
- ●歯肉に生じる腫瘤で、炎症性または反応性の限局性の増殖物をエプーリスという。
  - ・肉芽腫性エプーリス：毛細血管と線維芽細胞に富む肉芽組織からなる。
  - ・線維性エプーリス：肉芽腫性エプーリスが時間の経過とともに線維化したもの。
  - ・血管腫性エプーリス：肉芽腫性エプーリスのうち、毛細血管の増生と拡張が顕著なもの。
  - ・骨形成性エプーリス：線維性エプーリスに骨に形成を伴うもの。
  - ・巨細胞性エプーリス：肉芽組織中に多核巨細胞を多数認めるもの。
  - ・妊娠性エプーリス：妊娠中の妊婦の口腔内に生じるエプーリス。病理組織学的には血管腫性エプーリスの象を呈する。
  - ・先天性エプーリス：新生児の歯肉に生じるもの。病理組織学的には顆粒細胞の増殖が目立つ。

7）口腔領域の嚢胞

- ●嚢胞とは生体に生じた袋状の病的空洞のことで、嚢胞腔内に液性あるいは半固形性の内容物をいれている。嚢胞腔の周囲には嚢胞壁が存在するが、嚢胞壁が上皮（裏装上皮）で裏打ちされているものが真の嚢胞であり、嚢胞壁に裏装上皮を伴わないものは偽嚢胞と呼ばれる。
- ●嚢胞は発生由来により歯原性嚢胞と非歯原性嚢胞に分けられ、発生機序により炎症性嚢胞と発育性嚢胞に、発生部位により顎骨内に生じる嚢胞と軟組織に生じる嚢胞に分けられる。

（1）歯原性嚢胞
- ●歯原性上皮（歯堤、エナメル器、ヘルトヴィッヒ上皮鞘およびマラッセ上皮遺残）を由来とする裏装上皮を有する嚢胞のことである。大部分は顎骨内に発生する。

A．歯根嚢胞
- ●根尖膿瘍に継発する炎症性嚢胞で、顎骨内に生じる（図3-3-8、図3-3-10）。

B．含歯性嚢胞
- ●代表的な歯原性の発育性嚢胞で顎骨内に発生する。歯冠の形成後、歯冠周囲のエナメル器が嚢胞化して生じる。嚢胞腔内に埋伏歯の歯冠部を含んでいるのが特徴である（図3-3-10）。

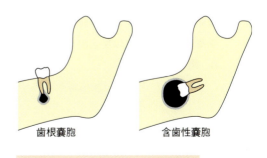

図3-3-10　歯根嚢胞と含歯性嚢胞

第3章 疾病の成り立ちと回復過程の促進

（2）非歯原性嚢胞

●裏装上皮が歯原性上皮に由来しない嚢胞のことである。顎骨内に生じるものに鼻口蓋管（切歯管）嚢胞、術後性上顎嚢胞などがあり、軟組織に生じるものに発育性嚢胞である鼻歯槽嚢胞や類皮嚢胞、類表皮嚢胞などがある。偽嚢胞である粘液嚢胞は軟組織に生じる嚢胞で最も頻度が高い嚢胞である。

A．鼻口蓋管（切歯管）嚢胞

●神経や脈管の通り道である鼻口蓋管（切歯管）の残遺上皮に由来する発育性嚢胞であり、代表的な非歯原性嚢胞である。

B．粘液嚢胞

●咬傷や外傷によって小唾液腺の導管が破綻することで生じるものを溢出型粘液嚢胞、唾石による唾液の通過障害によって生じるものを停滞型粘液嚢胞と呼ぶ（p.197 参照）。

8）口腔領域の腫瘍

●口腔領域の腫瘍は、歯原性腫瘍と非歯原性腫瘍に大別される。

（1）歯原性腫瘍

●歯の形成に関与する組織、細胞に由来する腫瘍で、多くは顎骨内に生じ、ほとんどが良性腫瘍である。

A．エナメル上皮腫

●最も頻度の多い歯原性腫瘍で、20 〜 30 歳代に好発する。下顎臼歯部、智歯部に好発し、まれに骨外の歯肉に発生する。

●良性腫瘍であり、発育は緩徐で、顎顔面部の膨隆を主訴に受診することも多い。

●エックス線写真では多胞性透過像を呈することが多いが、しばしば単胞性や埋伏歯を伴うこともある。

●病理組織学的には、腫瘍の実質は歯胚の上皮成分だけに由来し、エナメル器に類似した腫瘍実質が特徴的な濾胞型と索状に増殖し歯堤に類似した形態を呈する叢状型に分類される。

●腫瘍の実質による顎骨の吸収が顕著で、腫瘍は浸潤増殖し、外科治療後の再発も少なくないため、臨床的には準悪性腫瘍として扱う。

B．歯牙腫

●歯の発生異常によって形成された硬組織塊を特徴とする過誤腫（良性腫瘍と組織奇形の中間的な病変）で真の腫瘍ではない。

●歯科治療時のエックス線写真撮影時に偶然発見されることが多い。

●病理組織学的には集合型と複雑型に大別される。

a．集合型

・形成された歯牙様の硬組織塊は大小さまざまであっても個別に歯の集まりとして判別することができる。

b．複雑型

・形成された硬組織塊は歯の集まりとしてではなく、歯の成分（エナメル質、象牙質、セメント質）が複雑に不規則、無秩序に組み合わさった像として観察される。

（2）非歯原性腫瘍

● 歯原性組織以外の組織に由来する腫瘍で、良性上皮性腫瘍、良性非上皮性腫瘍、悪性上皮性腫瘍、悪性非上皮性腫瘍に大別される（p.181 参照）。

9）口腔領域のその他の病変

（1）口腔粘膜の病変

A．水疱性病変

a．ヘルペスウイルス感染

● 単純ヘルペスウイルス（HSV）感染

・小児のヘルペス性口唇炎や、成人では三叉神経節に潜伏感染した HSV が再度活性化することで口唇ヘルペスが発症する。口唇や口角部に多数の小水疱を形成し、水疱は自壊してびらんとなる。

● 水痘・帯状疱疹ウイルス（VZV）感染

・小児期に初感染すると水痘症（水ぼうそう）を発症する。VZV は知覚神経に潜伏し成人となって VZV が再度活性化すると帯状疱疹を発症する。口腔の帯状疱疹は三叉神経支配領域に好発し、激しい痛みを伴う。

b．手足口病

● 小児の手掌、足、口腔粘膜に水疱を形成する。コクサッキーウイルス A 群を含むエンテロウイルス各種による感染が原因となる。

c．ヘルパンギーナ

● エンテロウイルス各種の感染によって生じる。小児に夏風邪様の症状を呈するが、軟口蓋周囲に小水胞の発現が特徴である。

d．天疱瘡（尋常性天疱瘡）

● 被覆上皮である重層扁平上皮の棘細胞間の結合（デスモゾーム）を構成しているタンパク質（デスモグレイン３）に対する自己抗体によって棘細胞間の結合が破壊（棘融解）される自己免疫疾患である。

● 棘融解により上皮内水疱が形成され、粘膜や皮膚も軽度の擦過で容易に剥離して水疱を形成（ニコルスキー現象）する。病理組織学的には、上皮の基底細胞と基底膜の間の結合は保持されているので、基底細胞は基底膜側に残存しているのが観察される（図 3-3-11）。

e．類天疱瘡

● 被覆上皮である重層扁平上皮のうち基底細胞と基底膜の結合（ヘミデスモゾーム）を構成している成分に対する自己抗体によって結合が破壊されるので、上皮の全層が剥離するために上皮下水疱が形成される（図 3-3-11）。

B．潰瘍性病変

● アフタ性口内炎

・口腔粘膜疾患のなかで最も高頻度に発症する疾患であり、直径１～３mm の類円形を呈する上皮の欠落によるびらん（アフタ）を形成する。アフタの表層はフィブリン（線維素）による偽膜を形成している。繰り返しできるものを慢性再発性アフタと呼ぶ。この口腔粘膜の再発性アフタのほかに、外陰部の潰瘍、皮膚の異常（結節性紅斑様皮疹など）、眼の異常（虹彩毛様体炎など）を伴うものを Behçet（ベーチェット）病と呼ぶ。

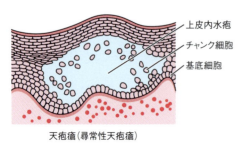

図 3-3-11　天疱瘡、類天疱瘡

口腔潜在的悪性疾患

口腔潜在的悪性疾患とは、白板症や紅斑症に代表されるこれまで前癌病変として考えられていた病変と、扁平苔癬や梅毒性口内炎に代表される前癌状態について、いずれも口腔がんへ進展する危険性を有する前駆病変と臨床症状として統一したものをいう。

C．白色病変

●口腔扁平苔癬
・皮膚疾患としての扁平苔癬が口腔粘膜に生じたもので、両側の頬粘膜に生じることが多い。肉眼的には白色のレース模様を呈する。

●口腔カンジダ症
・口腔常在菌であるカンジダ菌の日和見感染症として、高齢者や幼児、免疫不全患者で発症することが多い。臨床的に病変は偽膜状で白色を呈し、ガーゼで拭き取れるとされるが、発赤の目立つものや、舌背の正中に菱形の発赤として観察される正中菱形舌炎なども含まれる。

●白板症
・口腔粘膜に生じた白色の板状あるいは斑状の角化性病変のことである。病理組織学的には、過角化を主体とし、軽度の上皮異形成を呈することもある。しかし、口腔潜在的悪性疾患であり、高度の上皮異形成症あるいは上皮内癌などを呈する場合や、口腔扁平上皮癌の白板型と呼ばれる浸潤癌の像を呈していることもある。

D．黄色病変

●フォーダイス斑
・口唇や頬粘膜に粟粒状の黄白色斑としてみられる。異所性に形成された皮脂腺が原因である。

E．赤色病変

●紅斑症
・口腔粘膜に生じた鮮紅色の斑状あるいは板状の病変で、口腔潜在的悪性疾患の一つであり、高度の上皮異形成や上皮内癌の象を呈していることも多い。

F．黒色病変（色素性病変）

●メラニン沈着症
・多くの場合は、喫煙や紫外線あるいは炎症性病変などの刺激によって、上皮基底膜に組み

込まれたメラニン色素産生細胞（メラノサイト）の増加や機能亢進によってメラニン色素の沈着を呈するものであるが、Addison（アジソン）病やポイツ・ジェガース症候群などの全身疾患に関連して生じるものもある。歯科用金属などの異物に代表される外来性色素の沈着やメラノサイトに由来する腫瘍性病変との鑑別が重要である。

●腫瘍性病変

・色素性母斑（黒子）：メラノサイトに由来する良性腫瘍を色素性母斑（黒子）という。

・悪性黒色腫：メラノサイトに由来する悪性腫瘍を悪性黒色腫といい、全身への血行性転移やリンパ行性転移を起こしやすく、きわめて悪性度が高く、予後不良の悪性腫瘍である。口腔では口蓋や歯肉にみられる。

G．舌の病変

●毛舌

・舌背の糸状乳頭の角化亢進によって延長することで毛が生えたようにみえるものをいう。多くの場合は細菌性の色素沈着によって黒褐色を呈することから黒毛舌とも言われる。

●地図状舌

・舌背で糸状乳頭が部分的に消失することで不規則な紅斑状を呈することから舌に地図のような模様が生じる。

●溝状舌

・舌背に多数の溝状の亀裂が生じる病態である。メルカーソン・ロゼンタール症候群では、溝状舌のほかに、顔面神経麻痺や肉芽腫性口唇炎を伴うことが特徴である。

●正中菱形舌炎

・舌背の中央に菱形の紅斑を呈する病態だが、口腔カンジダ症に関連する。

●萎縮性舌炎

・舌粘膜の乳頭が萎縮することで舌背は平滑になり、疼痛や味覚障害を訴えることも多い。ビタミン B_{12} 欠乏症である悪性貧血にみられるハンター舌炎・メラー舌炎や鉄欠乏性貧血を背景とする Plummer-Vinson（プランマー・ビンソン）症候群の症候としても生じる。

（2）顎骨の病変

A．炎症性病変

a．急性化膿性骨髄炎

●主に化膿性レンサ球菌による顎骨の急性化膿性炎のことで、根尖性歯周炎からの感染が多い。重度の辺縁性歯周炎や智歯周囲炎、抜歯創の感染からも生じる。しばしば顎骨の壊死を伴うが、壊死した骨組織は腐骨と呼ばれる。

b．慢性化膿性骨髄炎

●急性化膿性骨髄炎が慢性化したものが多い。

c．慢性硬化性骨髄炎

●慢性的な炎症性刺激によって骨破壊よりも骨造成が目立つ骨髄炎をいう。

d．化骨性骨髄炎（ガレー骨髄炎）

●エックス線写真上で、慢性の炎症性刺激によって刺激された骨膜に存在する骨芽細胞の活性化により骨皮質表面に直交する向きに細長く新生骨梁が多数観察されるのが特徴である。若年者の下顎骨にみられる。

e. 顎放線菌症

- 口腔常在菌である放線菌の感染によって生じる慢性骨髄炎ある。通常は化膿性菌との混合感染で、抜歯後などに発症することが多い。臨床的には瘻孔の形成、排膿された膿汁には多数の放線菌が含まれ、軟組織に波及すると硬化して板状硬結を形成する。

f. 薬剤関連顎骨壊死（MRONJ）

- 特定の薬剤によって、顎骨が壊死することを薬剤関連顎骨壊死と呼ぶ。
- 骨粗鬆症の治療やがんの骨転移予防のため、ビスホスホネート製剤や骨吸収抑制剤などが用いられることが多い。
- これらの薬剤を注射したり、服用している患者において、抜歯などの観血歯科処置を行った後、顎骨が壊死することがある。
- 抜歯などの観血歯科処置を施行する前に、これらの薬剤の使用の有無を必ず問診しなければならない。

B．腫瘍性病変

- 顎骨に生じる腫瘍に類似した良性病変として、線維性異形成症、中心性巨細胞肉芽腫、ケルビズムなどがある。

（3）顎関節の病変

- 顎関節症
  - ・顎関節や咀嚼筋の疼痛、関節音、開口障害などを主症状とする総称で、原因としては咬合異常、ブラキシズム、ストレス、顎関節の外傷などが考えられ、咀嚼筋痛障害、顎関節痛障害、顎関節円板障害や変形性顎関節症が種々の割合で相関している。

（4）唾液腺の病変

- 唾液腺は唾液分泌を行う腺房細胞と導管からなる線上皮組織を主として構成されている。唾液腺の病変としては、炎症や唾液分泌の障害を特徴とするものだけでなく、唾液腺構成細胞を由来とする唾液腺腫瘍が生じる。

A．非腫瘍性病変

a. 流行性耳下腺炎

- ムンプスウイルス感染による耳下腺の炎症で、おたふく風邪とも言われる。小児期に両側性耳下腺炎として発症する。成人になってから感染すると精巣炎や卵巣炎を合併することもあり、不妊の原因となることがある。

b. Sjögren（シェーグレン）症候群

- 中高年の女性に好発し、口腔乾燥（ドライマウス）と乾燥性角結膜炎（ドライアイ）を主徴とする自己免疫疾患であり、関節リウマチや全身性エリテマトーデスなどの膠原病を伴うことがある。
- 血液検査で、特異的自己抗体として、抗SS-A/Ro抗体や抗SS-B/La抗体に高値を認める。
- 口腔乾燥により口腔粘膜の灼熱感、疼痛、味覚異常、う蝕・歯周病の多発、口腔カンジダ症、溝状舌、舌乳頭の萎縮などがみられる。

c. 唾石症

- 唾液腺に生じる結石症（結晶体変性）のことで、腺体内や導管内にリン酸カルシウムからなる唾石が形成されることで急性あるいは慢性の唾液腺炎が生じる。顎下腺の排泄導管部

が好発であり、排泄障害が高度の場合には、食事時に唾液腺の腫脹（唾腫）や強い痛み（唾疝痛）や排膿（唾膿漏）を認めることがある。

d．粘液嚢胞

- 下口唇や舌下面の小唾液腺に好発する。舌下面の舌尖部に生じたものはBlandin-Nuhn（ブランディン・ヌーン）嚢胞といい、顎下腺や舌下腺の導管に関連して口底部に生じたものはガマ腫（ラヌーラ）という。

B．唾液腺腫瘍

- 唾液腺腫瘍の病態は複雑で診断も多岐にわたるが、代表的な病態として良性腫瘍の多形腺腫とワルチン腫瘍、悪性腫瘍としての粘表皮癌、腺様嚢胞癌がある。

10）口腔の創傷治癒

- 抜歯創は粘膜の治癒と骨の治癒からなり、二次治癒の形態をとる。抜歯創の治癒過程は血餅期（凝血期）、肉芽組織期、仮骨期、治癒期に分けられる（図3-3-12）。

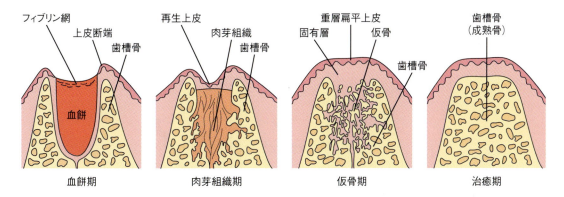

図3-3-12　抜歯窩の治癒過程

①血餅期（凝血期）抜歯直後〜1週頃
・抜歯窩は血餅と言われる凝血塊で満たされる。2〜4日で肉芽組織の増殖が開始され、周囲の歯肉上皮からも再生が始まる。

②肉芽組織期　抜歯後1〜3週頃
・肉芽組織によって血餅は置換されて、創面は再生した上皮で覆われる。抜歯窩の既存の歯槽骨に骨芽細胞が出現し、骨新生が開始される。

③仮骨期　抜歯後1〜1.5カ月
・抜歯窩が新生骨（仮骨）で満たされる。

④治癒期　抜歯後2〜3カ月
・新生骨は成熟骨となり、周囲の既存骨との境界が不明瞭となっていく。
・抜歯創の治癒が良好に経過するためには抜歯窩が血餅に満たされることが不可欠であり、治癒過程の初期において、血餅が脱落、消失した場合には抜歯窩の骨面が露出する（ドライソケットの形成）こととなり、抜歯創の治癒不全の原因となる。

（村上　聡）

4 微生物

1）微生物の種類

微生物は肉眼で見えない大きさであり、細菌、ウイルス、真菌、原虫に分類される。細菌は核膜をもたない原核生物であり、真菌、原虫は核膜をもち、真核生物に分類される。ウイルスは微生物であるが、生きた細胞に寄生しないと増殖できないため、一般的に生物に分類されない。ウイルスの大きさは光学顕微鏡では見ることができず、10〜100 nm 程度である。細菌は1〜5 μm 程度、真菌や原虫は大部分が5 μm 以上である。ヒトの細胞は多くが10 μm 程度である（p.209 図 3-4-14）。

（1）細菌
A. 形態

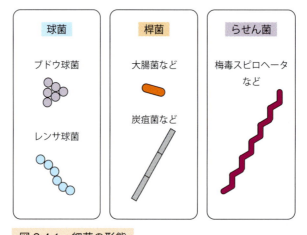

図 3-4-1　細菌の形態

- 細菌は、大部分が1〜5 μm 程度の大きさで、光学顕微鏡で観察することができる。形は、球状（球菌）、桿状（桿菌）、らせん状（らせん菌）の3つに分類される。細菌の分裂形式によって、ブドウの房状に菌体が集合しているもの（ブドウ球菌）、菌体が連なった形態のもの（レンサ球菌、レンサ桿菌）、決まった個数が並んでいるもの（双球菌など）が存在する（図 3-4-1）。

B. 構造
- 細胞壁：多糖とペプチドからなるペプチドグリカンと呼ばれる構造をとる。グラム陽性菌はペプチドグリカンの層が数十層積層して細胞壁がぶ厚い。一方で、グラム陰性菌はペプチドグリカン層が数層で細胞壁が薄い（図 3-4-2）。細胞壁は強固な構造で、菌体を一定の形態に維持する働きをしている。

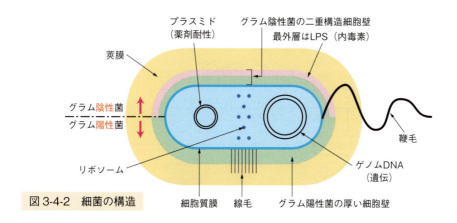

図 3-4-2　細菌の構造

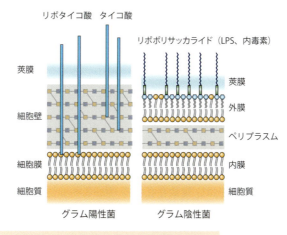

図 3-4-3　グラム陽性菌とグラム陰性菌の表層構造の違い

- 細胞膜：グラム陽性菌では、細胞壁の内側に細胞膜がある。グラム陰性菌は、外膜と内膜と呼ばれる2つの膜をもつ。細胞膜と内膜は脂質二重膜である。外膜は、通常の脂質二重膜と異なり、内側はリン脂質だが、外側はリポ多糖（LPS）によって構成されている。
- リボソーム：RNAとタンパク質からなる、タンパク質合成を行う細胞内小器官である。
- ゲノム DNA：環状の二本鎖 DNA が細胞質内に存在している。
- プラスミド：ゲノム DNA とは独立して存在する、小さな環状の二本鎖 DNA である。薬剤耐性遺伝子などを含み、細菌に薬剤耐性などの形質を付与する。
- リポ多糖：内毒素、エンドトキシン、LPS とも呼ばれる。グラム陰性菌がもつ毒素で、熱に強く、発熱作用やショックを引き起こすなど多様な毒性をもつ。
- 莢膜：菌体の細胞壁の外側を覆う膜で、多くの場合は多糖で構成されている。ヒトの免疫による殺菌から逃れる働きをもつ。
- 鞭毛：菌が動くために用いられる。鞭毛が回転することで菌体が移動する。
- 線毛：菌が生体または他の菌に付着するために用いられる。
- ほとんどの細菌は、グラム染色と呼ばれる染色法によって、濃い紫色に染まるグラム陽性菌と、ピンク色に染まるグラム陰性菌に分けられる。この染色性の違いは、それぞれの細胞壁の厚みの違いに起因する（図 3-4-3）。

C. 代謝

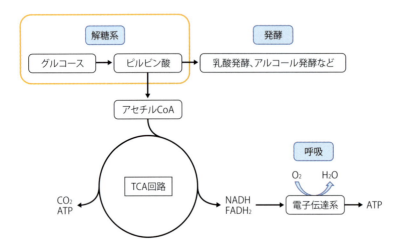

図 3-4-4　細菌の代謝経路

- 細菌は栄養素を外界から取り込んでエネルギーを産生したり、自ら構成成分をつくり出したりする。この作用を**代謝**という。菌の種類によりこれらの代謝経路はさまざまであり、それぞれ自らの生存環境に適応したものに進化している。
- 細菌のエネルギー産生経路は、複数存在する（図 3-4-4）。グルコースなどの糖を利用してエネルギーを産生する経路は、**解糖系経路**（Embden-Meyerhof 経路）と呼ばれる。
- 解糖経路で産生されたピルビン酸を嫌気的条件下で還元することで、乳酸やアルコールなどが産生される。ピルビン酸から乳酸を産生する経路は**乳酸発酵**、アルコールを産生する経路は**アルコール発酵**と呼ばれる。
- 酸素の存在下で、ピルビン酸を代謝することで、アセチル CoA を経て **TCA 回路**によって二酸化炭素と水素にまで分解される。TCA 回路から**電子伝達系**と呼ばれる経路の代謝が起こることで、酸素を利用した爆発的なエネルギーの獲得が可能である。この回路は嫌気性菌ではない場合が多い。

D. 増殖

- 細菌は無性生殖による二分裂によって増殖する（図 3-4-5）。菌の増殖に必要な条件や環境は、菌の種類により大きく異なる。人工的に細菌を増殖させるため、菌に応じたさまざまな培養法や培地が開発されている。しかし、いまだに人工的な増殖が困難な細菌が多数存在する。
- 菌の発育には、栄養、酸素の有無、温度、pH、塩濃度（浸透圧）が強く影響する。増殖に酸素が必要な細菌は**好気性菌**、酸素のない環境でのみ増える菌は**嫌気性菌**（偏性嫌気性菌）と呼ばれる。酸素の有無にかかわらず増える菌は、**通性菌**（通性嫌気性菌）である（図 3-4-6）。病原細菌の多くはヒトの体内で増殖するため、37℃付近を好むものが多い。塩濃度が高いと増殖できない細菌が多いが、海に存在する腸炎ビブリオは 3% 程度の塩濃度を好む。また、黄色ブドウ球菌やリステリア菌は 10% 程度の塩濃度でも増殖することができ、耐塩菌とも呼ばれる。

- バシラス属とクロストリジウム属の細菌は、栄養状態の悪化など、周囲が増殖に適さない環境となった場合に、芽胞を形成する。芽胞は乾燥、熱、薬剤などに非常に耐久性が強い。特に、煮沸による消毒で殺すことは困難で、殺菌するためには、高圧蒸気滅菌器による2気圧、121℃、20分間の加熱などが必要である。芽胞状態の菌は休眠している状態で増殖することはない。周囲の環境が増殖に適したものに回復すると、通常の細菌に戻って再び増殖する。

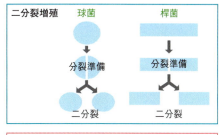

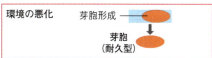

図3-4-5　細菌の増殖

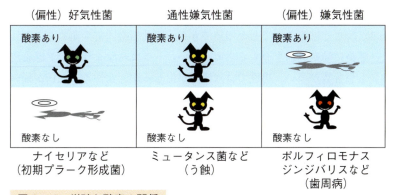

図3-4-6　増殖と酸素の関係

E. 代表的な一般病原細菌

- 黄色ブドウ球菌（*Staphylococcus aureus*）
    - グラム陽性の通性菌で、ブドウの房のように球状の菌体が集まっている。鼻咽腔、腸管、会陰部、皮膚などから分離され、さまざまな化膿性疾患を引き起こす。また、加熱しても失活しない毒素を産生し、食中毒の原因となる。ペニシリン系の抗菌薬であるメチシリンに耐性をもつ、メチシリン耐性黄色ブドウ球菌（methicillin-resistant *Staphylococcus aureus*；MRSA）が社会的な問題となっている。
- 肺炎レンサ球菌（*Streptococcus pneumoniae*）
    - グラム陽性の通性菌で、球状の菌体がレンサ状に連なっている。肺炎、小児の中耳炎、成人の髄膜炎から最も高頻度に分離される細菌である。莢膜多糖を抗原とするワクチンが実用化されている。
- 大腸菌
    - グラム陰性の通性桿菌で、ヒトや動物の腸管内に常在している。大腸菌はヒトにビタミンなどを供給している一方で、感染症を引き起こす病原性の大腸菌も存在する。過去には、腸管出血性大腸菌によって大規模な食中毒が引き起こされた。

- 緑膿菌
  - グラム陰性の好気性桿菌で、鞭毛により運動する。水回りなどの生活環境中に広く存在し、健常人には病原性を示すことはまれである。一方で、免疫が低下している患者に感染する日和見感染の原因となる。薬剤耐性を獲得しやすく、多剤耐性緑膿菌による感染拡大は強く警戒されている。
- マイコプラズマ属
  - 細胞壁をもたない特殊な細菌である。0.45 μm のフィルターを通過できる。細胞壁をもたないために、ペニシリン系やセフェム系などの薬剤は無効である。マイコプラズマ属の代表的な病原細菌は肺炎マイコプラズマである。
- リケッチア目
  - グラム陰性の小型の球桿菌である。細胞の中でしか増殖できない偏性細胞内寄生菌である。多くはノミやダニなどの節足動物に噛まれることによって感染する。
- クラミジア属
  - リケッチアと同じく細胞の中でしか増殖できない偏性細胞内寄生菌である。リケッチアと異なり、感染に節足動物を介する必要がない。トラコーマクラミジア感染症は性感染症として最も患者数が多い。男性では尿道炎が生じるが、女性では症状が軽いことも多い。しかし、不妊の原因や新生児の結膜炎や肺炎などの原因となるので注意が必要である。

（2）ウイルス

A. 構造

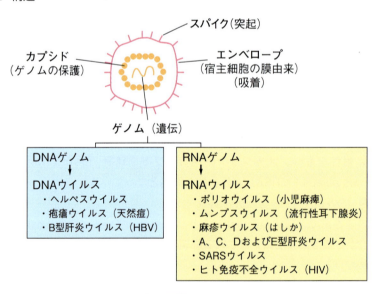

図 3-4-7　ウイルス粒子の構造と機能

- ウイルスは、細菌、真菌、原虫といった他の微生物とは異なり、生きた細胞に寄生しないと自己を複製することができない。細胞としての構造をもっておらず、代謝も行わないため、微生物であるが、一般的に生物には分類されない。

- ウイルスは、DNA あるいは RNA のどちらか一方からなる核酸と、それを保護するカプシド（タンパク質の殻）からなる（図3-4-7）。ウイルスの種類によっては、カプシドの外側に宿主細胞の脂質二重膜（細胞膜、核膜）由来のエンベロープをもつものもある。核酸としてDNAをもつものはDNAウイルス、RNAをもつものはRNAウイルスと呼ばれる。非常に小さいために光学顕微鏡で見ることはできず、観察するためには電子顕微鏡などが必要となる。

B. 増殖

- ウイルスは生きた細胞に感染し、その細胞の代謝系を借りなければ増殖できない。ウイルス粒子の感染は細胞への吸着から始まる（図3-4-8）。ウイルス表面のタンパク質と、宿主細胞（標的細胞）表面のタンパク質の結合により、ウイルスは宿主細胞表面に吸着する。結合する宿主細胞表面のタンパク質をウイルスのレセプターという。ウイルスはレセプターをもつ細胞にしか感染できない。すなわち、ウイルスが感染する細胞はウイルスの種類により異なる。

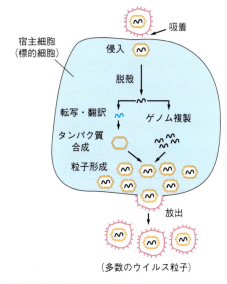

図3-4-8　ウイルスの増殖

- 吸着したウイルスは、細胞の取り込み作用（エンドサイトーシス）や細胞膜とウイルスエンベロープの膜融合により細胞内に侵入する。細胞内に侵入したウイルスのカプシドは分解され、核酸が遊離する。これを脱殻という。細胞に感染したウイルスが脱殻し、再び粒子を形成するまでは、見かけ上ウイルスが存在していない状態となる。このウイルス粒子の消失期間を暗黒期という。
- 細胞内に遊離したウイルス核酸の遺伝情報から、ウイルスタンパク質が合成される。ウイルスタンパク質の一部は、ウイルス核酸の複製を行う。複製されたウイルス核酸と、構造タンパク質が集合し、ウイルス粒子が組み立てられる。完成したウイルス粒子は細胞外へ放出される。この際に、一部のウイルスは宿主細胞の細胞膜をエンベロープとして利用する。

C. 代表的なウイルス

- ヘルペスウイルス
  - エンベロープをもつDNAウイルスで、ヒトに感染するものは9種類報告されている。体外から外因感染した後に、終生体内に潜伏感染し、ときに再活性化して内因感染を引き起こす。単純ヘルペスウイルスや水痘・帯状疱疹ウイルスが含まれる。単純ヘルペスウイルスは口唇ヘルペスや性器ヘルペスを引き起こす。水痘・帯状疱疹ウイルスは主に小児に水痘（水ぼうそう）を、成人には主に内因感染により帯状疱疹を引き起こす。
- B型肝炎ウイルス
  - DNAウイルスで、急性肝炎や、慢性肝炎とそれに引き続く肝癌の原因となる。血液や性行為を介して感染するほか、出産時の母子感染によっても感染する。特に医療従事者

第3章　疾病の成り立ちと回復過程の促進

は、針刺し事故による感染に注意する必要がある。B型肝炎に対しては、予防ワクチンが実用化されている。

●インフルエンザウイルス
・RNAウイルスで、飛沫を介して気道に感染してインフルエンザを引き起こす。ウイルス粒子内部のタンパク質の抗原性によってA、B、C型に分けられる。A型はウイルス表面のタンパク質であるヘマグルチニン（HA）とノイラミニダーゼ（NA）の抗原性により、さらに亜型に分けられる。インフルエンザウイルスに対しては、ヘマグルチニンを抗原とするワクチンが実用化されている。また、オセルタミビル（商品名：タミフル）などのノイラミニダーゼ阻害薬や、RNAポリメラーゼ阻害薬であるファビピラビル（商品名：アビガン）が治療薬として認可されている。

●C型肝炎ウイルス
・RNAウイルスで、急性肝炎や慢性肝炎、肝硬変、肝癌の原因となる。血液を介した感染が多いが、性感染や母子感染もある。B型肝炎同様に、針刺し事故による感染に注意する必要がある。ワクチンは実用化されておらず、インターフェロンやインターフェロンフリーの飲み薬を用いた治療が行われる。

●ヒト免疫不全ウイルス（HIV）
・レトロウイルス科のRNAウイルスである。ヒトのヘルパーT細胞に感染して、重度の免疫不全を引き起こす。HIV感染により引き起こされた免疫不全に、感染症やがんなどの二次疾患を合併した病態をAIDS（後天性免疫不全症候群：エイズ）という。血液を介した感染や性行為、母子感染が感染経路となる。

●新型コロナウイルス（SARS-CoV-2）
・RNAウイルスで、主にウイルス粒子を含んだ唾液の飛沫やエアロゾルや接触によって感染する。罹患しても多くは軽症で経過する一方で、一部の変異型の重症例では季節性インフルエンザと比べて死亡リスクが高い。特に、高齢者や基礎疾患のある患者では重症化するリスクが高い。密閉空間（換気の悪い密閉空間である）、密集場所（多くの人が密集している）、密接場面（互いに手を伸ばしたら届く距離での会話や発声が行われる）という3つの条件が同時に重なる場（いわゆる3密）では、感染を拡大させるリスクが高いと考えられている。新型コロナウイルスによる感染症はCOVID-19と呼ばれる。

（3）プリオン

●プリオンと言われるDNA、RNAのいずれも含まない感染性のタンパク質が、ヒトのクロイツフェルト・ヤコブ病や、ウシの海綿状脳症（いわゆる狂牛病）を引き起こす。正常型プリオンが異常化して蓄積することで発症する。

（4）真菌・原虫

●真菌および原虫は細胞内に核膜を有する真核生物である。真菌は細菌とは全く異なる生物であり、カビや酵母、キノコが含まれる。真菌は細胞壁をもち、運動性はないが、原虫は細胞壁をもたず、運動性を有する。

A．代表的な真菌・原虫
●*Candida albicans*（カンジダ アルビカンス）

- 健康なヒトの口腔・消化管・膣などに常在している真菌で、宿主の免疫低下によって日和見感染を引き起こす。歯科領域においては、義歯表面に*Candida albicans*がバイオフィルムを形成して口腔粘膜に炎症を引き起こす義歯性カンジダ症が知られている。
- ●マラリア原虫
  - 原虫でヒトのマラリアの原因となる。マラリアはハマダラカを介して感染し、ヒトの体内では肝細胞内で増殖した後に赤血球の中で増殖する。日本における感染はまれだが、熱帯・亜熱帯地方で毎年数億人が感染し、100万人以上が死亡している。
- ●歯肉アメーバ
  - 口腔内で常在する原虫で、プラーク中に検出されるが、病原性には不明な部分が多い。

2) 微生物の顕微鏡による観察　図 3-4-9

光学顕微鏡

1,000倍観察のために油浸オイル使用。
グラム染色判定。

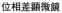位相差顕微鏡

生きた細菌、無染色標本。菌の外形、菌の動き（鞭毛をもつ菌など）がわかる。

暗視野顕微鏡

生きた細菌、無染色。視野が黒で細菌は光って見える。菌の外形がわかる。

蛍光顕微鏡

紫外線による蛍光色素の発色を利用。
病原体の構造や部位を観察。

電子顕微鏡

電子線を利用。
病原体の超微細構造を観察。

図 3-4-9　顕微鏡観察

- ●光学顕微鏡：多くの細菌の大きさは1〜5 μm程度であり、肉眼で見ることはできない。可視光の波長の関係で、0.2 μm程度が光学顕微鏡の解像度の限界である。菌体は通常透明であり、染色していない菌体は光学顕微鏡で観察しづらいため、一般的にグラム染色などによって染色した後に観察する。
- ●位相差顕微鏡：照明が標本を通過する際に、標本によって回折した光路と、照明の直接光との光路の差を利用して、透明な標本に明暗のコントラストをつけて観察する。生きた細菌や運動性細菌の観察に適している。
- ●暗視野顕微鏡：対物レンズには直接光を入れず、側面から標本に光を当て、標本によって散乱・回折した光を観察する。暗い視野のなかで、標本が輝いて見える。無染色での観察に適している。

- 蛍光顕微鏡：蛍光色素で標識した標本や、標本の蛍光タンパク質から発する蛍光で像を観察する。暗い視野のなかで光る蛍光を観察するため、検出したい部位を特異的に標識することで特異的な識別が可能になる。
- 電子顕微鏡：可視光線の代わりに電子線を用いて像を観察する。波長の違いにより、ナノメートル（nm）単位の微細な観察が可能になる。ウイルスの形態を観察するには電子顕微鏡が必要である。電子顕微鏡には透過型電子顕微鏡（TEM；transmission electron microscopy）と走査電子顕微鏡（SEM；scanning electron microscope）がある。透過型電子顕微鏡では薄く切った対象物に電子線を透過させ、内部構造を観察する。一方で、走査型電子顕微鏡では、電子線で試料表面を走査することで試料表面の凹凸を観察できる。

3）微生物の病原性

（1）毒素

表 3-4-1 外毒素と内毒素の特徴

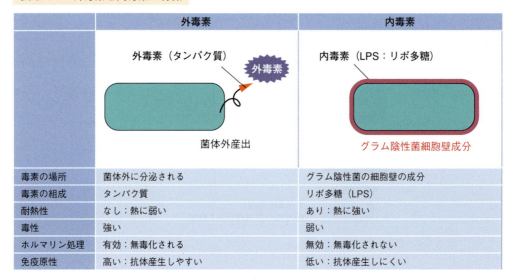

	外毒素	内毒素
毒素の場所	菌体外に分泌される	グラム陰性菌の細胞壁の成分
毒素の組成	タンパク質	リポ多糖（LPS）
耐熱性	なし：熱に弱い	あり：熱に強い
毒性	強い	弱い
ホルマリン処理	有効：無毒化される	無効：無毒化されない
免疫原性	高い：抗体産生しやすい	低い：抗体産生しにくい

A．外毒素と内毒素　表 3-4-1

- 外毒素は、菌体外に分泌されるタンパク質性の毒素で、熱に弱いものが多い。内毒素と比べると毒性が強い（ng〜μg量で作用する）。タンパク質であるために抗原性は良好で、抗体が産生されると毒素を中和するように働く。また、ホルマリン処理で無毒化される。一部の外毒素はホルマリン処理されたトキソイドとして、ワクチン抗原に利用される（図 3-4-10）。
- 内毒素は、グラム陰性菌の細胞壁構成成分であるリポ多糖（LPS）で、熱に強い。外毒素に比べ毒性は弱い（μg〜mg量で作用する）。菌体が破壊されることで遊離し、感染時の発熱、ショックなどの多様な反応を惹起する（図 3-4-11）。

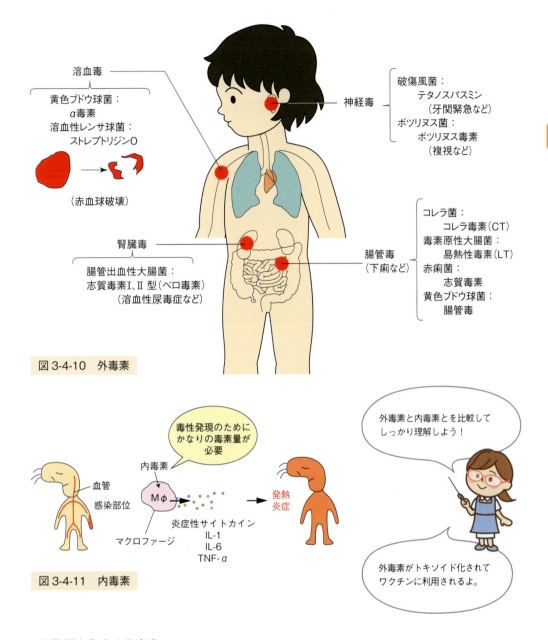

図 3-4-10 外毒素

図 3-4-11 内毒素

B. 細胞膜を傷害する毒素
- 化膿レンサ球菌、ウエルシュ菌、黄色ブドウ球菌などは赤血球の細胞膜を破壊して溶血活性を示す溶血毒（ヘモリジン）を産生する。
- 黄色ブドウ球菌のロイコシジンや歯周病原性細菌の *Aggregatibacter actinomycetemcomitans*（アグリゲイティバクター アクチノミセテムコミタンス）のロイコトキシンは、白血球を傷害する。

C. 神経毒素
- ボツリヌス菌のボツリヌス毒素は、神経筋接合部や副交感神経終末に働き、弛緩性の麻痺を起こす。
- 破傷風菌の毒素テタノスパスミンは脊髄の抑制性の神経シナプスに作用し、骨格筋の強直を起こす。顔面では牙関緊急（開口障害）を引き起こす。

D. 腸管毒素（エンテロトキシン）

- コレラ菌のコレラ毒素、大腸菌の易熱性毒素や耐熱性毒素は、水、電解質の分泌を亢進させる腸管毒である。
- 黄色ブドウ球菌のエンテロトキシンは、耐熱性の毒素で、嘔吐作用とスーパー抗原としての働きをもつ。スーパー抗原は、非特異的なT細胞の活性化を引き起こし、発熱、発疹、ショックなどの症状を引き起こす。

（2）菌体表層物質

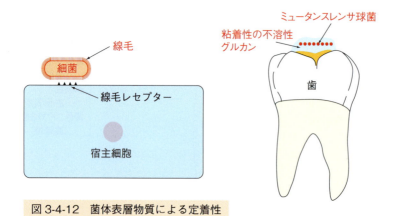

図3-4-12　菌体表層物質による定着性

- 一般的に、病原性の細菌はヒトの体内に付着して増殖する。細菌が、ヒトの粘膜などに付着するために有する因子を付着因子や定着因子という。ほとんどの付着因子は、細菌の表面に存在する。代表的な付着因子は、大腸菌などがもつ線毛である。線毛は、宿主細胞の表面にある線毛レセプターと結合する（図3-4-12）。そのほかに、菌体表層のタンパク質も、宿主がもつ分子と結合して付着因子として働くものが多く存在する。
- また、う蝕の原因となるミュータンスレンサ球菌は、スクロースから粘着性の不溶性グルカンを産生し、歯の表面に強固に付着する。
- 鞭毛で運動する細菌は、粘膜表面の粘液を通過することで上皮細胞に到達して定着する。

（3）組織破壊酵素

- 多くの病原細菌は、宿主の細胞間の組織（細胞外マトリックス）や、細胞のタンパク質、糖鎖などを分解する酵素を産生する。これらの酵素によって、宿主の組織を破壊することで菌体の生体内での拡散や病巣の形成を行う（図3-4-13）。また、一部の細菌は、分解した宿主の成分を自身の栄養として取り込む。

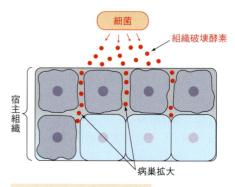

図3-4-13　組織破壊酵素

A. プロテアーゼ
- タンパク質を分解する酵素を総称して、プロテアーゼまたはタンパク質分解酵素という。特定のタンパク質しか分解しない酵素や、さまざまなタンパク質を分解する酵素など、酵素の種類によって分解するタンパク質の種類は異なる。タンパク質の一種であるコラーゲンを分解するコラゲナーゼなどが含まれる。

B. ヒアルロニダーゼ
- 糖鎖の一種で、結合組織の成分であるヒアルロン酸を分解する酵素をヒアルロニダーゼという。

C. DNA分解酵素
- 宿主のDNAを分解する酵素で、宿主の殺菌機構からの回避などに働いている。

POINT　微生物の大きさの比較

細胞の大きさと比較して、微生物のそれぞれの大きさの違いを把握しておこう。

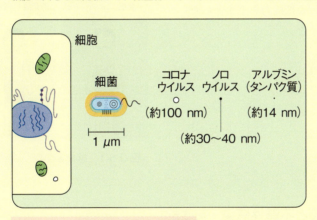

図 3-4-14　微生物の大きさの比較

（山口雅也、川端重忠）

5　感染

1）感染の成立

（1）感染と発症　図3-5-1

- **感染**とは、ウイルス、細菌、真菌、原虫や寄生虫などの微生物が体内に侵入し、増殖することをいう。感染が引き起こすさまざまな病気を**感染症**、病気の症状が出ることを**発症**という。
- 感染症の原因となる微生物を**病原体**という。感染は、病原体の感染力がヒト（宿主）の抵抗力を上まわったときに成立する。

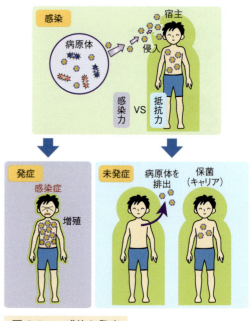

図3-5-1　感染と発症

（2）顕性感染と不顕性感染　図3-5-2

- **顕性感染**とは、感染して発症した場合をいう。病原体の感染量が一定量を超える（体内で増殖する）と症状が出現する。発症ラインは病原体ごとに異なる。感染しても症状が出ない場合を**不顕性感染**という。
- 病原体が体内に侵入して、発症するまでの間を**潜伏期間**という。病原体ごとに異なり、数時間のものもあれば、数年に及ぶものもある。
- **治癒**とは、病原体が体外に排出された状態をいう。治癒した宿主は、その病原体に対する獲得免疫をもつ。症状がないまま感染が続くことを持続感染という。
- **無症候性保菌者**（キャリア）とは、感染はしているが症状がない宿主をいう。発症している患者と同様に、感染源になりうる。感染の自覚がないため、病原体を広範囲に伝播させる可能性がある。

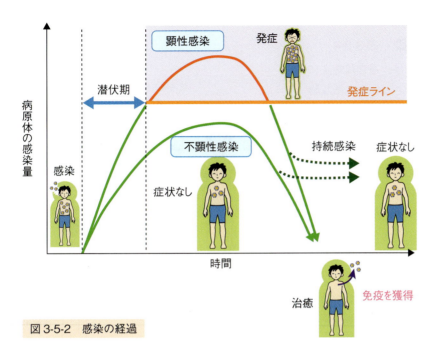

図 3-5-2　感染の経過

2）感染の種類

（1）日和見感染　図 3-5-3

- 日和見感染とは、感染力が弱い病原体（日和見病原体）が、高齢者や免疫不全症患者などの感染に対する抵抗力が低下している易感染宿主に感染し、感染症を起こすことをいう。
- *Candida albicans*（カンジダ アルビカンス）や表皮ブドウ球菌などの日和見病原体は、健常時は生体に定着・保菌状態であるが、易感染宿主となったときに体内で病原性を発揮し、日和見感染を起こすものもある（内因感染）。

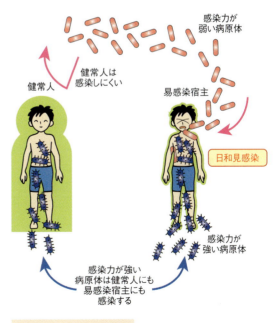

図 3-5-3　日和見感染

211

（2）内因感染　図 3-5-4

- 内因感染とは、通常は宿主に病原性を示さない常在微生物叢が、宿主の状態の変化に伴って、病原性を発揮するようになることをいう。一方、外界からの病原体の伝播による感染を外因感染という。
- 内因感染には、菌交代現象や日和見感染が含まれる。菌交代現象とは、抗菌薬の長期使用により正常微生物叢のバランスがくずれ、抗菌薬が効かない微生物種が異常増殖することをいう。菌交代現象による内因感染により、口腔カンジダ症が発症する。

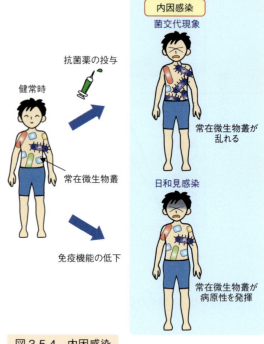

図 3-5-4　内因感染

（3）院内感染

- 院内感染とは、医療施設で患者や医療従事者が新たな感染を受けて発症することをいう。一方、医療施設外で起こる感染を市中感染という。
- 入院患者には易感染宿主が多いため、日和見感染を起こしやすい。また、抗菌薬を頻用する院内では耐性菌が存在することも多く、発症すると難治化しやすい。院内感染を起こす病原体として、メチシリン耐性黄色ブドウ球菌（MRSA）、バンコマイシン耐性腸球菌（VRE）、緑膿菌やセラチアなどが挙げられる。
- 歯科診療における医療従事者の院内感染として、結核患者からの飛沫感染やB型肝炎患者に使用した注射針の針刺し事故などがある。

（4）食中毒

- 食中毒とは、食品を摂取することにより、急性胃腸炎症状や神経障害などの中毒症状を起こす疾患の総称である。細菌やその毒素による食中毒、およびウイルス性食中毒の発生が多い。
- 寄生虫（アニサキス）によるものや、病原体以外の自然毒や化学物質によるものがある。

3）感染の経路

（1）直接感染と間接感染　図3-5-5

- **感染経路**とは、病原体が生体内に侵入する経路をいう。感染経路は病原体ごとに異なるが、1つの病原体が複数の感染経路をもつ場合がある。
- 感染源は保菌者であるヒトであり、病原体がヒトからヒトへと伝播する感染を**直接感染**という。結核やインフルエンザのような呼吸器感染症、エイズのような性感染症、垂直感染により母子で感染する先天性梅毒などが含まれる。
- 病原体が、食品や血液などの汚染物を介してヒト生体内に侵入する感染を**間接感染**という。歯科診療では、器具、装置、医療従事者の手袋を介した感染が問題となる。

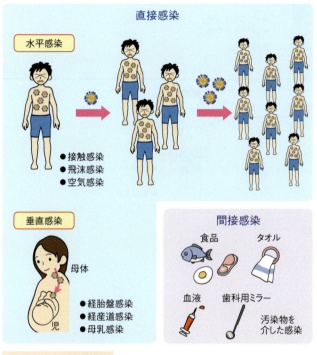

図3-5-5　感染経路

（2）外因感染の感染経路　図3-5-6

- 外界からの病原体の伝播による感染様式である外因感染には、水平感染と垂直感染（母子感染）がある。
- **水平感染**とは、病原体が感染者や汚染物から周囲に伝播する様式である。感染者もしくは汚染物に直接接触して感染する**接触感染**、病原体を含む飛沫を吸い込むことにより感染する**飛沫感染**、空気中を漂う微細な粒子により感染する**空気感染**が含まれる（図3-5-6）。
- **垂直感染**とは、母体に感染している病原体が妊娠、分娩や授乳により児に感染することをいう。

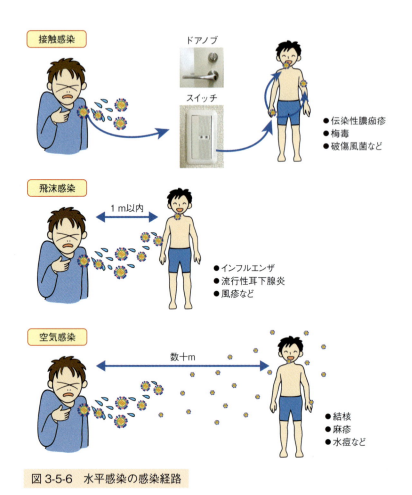

図3-5-6 水平感染の感染経路

4) 消毒と滅菌

（1）定義　図3-5-7

- **消毒**とは、ヒトに感染するおそれがある微生物を、感染性のない状態まで殺菌または除去することをいう。すべての微生物を殺菌するのではなく、感染が起こらない程度まで数を減少させることである。
- **滅菌**とは、すべての微生物を死滅させることをいう。
- 医療現場では、医療行為における感染や医療従事者の趣旨を介した感染を予防するために、器具の滅菌や手指の消毒を適切に行う必要がある。

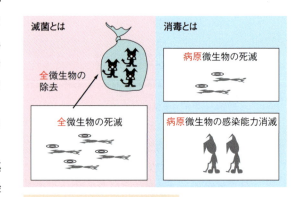

図3-5-7 滅菌と消毒の定義

（2）消毒法　図 3-5-8

- グルタルアルデヒドは、すべての細菌、真菌、ウイルスや芽胞に有効である。金属腐食性が低いため、器具や器械の消毒に使用する。毒性が強いため、人体には使用できない。
- 消毒用エタノールは、一般細菌、結核菌やHIVにも有効であるが、芽胞には無効である。皮膚や手指の消毒によく用いられる。
- 次亜塩素酸ナトリウムは、B型肝炎ウイルス（HBV）やHIVの消毒に有効である。金属腐食性がある。床に落ちた血液、体液、排泄物などの消毒に使用する。
- ポビドンヨードは、皮膚、粘膜などの生体への刺激性が低い。歯科領域でも広く使用されている。ヨードアレルギーのヒトには使用できない。
- クロルヘキシジン塩酸塩は、一般的な細菌には有効であるが、結核菌、ウイルスや芽胞には無効である。ベンザルコニウム塩化物やクロルヘキシジン塩酸塩などを消毒用エタノールに添加した速乾性手指消毒薬も繁用されている。

（3）滅菌法　図 3-5-8

- すべての微生物を死滅させる方法として、高圧蒸気滅菌法、乾熱滅菌法、放射線滅菌法やエチレンオキサイドガスを用いたガス滅菌法などがある。限外ろ過法や逆浸透法では、細菌より小さなウイルスまで除去できる。
- 高圧蒸気滅菌法は高圧滅菌器（オートクレーブ）を用いて、高圧の蒸気（121℃、20分間）で滅菌する方法である。異常プリオンの混入の可能性がある場合は、134℃で18分間処理することにより、感染力を減弱させることができる。最も一般的で、確実かつ経済的、実用的な滅菌法である。

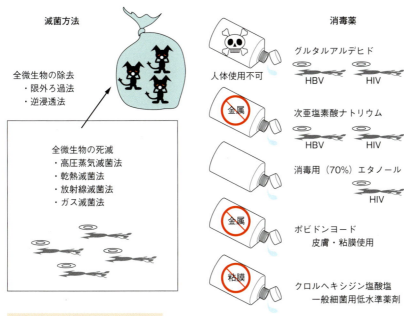

図 3-5-8　滅菌方法と消毒薬

（住友倫子、川端重忠）

第3章 疾病の成り立ちと回復過程の促進

6 免疫系と免疫

●免疫と感染
- ヒトのからだはしばしば、細菌、ウイルス、真菌等の侵入（感染）を受ける。
- 免疫は、これら体内に侵入してくる自分でないものを排除するシステムである。
- 免疫が病原体を排除してくれているおかげで、生体は感染による脅威から守られている（図 3-6-1）。
- 入ってきた抗原を追い出すシステムを"免疫"という。免疫にかかわる臓器には、骨髄、胸腺、リンパ節、脾臓がある。実際の免疫の主役となるのは、血液中に存在する血球の一部である（図 3-6-2）。
- 血球には、酸素を運ぶ赤血球、止血を行う血小板、そして白血球があるが、免疫にかかわる細胞は白血球のグループに属する。
- 免疫応答の主役となる細胞（免疫担当細胞）は、病原体を貪食する好中球、マクロファージ、樹状細胞とリンパ球である。リンパ球にはNK細胞、T細胞、B細胞が含まれる。

●抗原
- 免疫学では、体外から侵入してきた"自分ではないもの"を抗原と呼ぶ。免疫はこの抗原を体から排除するシステムである。病原体だけではなく、自分以外のものは、すべて抗原なので、薬剤や花粉など種々の物質が免疫が排除しようとする対象（抗原）になる可能性がある。
- 抗原の化学的な組成としては、タンパク質や多糖体である。このうち、タンパク質が最も抗原となりやすい。

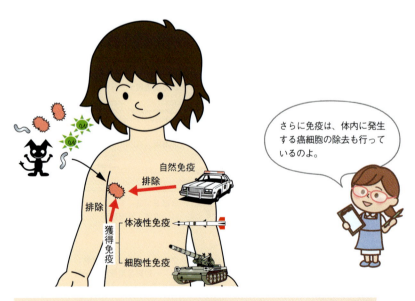

図 3-6-1　抗原（自分でないもの）を体内から排除するシステム＝免疫

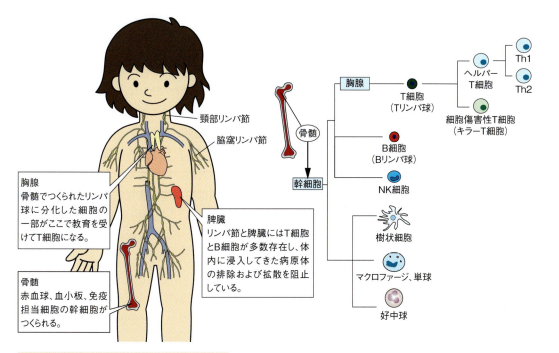

図 3-6-2　免疫関連臓器と免疫担当細胞

1) 免疫の種類と免疫機構

（1）自然免疫

● 体の表面を覆う上皮は、病原体の体内への侵入を防ぐバリア機構を担っている。上皮によるバリアを超えて体内に侵入してきた病原体に対しては、好中球、樹状細胞、マクロファージが病原体を食べてしまう（貪食する）ことによって排除する（図 3-6-3）。また、ウイルスに侵入されてしまった細胞や癌になってしまった細胞は、もともと自分の細胞ではあるが、除去しないと細胞の中でウイルスが増殖し感染が拡大したり、癌の場合、異常に増殖し生命を脅かす。このように、自分の細胞のうち危険なものを破壊するのが NK 細胞である。これらの防御は、病原体の排除を行うが排除した病原体を記憶しない。このように記憶をもたない防御機構を自然免疫と呼ぶ。

（2）獲得免疫　図 3-6-4、図 3-6-5

● 自然免疫は、病原体の排除はできるものの、記憶作用をもたないので、感染すると毎回同じ症状をたどることになってしまう（図 3-6-3）。これに対して、一度侵入してきた病原体を記憶し、2 度目の侵入以降では、その病原体を記憶した細胞が即座に病原体を認識し、防御を行うのを獲得免疫という（図 3-6-5a）。獲得免疫では、ヘルパー T 細胞の Th1 と Th2、細胞傷害性 T 細胞（キラー T 細胞）、B 細胞が主役となる。これらの細胞は自分が担当した病原体を記憶する。一度かかったら病気には二度かからないというのは、獲得免疫の記憶作用による。獲得免疫のうち B 細胞によって産生される抗体を中心とした防御を体液性免疫、Th1、細胞傷害性（キラー）T 細胞を中心とした防御を細胞性免疫と呼ぶ。

- ●細胞性免疫のメカニズム　図3-6-5a
  - ・樹状細胞やマクロファージは病原体を貪食すると、その病原体をヘルパーT細胞のうちTh1に知らせる（抗原提示を行う）。抗原提示を受けたTh1は、マクロファージを活性化するとともにキラーT細胞を活性化させる。活性化マクロファージは病原体の貪食を行い、活性化したキラーT細胞はウイルスに感染してしまった細胞や癌細胞をT細胞レセプターで認識しパーフォリンというタンパク質を作用させ細胞膜に穴を開けて破壊する。このような防御は、細胞が主役であるため、細胞性免疫と呼ばれる。
- ●体液性免疫のメカニズム：樹状細胞やマクロファージは病原体を貪食すると、その病原体をヘルパーT細胞のうちTh2に知らせる（抗原提示を行う）。抗原提示を受けたTh2はB細胞を形質細胞に分化を誘導する。形質細胞は抗体を産生する。抗体は病原体を排除するために働く図3-6-4のような形をしたタンパク質である。
- ●抗体の構造
  - ・抗体は、2本のH鎖と2本のL鎖がS-S結合によって結びつけられた構造をもつタンパク質である（図3-6-4）。抗体は、血清タンパクのグロブリン分画に含まれるタンパク質で免疫グロブリンとも呼ばれる。
  - ・Y字型の開いている側の端が、抗原と結合する部分である。抗原と結合する側をFab、その反対側をFcと呼ぶ。Y字の側面の部分には、血液中の抗菌タンパクである補体を活性化する部分（補体結合部位）がある。
  - ・抗体は、侵入してきた細菌やウイルスに結合してその感染を阻止する。さらに、毒素に結合して毒素の作用を失わせたりする（中和反応）。
  - ・さらに、侵入してきた病原体を好中球が貪食するときには、病原体に抗体と活性化した補体が（補体の項参照）菌体表面に結合し、菌の貪食促進（オプソニン化）を行う。

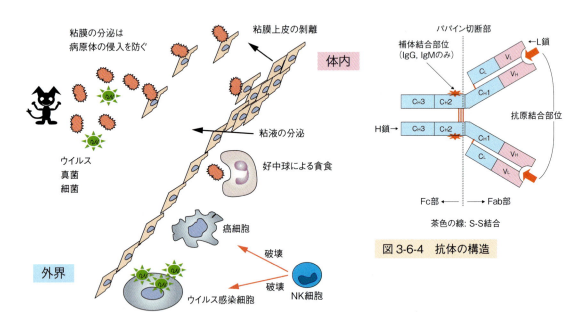

図3-6-4　抗体の構造

図3-6-3　非特異的防御反応（自然免疫）

a　獲得免疫の流れ

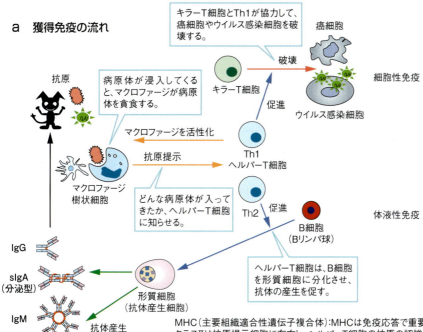

MHC（主要組織適合性遺伝子複合体）：MHCは免疫応答で重要な役割を担っている。MHCクラスIIは抗原提示細胞に存在し、ヘルパーT細胞の抗原の認識に必須である。MHCクラスIはHLAとも呼ばれ、赤血球以外のすべての細胞に存在し、キラーT細胞がウイルスが感染した細胞や癌細胞を認識するのに必須である。さらにMHCクラスIは、人によって異なっているため、人から移植された組織を非自己とみなして排除するかどうかの判断もこのタンパク質によって決まる。

b　抗原提示

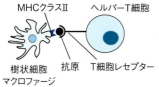

樹状細胞やマクロファージは、病原体を貪食し消化したのち、その一部を抗原としてMHCクラスIIというタンパク質の上にのせてヘルパーT細胞に提示する。ヘルパーT細胞はMHCクラスIIと抗原の複合体をT細胞レセプターで認識する。

c　細胞傷害性T細胞の認識

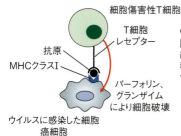

ウイルス感染細胞や癌細胞が、ウイルスや癌の抗原をMHCクラスIの上にのせると、キラーT細胞はそれを認識し、その細胞を破壊するタンパク質（パーフォリンやグランザイム）を産生し標的細胞にアポトーシスによる細胞死を誘導する。また、キラーT細胞は、病原体のみならず、組織が移植されたときも、MHCクラスIの違いによって自分以外の組織を認識すると、その組織を排除する（移植免疫）。細胞傷害性T細胞による抗原の認識も抗原提示と呼ばれる。

図3-6-5　獲得免疫

- 抗体は、補体や好中球と協力しながら病原体の排除を行う。抗体は血液や体液中に溶け込んでいるため、抗体が中心となって行う防御は体液性免疫と呼ばれる。
- 抗体は、IgG、IgA、IgM、IgD、IgE の5種類に分けられる（図3-6-6）。
- 侵入してきた病原体に対し生体で最初に産生されるのはIgM である。IgM は5つの抗体分子が結びついて1つのユニットとなっている（5量体）。

- IgG は血清中に最も多い抗体で、感染症に対する防御の中心的役割を果たす。胎盤通過性をもつので、母から胎児に IgG が受け渡される。
- 分泌型 IgA（sIgA）は唾液腺のような外分泌腺から分泌される IgA で、気道や消化管粘膜での感染防御を行う。sIgA は 2 つの IgA が J 鎖によって結びついた 2 量体であり、分泌の過程で分泌片というタンパクが結合している（図 3-6-6）。
- sIgA は唾液腺から 1 日 200 mg も分泌され、口腔粘膜から口腔に侵入してきた病原体の口腔粘膜への付着をさまたげ、口腔内への病原体の定着を阻止することによって水際での感染防御を行っている。

● 免疫学的記憶
- 一度抗原を認識した T 細胞、B 細胞は自分が排除した病原体を記憶し、その病原体の担当として体内に残り、同じ病原体が侵入してきたときには素早く分裂して効率的に病原体を追い出す。そのため多くの場合、2 度目以降は、発症しないか、軽症で病原体が排除されることになる。

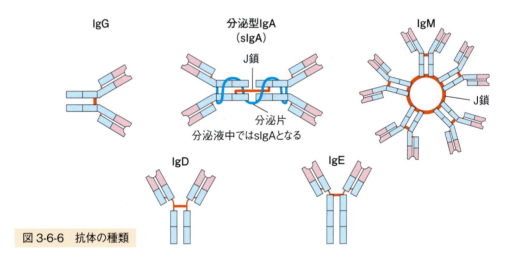

図 3-6-6　抗体の種類

（3）補体

● 補体は血液中に存在する C1-C9 を代表とする複数のタンパク群の名称であり、それが協力して病原体の排除にかかわる。補体のタンパク質は、活性を示さない状態で血清中や組織液に存在しているが、抗原抗体複合物、内毒素等によって活性化され種々の作用を示す。具体的には、C3b による貪食の促進（オプソニン化）、C5b と C6、C7、C8、C9 による細菌の溶解がある。

（4）粘膜免疫　図 3-6-7、図 3-6-8

● 口腔から肛門までの消化管、呼吸器、泌尿生殖器は、粘膜を介して外界と接している。この粘膜での防御は粘膜免疫によって行われている。
● 粘膜下には、粘膜関連リンパ組織があり（抗原特異的なリンパ球を誘導する組織：誘導組織）、腸管では腸管関連リンパ組織、気管支では気管支関連リンパ組織、鼻腔では鼻腔関連リンパ組織と呼ばれる。ここで誘導された抗体産生細胞が腺組織に移行し、腺組織から粘膜表面に分泌型 IgA を分泌し粘膜面での感染を防御している。

- 粘膜免疫は、病原体には排除に働くが、無害な常在菌や食物に対しては反応を抑制し、炎症が起こらないようにバランスをとっている。

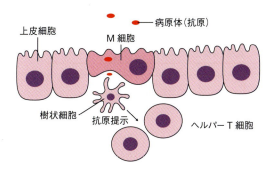

図 3-6-7　粘膜免疫での抗原提示

腸管粘膜には上皮細胞の間に M 細胞が存在し、病原体抗原を取り込んで粘膜下に運搬する。するとM 細胞下に存在する樹状細胞がこれをヘルパー T 細胞に抗原提示する。

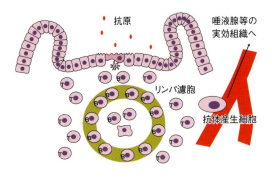

図 3-6-8　粘膜関連リンパ組織（誘導組織）から実行組織への移動

抗原提示を受けたヘルパー T 細胞は B 細胞を活性化し抗体産生細胞へと誘導する。抗体産生細胞は、腺組織（実効組織）に移動し抗体を産生する。

2）ワクチン

健康な人に、ワクチン（病原性を失ってしまった病原体、病原体を殺したもの、または病原体の成分、病原体の抗原のRNA）を注射しておくと、それらを排除するためのT 細胞やB 細胞が体内に準備される。もし、ワクチンを打った人に病原体が侵入してきてもすぐに獲得免疫が作動し、病気にかからない（症状が出ないまま治ってしまう）。

- このようにワクチンを投与して免疫応答を誘導することを能動免疫という。感染症法により定期接種が行われているワクチンには、麻疹、風疹、結核、ロタウイルス、水痘、ポリオ、破傷風、百日咳、ジフテリア、肺炎球菌、インフルエンザ桿菌、B 型肝炎、日本脳炎、パピローマウイルスがある。

3）免疫と疾患

（1）アレルギー　図 3-6-9

- 病原性をもたない物質に対して免疫応答し、宿主に不利益な反応を引き起こす場合、それをアレルギーと呼ぶ。アレルギー反応における抗原は、アレルゲンと呼ばれる。アレルギーは4つのタイプに分かれている。
- Ⅰ型アレルギー
  - アレルゲンに対して産生されたIgEがマスト細胞に結合する。そのIgEが再びアレルゲンと結合することによって遊離されるヒスタミンによって起こる。
  - Ⅰ型アレルギーの例：花粉症、じんましん、喘息、アナフィラキシーショックなど。
  - Ⅰ型アレルギーは、抗原が入ってきてから起こるまでの時間が非常に短いので即時型アレルギーとも呼ばれる。
  - 遺伝的な因子をもって起こるIgEによるアレルギーをアトピーという。

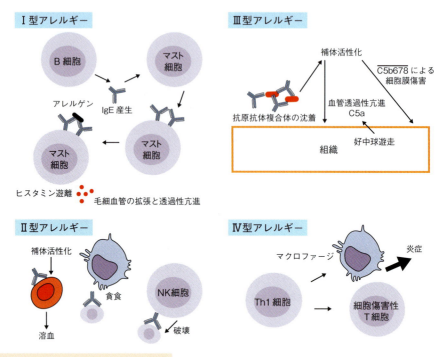

図 3-6-9　アレルギーの4つのタイプ

- Ⅱ型アレルギー
  - Ⅱ型アレルギーは、血球や組織の細胞の表面に IgG、IgM が結合することによって起こる疾患で、自己免疫疾患でもある。
  - Ⅱ型アレルギーの例：自己免疫性溶血性貧血、橋本甲状腺炎、不適合輸血時の血球の破壊など。
- Ⅲ型アレルギー
  - Ⅲ型アレルギーの例：抗毒素血清を注射したときの血清病、化膿レンサ球菌感染後に起こる糸球体腎炎、リウマチ熱などがある。
- Ⅳ型アレルギー
  - アレルゲンに対して細胞性免疫が反応して起こるアレルギー
  - Ⅳ型アレルギーの例：接触性皮膚炎、ツベルクリン反応など。

（2）移植免疫

- 他人の組織を移植すると、移植した組織は、MHC クラス I が自分のものと異なっているため非自己と認識され細胞傷害性 T 細胞に攻撃を受け、拒絶反応を起こして排除されてしまう。そのため、自分の組織は自分に移植できるが、他人のものは困難になる。このような移植片に対する免疫応答を移植免疫という。

（3）自己免疫疾患

- 免疫は、自分の細胞に対して免疫応答を起こさないようになっている。しかし、一部の人では、遺伝的に自分の体に対して免疫応答を起こしてしまうような体質をもっていることがある。

このように、免疫が自分の組織を標的とみなして攻撃してしまう病気を自己免疫疾患と呼ぶ。
- たとえば自己免疫性溶血性貧血という疾患では、自分の血球に対して免疫担当細胞が抗体を産生し、抗体と補体が攻撃を始めてしまうため血球が破壊されて貧血を起こす。

（4）免疫不全

- 免疫不全には、生まれつき免疫の機能に問題のある原発性免疫不全と、生まれたときは免疫に問題ないが、後天的に免疫機能に問題の起こる後天性免疫不全がある。
- 先天性免疫不全の原因としては、免疫担当細胞が分化する経路での障害がある。図3-6-10はリンパ球が成熟する流れを示した図であるが、その途中で障害が起きるとT細胞またはB細胞の形成ができなくなり免疫不全となる。リンパ球以外の免疫担当細胞の形成障害や補体の欠損糖も免疫不全の原因になる。
- 後天性免疫不全としてはAIDSがよく知られている（POINT参照）。

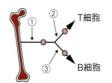

①、②、③のような免疫担当細胞（●）の分化のプロセス障害により、それ以降の細胞の分化が起こらず免疫のシステムが機能しなくなる。

図3-6-10　先天的な免疫不全

AIDS

免疫不全には、先天的に、骨髄での免疫担当細胞の産生や、胸腺でのT細胞の分化が阻害されて免疫担当細胞のどれかが失われていて免疫のシステムが動かないものがある。このような疾患は、先天的免疫不全と呼ばれ、免疫応答がうまく機能せず、無菌的な環境でしか生きられなくなり、もし普通に生活すると健康であれば無害な微生物の感染によっても死亡してしまうこともある。

生まれたときには正常な免疫をもっている人の免疫が後天的な原因（HIVの感染）でストップしてしまうのが、AIDSである（図3-6-11）。胸腺でつくられたT細胞は、ヘルパーT細胞と、細胞傷害性T細胞に分けられる。ヘルパーT細胞は、その表面にCD4と呼ばれるタンパクをもち、細胞傷害性T細胞はその表面にCD8と呼ばれるタンパクをもつ。ヒト免疫不全ウイルス（HIV）は、CD4に結合する能力をもつため、ヘルパーT細胞に感染し、これを破壊してしまう。司令塔を失った免疫は、感染の防御も癌細胞の除去もできなくなり、健康なヒトであればかからないカリニ肺炎などの感染症やカポシ肉腫などを発症する。

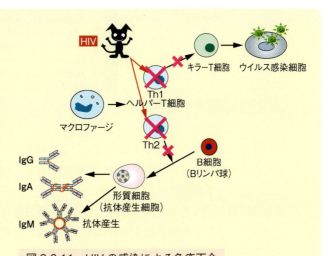

図3-6-11　HIVの感染による免疫不全

（石原和幸）

7 口腔感染症

1) 口腔内微生物叢

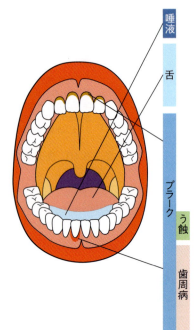

唾液
- *Streptococcus salivarius*（ストレプトコッカス サリバリウス）
- *Streptococcus sanguinis*（ストレプトコッカス サングイニス）

舌
- *Streptococcus salivarius*（ストレプトコッカス サリバリウス）
- *Streptococcus sanguinis*（ストレプトコッカス サングイニス）
- *Streptococcus mitis*（ストレプトコッカス ミティス）
- *Staphylococcus*（スタフィロコッカス）
- *Neisseria*（ナイセリア）属

プラーク
- *Streptococcus oralis*（ストレプトコッカス オラリス）
- *Streptococcus mitis*（ストレプトコッカス ミティス）
- *Actinomyces*（アクチノマイセス）属
- *Streptococcus salivarius*（ストレプトコッカス サリバリウス）
- *Streptococcus sanguinis*（ストレプトコッカス サングイニス）
- *Corynebacterium*（コリネバクテリウム）属
- *Veillonera*（ベイヨネラ）属

う蝕
- *Streptococcus mutans*（ストレプトコッカス ミュータンス）
- *Streptococcus sobrinus*（ストレプトコッカス ソブリナス）

歯周病
- *Porphyromonas gingivalis*（ポルフィロモナス ジンジバリス）
- *Tannerella forsythensis*（タンネレラ フォーサイセンシス）
- *Treponema denticola*（トレポネーマ デンティコーラ）
- *Prevotella intermedia*（プレボテーラ インターメディア）
- *Fusobacterium nucleatum*（フゾバクテリウム ヌクレアタム）
- *Aggregatibacter actinomycetemcomitans*（アグリゲイティバクター アクチノマイセテムコミタンス）

図 3-7-1　口腔内微生物叢

- 口腔内には多数の微生物が存在している。唾液中には10^8/mL、プラーク中には10^{11}/gの細菌が存在すると言われており、口腔内の部位（歯、舌、頬粘膜、咽頭、歯肉溝、唾液など）によって細菌叢は異なる（図 3-7-1）。
- 口腔細菌は、う蝕や歯周病だけでなく、誤嚥性肺炎や大腸癌などの全身疾患との関連が指摘されており、歯科医師や歯科衛生士による口腔衛生環境の改善が果たす役割の重要性が認識されている。
- 唾液中に最も多いのはレンサ球菌である。なかでも、*Streptococcus*（*S.*）*salivarius* や *S. sanguinis* が多い。これらの菌は舌やプラークにも多く存在する。
- 舌表面に最も多く認められるのは *S. salivarius* である。ほかに、*S. sanguinis* や *S. mitis*、ブドウ球菌や *Neisseria* 属などが存在する。
- 歯の表面に付着した、細菌を主成分とする塊をデンタルプラークまたはプラークという。プラーク中では、*S. sanguinis* が最も多く、次いで *S. mitis* が多い。う蝕の原因である *S. mutans* と *S. sobrinus* は状態によって大きく変化する。
- 歯肉溝に存在するプラークは、酸素が入り込まないために偏性嫌気性菌の割合が高くなる。歯肉炎や歯周炎という歯周病に関与する偏性嫌気性の細菌である、*Porphyromonas gingivalis*（ポルフィロモナス ジンジバリス）や *Prevotella*（プレボテーラ）属、

Tannerella（タンネレラ）属、*Treponema*（トレポネーマ）属が存在する。ほかに、*Fusobacterium*（フゾバクテリウム）属も存在する。

2）プラーク微生物叢

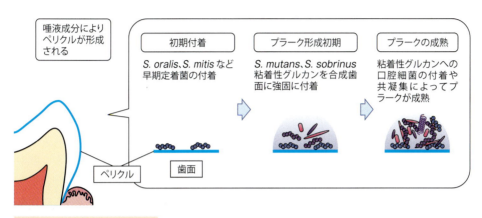

図 3-7-2　プラークの形成

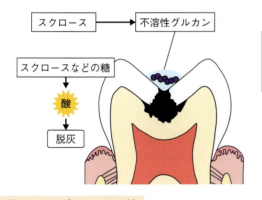

図 3-7-3　プラークとう蝕

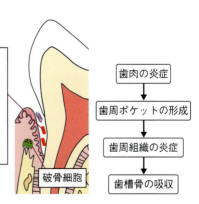

図 3-7-4　プラークと歯周病

（1）プラークの形成　　図3-7-2

●歯面へのペリクルの付着

・歯が萌出すると、唾液成分が歯の表面に被膜を形成する。この被膜をペリクルという。ペリクルは酸による脱灰から歯面を守るとともに、エナメル質の再石灰化を促進する働きをもつ。一方でさまざまな口腔細菌がペリクルと結合して歯面に付着する。

●歯面への細菌付着

・ペリクルと強く付着する能力をもつ細菌は、早期定着菌と呼ばれる。主な早期定着菌は、*S. oralis* や *S. mitis* などの一部の口腔レンサ球菌や、*Actinomyces* 属が知られている。

●プラークの形成

・う蝕の原因となる *S. mutans* や *S. sobrinus* といったミュータンスレンサ球菌群は、スクロース（砂糖）を利用して粘着性の不溶性グルカンを合成する。細菌によって、スクロースはグルコースとフルクトースに分解される。細菌はさらに自身がもつ酵素の働きによってグルコースをつなぎ合わせてグルカンという物質を、フルクトースをつなぎ合わせてフルクタンを合成する。グルカンには、構造の違いによって α 1-6 結合を主とする水溶性グルカンと α 1-3 結合を主とする不溶性グルカンが存在する。ミュータンスレンサ球菌群は主に不溶性グルカンによって歯面に強固に付着する（図 3-7-3）。

●プラークの成熟

・ペリクルに早期定着菌が結合することで初期のプラークが形成される。早期定着菌に対してさらに細菌が結合することによって、プラークを形成する細菌の種類が増加し、プラークが成熟化していく。細菌同士が結合していくことを共凝集という。また、共凝集によってプラークに付着していく細菌群を、後期定着菌という。プラークの成熟過程では、ミュータンスレンサ球菌群が産生する粘着性の不溶性グルカンも重要な役割を果たしている。プラークのなかで最も多いのは全期間を通じてレンサ球菌である。一方で、プラークの成熟に伴って、*Fusobacterium* 属、*Corynebacterium*（コリネバクテリウム）属、*Veillonera*（ベイヨネラ）属、*Actinomyces* 属などの割合が増加する（図 3-7-2、図 3-7-4）。

●歯石の形成

・プラークが石灰化すると歯石になる。歯石は、形成された部位によって歯肉縁上歯石と歯肉縁下歯石に分かれる。歯肉縁上歯石は唾液由来で、プラーク中の死滅した細菌を核としてリン酸カルシウムが沈着することで形成される。歯肉縁下歯石は、歯肉溝滲出液などに由来するため、歯肉縁上歯石と成分が異なる。特に、無機質の密度が高いために強固にセメント質に結合し、除去が困難である。

（2）バイオフィルムとしてのプラーク

●プラークは、複数の細菌が集団となって歯面に付着したバイオフィルムとしての性質をもつ。バイオフィルムとは、細菌などが固体表面に付着して凝集塊を形成している状態のことである。プラークは、抗菌薬や消毒薬、ヒトの免疫細胞が内部に浸透しにくく、十分な効果が発揮されないことが多い。そのために、プラークに含まれる細菌を除去するためには、薬剤による処置よりも、ブラッシングやスケーリングといった機械的清掃が効果的で

ある。プラークは多数の細菌種を含み、う蝕や歯周病だけでなく、誤嚥性肺炎などの病気の発症にも深く関連している。

3) ミュータンスレンサ球菌のう蝕病原性とう蝕部位

(1) う蝕の病像　図3-7-5

- う蝕は、歯面に付着したう蝕原性細菌が糖質から有機酸（主に乳酸）を産生して、エナメル質、象牙質、セメント質という歯の硬組織が破壊される感染症である。う蝕は乳歯でも永久歯でも起こるが、乳歯は永久歯と比べると石灰化度が低いため、う蝕に対する抵抗性が低い。う蝕は、発生した歯の部位によって、歯冠部う蝕と根面う蝕に大別される。ミュータンスレンサ球菌は、いずれのう蝕でも関連しているが、特にエナメル質う蝕で分離頻度が高い。
- 歯冠部う蝕

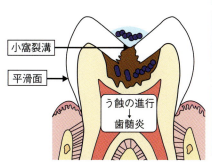

図3-7-5　う蝕部位と原因菌

- 歯冠部はエナメル質に覆われているため、歯冠部う蝕はエナメル質う蝕から始まる。エナメル質う蝕は、歯の形態によって平滑面う蝕と小窩裂溝う蝕に分けられる。平滑面では、ブラッシングが十分にされないことの多い歯頸部や隣接面がう蝕の好発部位となる。小窩裂溝では裂溝が深い部分が好発部位である。う蝕によってエナメル質が脱灰された初期の状態では、歯の表面が白濁した白斑として観察される。初期の脱灰で実質欠損がない場合は、プラークコントロールによって口腔環境改善をすると、唾液成分によって歯の再石灰化が起こることが多い。環境改善がされずに脱灰がさらに進むと、エナメル質の実質欠損が起こる。実質欠損が起きた場合、再石灰化によって再生されることはない。
- う蝕がエナメル質にとどまる限りは、痛みが生じることはない。う蝕がエナメル質から象牙質に進展すると、象牙質う蝕となり痛みが生じる。象牙質う蝕では、ミュータンスレンサ球菌だけでなく、*Lactobacillus*（ラクトバシラス）属などの乳酸桿菌の関与が指摘されている。象牙質う蝕がさらに進行すると、歯髄に炎症が起こる歯髄炎につながる。
- 根面う蝕
- 高齢者などでは、歯周病によって本来歯肉に埋まっている歯根面が露出することがある。歯根面は薄いセメント質で覆われていて、う蝕が発症すると容易にセメント質の下の象

牙質に波及する。根面う蝕では、ミュータンスレンサ球菌やLactobacillus（ラクトバシラス）属などの乳酸桿菌に加えてActinomyces viscosus（アクチノマイセス ビスコーサス）が関与していると考えられている。

（2）ミュータンスレンサ球菌のう蝕病原性

- ミュータンスレンサ球菌の重要なう蝕原性の因子は、グルコシルトランスフェラーゼである。S. mutansは3種類の、S. sobrinusは4種類のグルコシルトランスフェラーゼを産生する。グルコシルトランスフェラーゼが、スクロースを基質として水溶性グルカンまたは不溶性グルカンを合成する。ミュータンスレンサ球菌はほかに、線毛様のタンパク質をもち、歯面に付着する。
- 通常、口腔内には唾液があるために細菌から酸が産生されても中和される。しかし、ミュータンスレンサ球菌は歯面に強固に付着しているために唾液が十分に浸透しない。そのために、スクロースなどの糖を代謝して産生した酸によって歯質の脱灰が生じる。

（3）う蝕の予防について

- 歯質の強化・歯面の保護
  - 歯質の強化としてフッ化物の塗布が効果的である。エナメル質を構成するヒドロキシアパタイトがフルオロアパタイトに置換されることで酸耐性が向上する。また、咬合面の小窩裂溝部分をシーラントによって物理的に封鎖する予防処置もしばしば行われる。
- 細菌の排除
  - ミュータンスレンサ球菌の排除には、ブラッシングによるプラークコントロールが重要である。薬剤による細菌の排除はブラッシングの補助的に行われる。
- スクロースの排除
  - スクロースを排除するために、代用糖の使用が行われている。代用糖としてオリゴ糖類や糖アルコール類、スクロースの構造異性体などが用いられる。近年は、スクラロースやキシリトール、アセスルファムカリウムなどがよく用いられている。

4）おもな歯周病とおもな原因菌

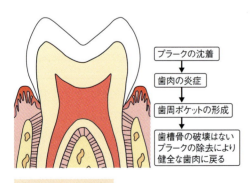

図3-7-6　歯肉炎

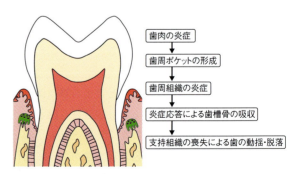

図3-7-7　歯周炎

- ●歯周病とは、歯肉、歯槽骨、セメント質および歯根膜という歯周組織に起こる炎症性病変の総称である。炎症が歯肉に限局した歯肉炎（図 3-7-6）と、歯根膜や歯槽骨にまで炎症が波及した歯周炎（図 3-7-7）に大別される。
- ●歯肉炎
  - ・歯肉炎では、歯肉縁上プラークの蓄積によるプラーク性歯肉炎が最も多い。炎症が歯肉に限局している段階では、口腔清掃によりプラークを除去することで健全な歯肉に戻る。歯肉炎が進展して、炎症が歯根膜や歯槽骨に波及すると歯周炎となる。
  - ・急性壊死性潰瘍性歯肉炎（ANUG）では、*Fusobacterium nucleatum*（フゾバクテリウム ヌクレアタム）や *Treponema*（トレポネーマ）属、*Prevotella intermedia*（プレボテーラ インターメディア）が分離される。
  - ・妊娠性歯肉炎は、妊娠した女性にみられる歯肉炎である。女性ホルモンによって発育が促進する *Prevotella intermedia* が原因菌だと考えられている。
- ●歯周炎
  - ・歯周炎は、慢性歯周炎、侵襲性歯周炎、遺伝性疾患に伴う歯周炎の3つに大別される。慢性歯周炎は、最も一般的にみられる歯周炎で、以前は成人性歯周炎と言われていた。慢性歯周炎では、プラークと歯石の沈着によって歯周ポケットの形成と水平性の骨吸収が認められる。数年単位で慢性に進行していく。*Porphyromonas gingivalis*、*Tannerella forsythensis*（タンネレラ フォーサイセンシス）、*Treponema denticola*（トレポネーマ デンティコーラ）の3菌種は重度歯周炎に関連するため、Red complex（レッド コンプレックス）と言われている（図 3-7-8）。そのほかに、*Prevotella intermedia* や *Aggregatibacter actinomycetemcomitans*（アグリゲイティバクター アクチノマイセテムコミタンス）なども検出される。
  - ・侵襲性歯周炎は、若い人（主に10代から20代）に多く、急激に進行していく歯周炎である。以前は若年性歯周炎と言われていた。侵襲性歯周炎では、慢性歯周炎と比較して、プラーク量が少なく炎症反応も激しくないことが多い。*Aggregatibacter actinomycetemcomitans* や *Prevotella intermedia* に加えて *Fusobacterium nucleatum* や *Porphyromonas gingivalis* なども分離される。

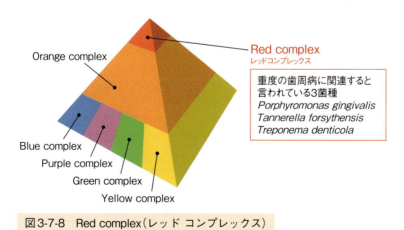

図 3-7-8　Red complex（レッド コンプレックス）

（山口雅也、川端重忠）

8 生体と薬物

1) 薬物の作用機序

(1) 薬物療法

● 薬物療法とは薬物を用いた治療法をいう。

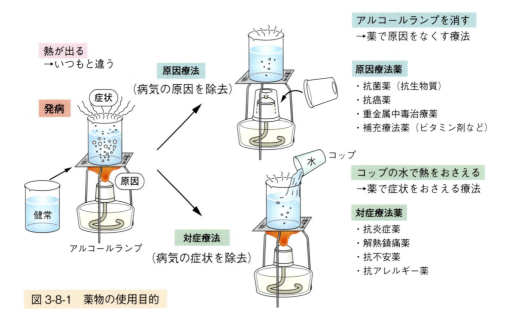

図 3-8-1　薬物の使用目的

● 使用される薬物の使用目的により、①原因療法、②補充療法、③対症療法、④病気予防がある。
- **原因療法**：病気の「原因」をなくす治療法（種類は少ない。図 3-8-1、表 3-8-1）。
- **補充療法**：からだの機能維持に必要な物質が不足して起こる病気に対し、その物質を補充する治療法（ホルモンやビタミンの製剤の補充）（表 3-8-1）。
- **対症療法**：病気の「症状」をおさえる治療法（鎮痛薬、解熱薬、鎮咳薬、抗炎症薬などの薬局等で"かぜ薬"と言われる薬物）。
- **予防療法**：病気の「発現」を予防する治療法（ワクチン、予防接種、抗血清、免疫グロブリン、フッ化物〈う蝕予防〉など）。

表 3-8-1　原因療法と補充療法の臨床応用例

薬物療法	疾病	薬物の例
原因療法	感染症	抗細菌薬（抗生物質含む）、抗ウイルス薬、抗真菌薬
	悪性腫瘍	抗癌薬
	重金属（水銀、ヒ素など）中毒	キレート剤
補充療法	各種ホルモンやビタミンの欠乏症	不足ビタミン類、不足ホルモン類
	貧血（鉄欠乏性貧血、悪性貧血など）	鉄剤、ビタミンB_{12}

（2）薬理作用

● 薬理作用とは薬物の生体に及ぼす作用をいう。

A．薬理作用の基本形式

- ● **興奮（刺激）作用**：特定の組織や器官の働きを促進させる（刺激する）作用（心拍数が上がる）。
- ● **抑制作用**：特定の組織や器官の働きを減弱させる作用（心拍数が下がる）。
- ● **補充作用**：生体機能に不可欠な物質欠乏を補うことにより、正常機能を維持する作用（補充療法）。
- ● **抗感染作用**：感染した病原微生物（細菌、ウイルスなど）の生育を抑制（**静菌作用**）、または殺滅する作用（**殺菌作用**）。

B．薬物の作用機序（薬理作用の発現メカニズム）

- ● **受容体が関与する機序**（細胞膜上の受容体や細胞内の受容体）（図 3-8-2）。
- ● **受容体が関与しない機序**（化学的機序、物理学的機序、生化学的機序）。

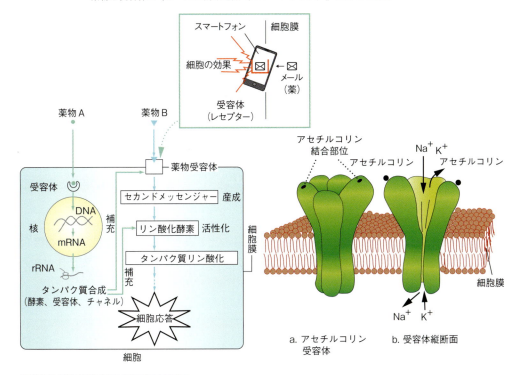

図 3-8-2　受容体を介した作用

●受容体（レセプター）　図 3-8-2
・受容体とはホルモンや神経伝達物質などの細胞外から届く「一次情報伝達物質」と結合し、細胞内に情報を伝えて細胞応答させる役目をしているタンパク質である。生体内の情報伝達機構で重要な役割をしている。
・受容体は「一次情報伝達物質」と「メールと携帯電話（スマートフォン）」のような関係で結合する。各々の伝達物質の構造に対応した受容体が細胞膜上あるいは細胞内に存在している。
・細胞膜上の受容体は細胞内に「二次情報伝達物質（セカンドメッセンジャー）」を産生し、また、細胞内の受容体は遺伝情報を発現させることにより細胞応答を調節している。

●作用薬（アゴニスト）
受容体と結合し、細胞応答を発現させる薬物（アセチルコリン、アドレナリンなど）。

●拮抗薬（アンタゴニスト）
受容体と結合するが細胞応答を生じない薬物で、ホルモンや神経伝達物質の結合を妨害して細胞応答を抑制する（アトロピンなど）。

C. 薬用量

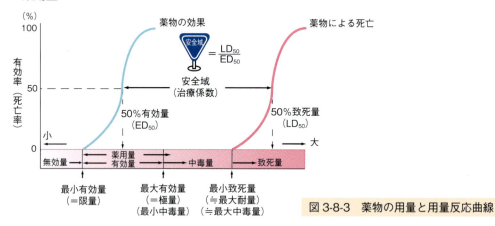

図 3-8-3　薬物の用量と用量反応曲線

●安全域（治療係数）
安全域とは治療係数ともいい、ED_{50} と LD_{50} の比で表される薬物の「安全性の指標」である。この値が大きいほど ED_{50} と LD_{50} の間隔が離れていることを意味し、安全性が高い薬物といえる（図 3-8-3）。

$$安全域 = \frac{LD_{50}}{ED_{50}}$$

●用量の種類　図 3-8-3
・無効量：薬理作用を生じない量
・有効量：最小有効量から最大有効量までの量（治療に有効な用量）
・中毒量：生体にとって有害作用を生じる量
・最大耐量：死をきたさない最大中毒量（耐量ともいう）
・致死量：死をきたす量
・ED_{50}（50％有効量）：一群の動物数の50％に治療効果を発現する量
・LD_{50}（50％致死量）：一群の動物数の50％に死をきたす量

2）薬物動態

（1）投与方法

●薬物には以下の投与方法がある。
　・内服、注射、吸入、直腸内適用、舌下・粘膜内適用、局所適用、経皮適用

●内服（経口）
内服とは口から飲み込む投薬法である。飲み込んだ薬物は胃腸内で溶解・吸収される。吸収後は門脈を通り、肝臓に運ばれてそこで一部分は代謝を受けてから大静脈に入る。投与された薬物が消化管内で酸・アルカリ・消化酵素により変化・分解または肝臓で代謝され、投薬量が減る現象を初回通過効果という（表 3-8-2、図 3-8-4）。

表 3-8-2　内服の長所と短所

長　所	短　所
・安全性が高く、投薬が簡便である。 ・用量と剤形が比較的自由に選択できる。 ・作用に持続性がある。	・肝臓で代謝を受けやすい（初回通過効果）。 ・消化液の酸・アルカリにより吸収が左右される。 ・消化酵素で分解される。 　例：インスリン、アドレナリン、ニトログリセリン ・吸収速度が遅い（緊急時に不適）。 ・消化管の障害を起こしやすい。 　例：非ステロイド性抗炎症薬

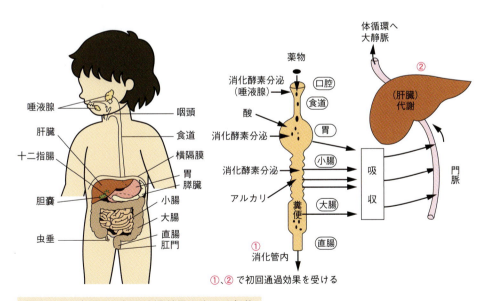

図 3-8-4　内服時の初回通過効果を生じる部位

第3章　疾病の成り立ちと回復過程の促進

● 注射

注射は医師、歯科医師、看護師（医師、歯科医師の指示により）のみが行える行為である。
注射による投薬方法には以下のような種類があり、症状・薬物に合わせて使い分ける。

● 注射の種類

・ **静脈内注射**（静脈内点滴を含む）：静脈内へ注射する方法（**表 3-8-3**）。

・ **動脈内注射**：動脈内へ注射する方法。

・ **皮下注射**：皮下組織内へ注射する方法。

・ **筋肉内注射**：筋肉組織内へ注射する方法。

・ **脊椎内注射**：脊椎内へ注射する方法。

表 3-8-3　静脈内注射（静脈内点滴含む）の長所と短所

長　　所	短　　所
・作用発現が速い。 ・作用が確実に現れる。 ・悪心・嘔吐・食道障害のある患者にも使用できる。 ・内服量より投薬量が少量（1/2～1/3）	・循環器系、呼吸器系の障害を起こしやすい（ショック、不整脈、呼吸困難など）。 ・血栓、出血、組織損傷、感染などの危険あり。

● 吸入

気体・揮発性の薬物に適し、肺胞から急速に血中に吸収される投薬法である。吸入麻酔薬
や狭心症治療薬（亜硝酸アミル）などに行う。

● 直腸内適用

嘔吐・けいれん・咳の激しい患者、意識障害患者、衰弱者または幼児に対して直腸内に坐
薬に用いる投薬法である。直腸壁より吸収されたものはほとんどが門脈を通過しないので
初回通過効果を受けず、作用は速く現れる。

● 舌下・その他の粘膜腔内への適用

舌下適用やバッカルは舌下錠やバッカル錠を口腔内で溶解して粘膜から吸収させる投薬法
である。狭心症治療薬（ニトログリセリン舌下錠）が代表薬。ニトログリセリンは消化管
から吸収されると肝臓で代謝され無効となるが、口腔粘膜より吸収された薬物は**初回通過
効果を受けない**。

● 局所適用

局所作用を期待して使用される投薬法。軟膏、外用液剤の形で適用され、蓄積面積が広く
投与量が多いと徐々に吸収され全身作用を現すことがある。点眼、点鼻、点耳薬、尿道洗
浄薬、気管支喘息治療薬などがある。
口中錠（トローチ）は口腔内で溶解し、口腔内の粘膜に作用させる局所適用させる剤形で
ある。

● 経皮適用

皮膚から吸収させる投薬法であり、吸収量は少ないものの作用持続性がある。ニトログリセリン貼付剤を胸部、背部に貼っておくと、薬物が徐々に皮膚から吸収され、発作の予防になる。

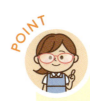

初回通過効果

肝臓における初回通過効果は経口投与のみにみられる。

（2）血中濃度の推移

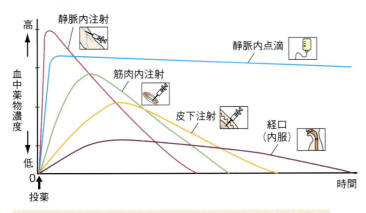

図 3-8-5　薬物投与法の違いによる血中薬物濃度の時間推移

薬物動態の指標

- 生物学的利用能（バイオアベイラビリティ）：内服（経口投与）した薬物が血液にどの程度吸収されたかを静脈内注射を（F＝1、100%）として表した値である（0＜F＜1、0%＜F＜100%）。初回通過効果の指標となる（図 3-8-6）。
- 生物学的半減期（$t_{1/2}$）：薬物の血中濃度が半減するのに要する時間をいう。代謝、排泄の早い薬物の半減期が短い。肝機能（代謝）、腎機能（排泄）が低下すると半減期が延長する。
  例：ジギトキシン（$t_{1/2}$＝140 時間）、ペニシリン（$t_{1/2}$＝0.5 時間）

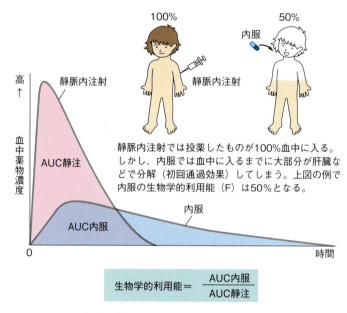

図3-8-6 生物学的利用能（バイオアベイラビリティ）

3）ライフステージと薬物

- 「生体の感受性の差」によって薬理作用は影響する。感受性の差は「生体の状態における感受性の差」と「薬物投与の仕方による感受性の差」に分けられる。

A. 生体の状態における感受性の差

- 年齢
  - 小児の薬物感受性：成人より薬物感受性が高い。理由としては以下のものが挙げられる。
    ①小児は成人より代謝・排泄器官が未完成であるため、薬物は体内に長く留まる傾向があり、作用も持続的に強く現れる傾向がある。
    ②血液脳関門（血液と脳の神経の間にある障壁）が未発達であるため、薬物は脳に強く作用することがある（中枢神経作用薬の投与は避けた方がよい）。
  - 小児用量の計算法：体表面積を基準にしている（POINT参照）。

小児用量の計算

- Augsberger（アウグスバーガー）の式：小児用量＝ $\dfrac{(4 \times 年齢) + 20}{100}$ ×成人量
- von Harnac（ハルナック）の表（表3-8-4）

表3-8-4 von Harnac（ハルナック）の表

年齢	生後3カ月	生後6カ月	1歳	3歳	7歳半	12歳半	成人量
小児用量	1/6	1/5	1/4	1/3	1/2	2/3	1

- 高齢者の薬物感受性：成人より薬物感受性が高い。理由としては以下のものが挙げられる。
  ① 代謝（肝臓）・排泄器官（腎臓）が加齢により機能が低下するため、薬物が体内で長く留まり、持続的に強く作用する傾向にある。
  ② 血漿タンパク質が少ないため、遊離薬物（血漿タンパクと結合していない薬物）が多くなり、作用は強く現れる。
- 高齢者の薬用量：できるだけ少量から用いることが投薬法の原則。
  器官の機能低下は高齢者において個人差が大きく、小児用量のように計算式から画一的な薬用量を算定できない。

● 心理状態

薬理作用のない物質が患者の心理状態によって効果を発現することがある。この現象をプラセボ効果という。この薬理作用のない物質をプラセボ（偽薬）といい、新薬開発時における臨床試験の客観的評価法（二重盲検法）や薬物依存症などの治療等に応用される。

● 薬物連用：薬物連用とは反復して投薬することである。薬物療法において、薬物の1回投与のみでは十分な治療効果が得られない。薬物の反復投与により、体内に蓄積して有害作用を生じたり、あるいは治療効果が低下（耐性）したり、また、薬物依存を生じる場合がある。

4）薬物の副作用

A. 薬物投与の仕方による感受性の差

● 薬物併用　図 3-8-7

薬物併用とは2種類以上の薬物を同時に使用することである。薬物併用における薬物同士あるいは薬物と生体との間で相互作用を生じて、薬物の効果に影響を与える。効果が増す場合を協力作用といい、効果が減弱する場合を拮抗作用という。

- 協力作用：薬理作用を増大させる相互作用を協力作用といい、相加作用と相乗作用がある。相加作用はそれぞれの薬物（A、B）の効果がたし算された効果を示すことをいい（＝A＋B）、相乗作用はそれぞれの薬物（A、B）の効果がたし算された以上の効果を示すことをいう（＞A＋B）（図 3-8-7）。相乗作用の例として、歯科でよく用いられる局所麻酔薬（リドカイン）に血管収縮薬（アドレナリン）の添加（p.245 参照）が挙げられる。
- 拮抗作用：拮抗作用はそれぞれの薬物（A、B）の効果が元の薬物より弱まる効果を示すことをいう（＜A、＜B）（図 3-8-7）。

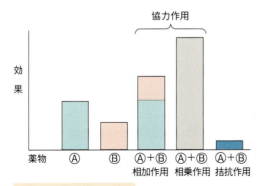

図 3-8-7　薬物の併用

STEP UP

臨床上の薬物併用する目的

① 薬理作用の強化
② 有害作用の減少
③ 有効範囲の拡大

- 薬の**副作用**とは治療目的（主作用）以外の作用をいう。副作用の中で生体にとって望ましくない作用を**有害作用**という。薬は治療に適した主作用と有害な作用の両方をもつ「諸刃の剣」といえる（図3-8-8）。

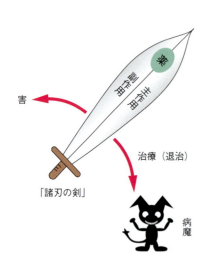

主作用	治療目的に適した薬物の作用
副作用	治療目的以外に現れた薬物の作用 特に有害作用を単に副作用という場合がある

図3-8-8　主作用と副作用

有害作用を生じる原因

- 過量投与　：中毒量、致死量（p.232 C. 薬用量を参照）
- 特異体質　：先天的特異体質、後天的特異体質
- 蓄積作用　：薬物の連用
- 相互作用　：薬物の併用
- 臓器障害　：ハロタンの肝障害、抗がん薬の造血器官への障害など
- 変異原作用：亜硝酸塩やアミノピリンによる発癌
- 催奇形作用：サリドマイド、ベンゾジアゼピン系、ε－アミノカプロン酸
- 医薬原性疾患：モルヒネによる薬物依存や呼吸抑制、抗がん薬による造血器官の障害
- 不耐容　　：薬物投与による感受性増大（耐性の逆の作用）

5）医薬品の分類と薬物の取り扱い

- 医薬品とは病気の**診断**、**治療**または**予防**に使用される薬物。

（1）日本薬局方および局方薬

- 日本薬局方
日本薬局方とは医薬品の性状および品質の適正を図るための**規格基準書**（有効性、定量法、純度など）である。**厚生労働省**の告示によって定められ、5年ごとに改定される（2021年、第18改正）。
- 局方薬：日本薬局方に収載された医薬品。

（2）毒薬

- 作用がきわめて強く、量を誤ると毒性を現す薬（内服時：LD_{50} 30mg/kg 以下）。
- **表示方法**：毒薬は**黒地**に**白枠**、**白字**をもって薬品名と「毒」の文字で表示。
- **保管方法**：毒薬は薬品棚に保管し、**施錠**しなければならない。

- 薬物例：亜ヒ酸（歯髄失活剤）、硫酸アトロピン（抗コリン薬）、シュウ酸パンクロニウム（筋弛緩薬）

（3）劇薬

- 過量に投与すると目的としている作用が過剰に現れ、有害作用が発現しやすい薬（内服時：LD_{50} 30～300 mg/kg）。
- 表示方法：劇薬は白地に赤枠、赤字をもって薬品名と「劇」の文字で表示。
- 保管方法：劇薬は薬品棚に保管。
- 薬物例：アセトアミノフェン（解熱鎮痛薬）、インドメタシン（非ステロイド性抗炎症薬）、リドカイン（局所麻酔薬）など。

（4）麻薬

- 反復適用（連用）すると薬物依存をきたし、個人の精神的・身体的健全性が失われる薬物「麻薬および向精神薬取締法」で取り扱いは規制されている。麻薬を取り扱えるのは、都道府県知事の免許を受けた医師、歯科医師、獣医師、薬剤師に限られる。
- 表示方法：毒薬に指定されている場合が多いので、毒薬の表示方法に加えて、㊺の文字を表示する。
- 保管方法：収支簿を作成し、鍵のかかる堅固な施設内金庫に保管しなければならない（図3-8-9）。

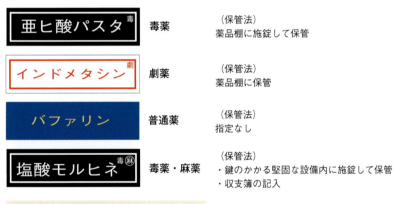

図 3-8-9　医薬品のラベルと保管方法

6）調剤

- 調剤とは、処方せんに従って対象患者のために薬剤師が医薬品を調整すること。
- 処方せんとは、医師や歯科医師が患者に投薬するために作成した薬用書のこと。
- 処方せんの保管期間は病院で2年、薬局で3年と決められている。

（李　昌一）

第**3**章　疾病の成り立ちと回復過程の促進

9 ▶ 薬物と薬理作用

1）中枢神経系作用薬物（向精神薬）

（1）全身麻酔薬

● 全身麻酔薬とは中枢神経機能を抑制し、麻酔（意識消失、痛みの除去、不動化）により手術を容易にする薬物である。

　①吸入麻酔薬：吸入麻酔器で揮発性あるいはガス体にして肺から吸収させる麻酔薬をいう。

　・利点：吸収、排泄が早く、麻酔の維持管理が容易。

　・欠点：吸入麻酔器が必要。

　②静脈内麻酔薬：静脈内に投与される麻酔薬。

　・利点：興奮期が短い。投薬が簡便。

　・欠点：麻酔の維持管理が難しい（p.234 表 3-8-3 参照）。

（2）催眠薬

● 催眠薬とは中枢神経系を抑制して催眠状態をもたらす薬物である。

（3）抗不安薬

● 抗不安薬とは中枢神経系を抑制して精神的不安や緊張を和らげる薬物である。抗不安薬は精神機能に影響を与える薬物であるため向精神薬に分類される。

● 抗不安薬の歯科応用

　・神経原性ショックの予防：歯科治療に恐怖を抱いている患者は多い。あらかじめ患者の不安を除き、緊張を和らげるために使用される（麻酔前投薬を参照）。

　・けいれん発作の予防：抗不安薬には筋弛緩作用があり、リドカイン（局所麻酔薬）中毒によるけいれん発作に対しても有効である。

（4）中枢神経興奮薬

● 中枢神経興奮薬は中枢神経機能を興奮させる薬物である。大脳皮質、脳幹、脊髄に作用する薬物に分類される。特に臨床的には脳幹に作用して呼吸運動および循環を促進させるものが有用である。

（5）抗うつ薬

● 抗うつ薬は精神機能を高める向精神薬である。うつ病、抑うつ状態に伴う気力減退などに対して用いられる薬物。抗うつ薬には感情調整薬と精神賦活薬がある。

（6）鎮痛薬

●鎮痛薬とは中枢神経系を抑制して痛みを和らげる薬物である（図3-9-1）。

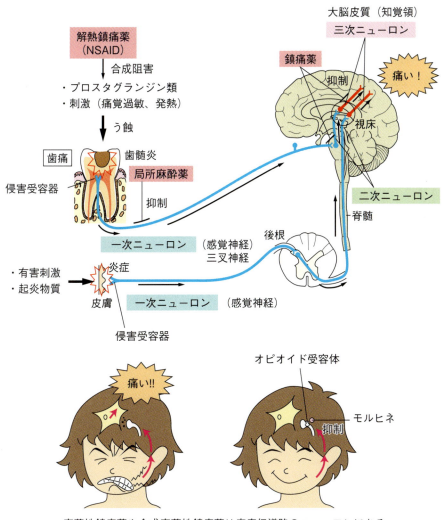

麻薬性鎮痛薬や合成麻薬性鎮痛薬は疼痛伝導路のニューロンにあるオピオイド受容体と結合することで、興奮伝導が抑制され、痛みが抑えられる。

図3-9-1 疼痛伝導路と鎮痛作用

鎮痛薬の分類

- 麻薬性鎮痛薬：モルヒネ
- 合成麻薬性鎮痛薬：ペチジン、フェンタニル
- 解熱鎮痛薬（非ステロイド性抗炎症薬〈NSAID〉）：スルピリン、アスピリン、メフェナム酸、ジクロフェナクナトリウム、イブプロフェン、ロキソプロフェン

A. 鎮痛作用のメカニズム

●麻薬性鎮痛薬および合成麻薬性鎮痛薬

中枢にある疼痛抑制機構のオピオイド受容体と結合し、下行性痛覚抑制系を活性化して疼痛経路を遮断する。

●解熱鎮痛薬

炎症反応によって生合成されるプロスタグランジン類は痛覚受容器や感覚神経（一次ニューロン）の痛み刺激に対する感受性を増幅させる（p.246 参照）。また、発熱物質の刺激によって視床下部（体温調節中枢）内で生合成されるプロスタグランジンは体温の設定温度を上昇させて発熱する。解熱鎮痛薬はこれらプロスタグランジンの生合成を抑制することによって、痛みと発熱を抑える。

鎮痛効果を有する薬物の作用メカニズムのポイント

- 麻薬性鎮痛薬および合成麻薬性鎮痛薬：オピオイド受容体の刺激作用（中枢抑制作用）
- 解熱鎮痛薬：プロスタグランジン類の生合成抑制（中枢抑制作用と抗炎症作用）
- 局所麻酔薬：ナトリウムチャネルの抑制（膜の安定化作用による感覚神経抑制）
- 歯科臨床で抜歯をした場合などは、依存作用の副作用をもつ麻薬性鎮痛薬ではなく、まず解熱鎮痛薬を使用する。

2）末梢神経系作用薬物

（1）自律神経作用薬

●自律神経作用薬

自律神経作用薬とは自律神経系に作用する薬物の総称名である。交感神経系に作用する薬物（アドレナリン作動薬、抗アドレナリン作動薬）と副交感神経系に作用する薬物（コリン作動薬、抗コリン作動薬）に区分される。

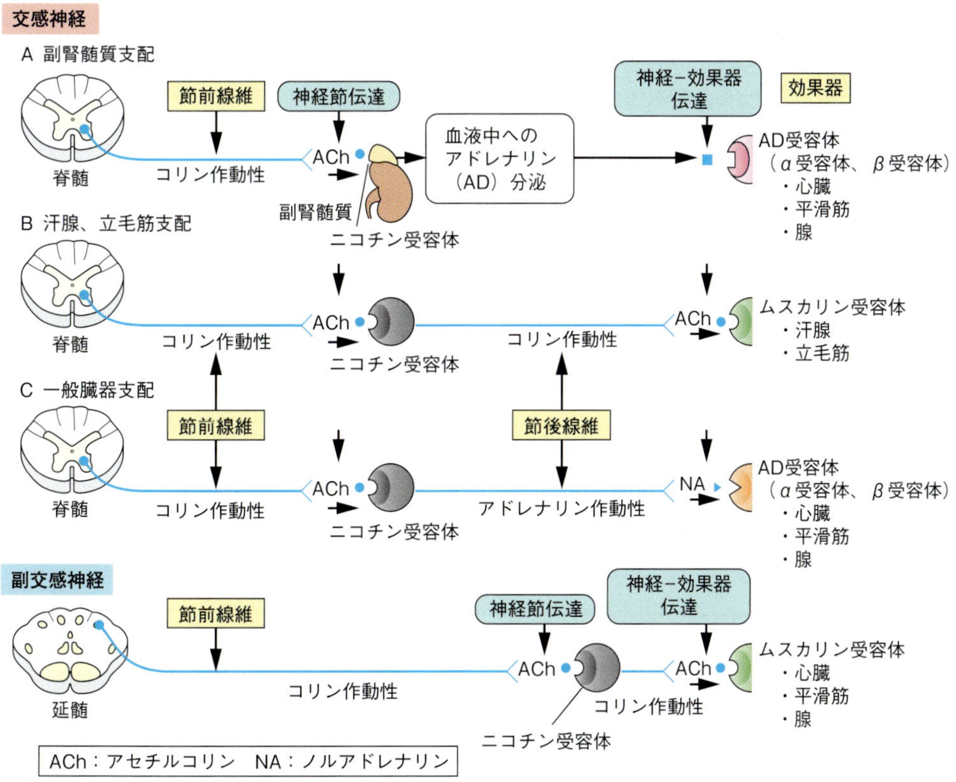

交感神経

A 副腎髄質支配

脊髄　コリン作動性

節前線維

神経節伝達

ACh　副腎髄質　ニコチン受容体

血液中への
アドレナリン
（AD）分泌

神経−効果器
伝達

効果器

AD受容体
（α受容体、β受容体）
・心臓
・平滑筋
・腺

B 汗腺、立毛筋支配

脊髄　コリン作動性

ACh　ニコチン受容体

コリン作動性

ACh　ムスカリン受容体
・汗腺
・立毛筋

C 一般臓器支配

脊髄　コリン作動性

節前線維

ACh　ニコチン受容体

節後線維

アドレナリン作動性

NA　AD受容体
（α受容体、β受容体）
・心臓
・平滑筋
・腺

副交感神経

延髄

節前線維

コリン作動性

神経節伝達

ACh　ニコチン受容体　コリン作動性

神経−効果器
伝達

ACh　ムスカリン受容体
・心臓
・平滑筋
・腺

ACh：アセチルコリン　NA：ノルアドレナリン

図 3-9-2　自律神経の神経伝達物質と受容体

表 3-9-1　自律神経の神経伝達物質のまとめ

	節前線維の神経伝達物質	節後線維の神経伝達物質
交感神経	アセチルコリン（ACh）	ノルアドレナリン（NA）
副交感神経	アセチルコリン（ACh）	アセチルコリン（ACh）

9

薬物と薬理作用

3）局所麻酔薬

●局所麻酔薬とは感覚神経の興奮伝導を遮断して、局所の外科的処置における疼痛を抑制する薬物である。

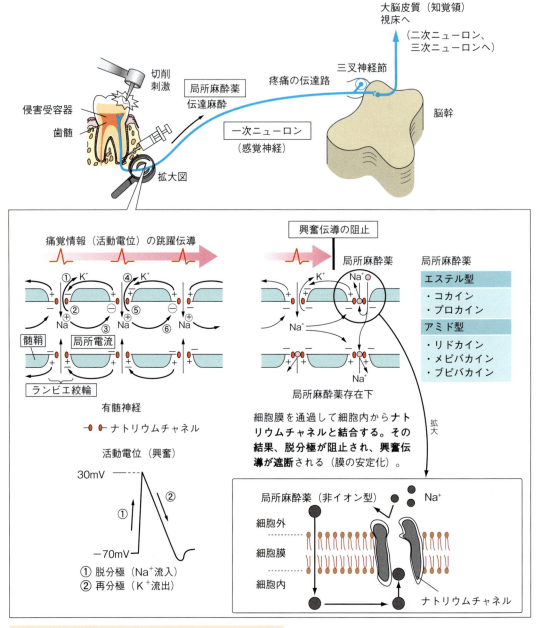

図 3-9-3　疼痛伝導路と局所麻酔薬の作用メカニズム

●局所麻酔薬の作用機序

局所麻酔薬は、ナトリウムチャネルと結合することにより、ナトリウムの細胞内流入経路を遮断することによって、興奮（活動電位）の伝導を抑制し、神経の刺激に対する興奮閾値を上昇させて痛みに対して鈍くさせる（膜の安定化）（図 3-9-3）。

- 局所麻酔薬の適用方法（麻酔法）※①〜③は歯科で使用される局所麻酔法
    ① **表面麻酔**：粘膜および創面の表面に塗布する麻酔法
    ② **浸潤麻酔**：薬液を浸潤させるために皮下注射する麻酔法
    ③ **伝達麻酔**：神経内またはその周囲組織に注射する麻酔法
    ④ **脊髄麻酔**：脊髄のくも膜腔内に注射する麻酔法
    ⑤ **硬膜麻酔**：仙骨裂孔から硬膜外腔内に注射する麻酔法
- 局所麻酔薬のアドレナリン添加濃度

    歯科領域では10〜5万分の1倍（0.01〜0.02 mg/mL）の濃度を含む。

局所麻酔薬と血管収縮薬アドレナリン併用の利点

- 局所麻酔薬の中毒の防止
- 麻酔の持続時間を延長
- 止血効果
- 薬物の作用における相乗作用　(p.237 図3-8-7)

4）抗炎症薬

（1）抗ヒスタミン薬

- ヒスタミンの働きを抑えることでアレルギー反応を抑える薬のこと。
- ヒスタミンとは、肥満細胞から遊離される化学伝達物質（ケミカルメディエーター）の一つ。
- ヒスタミン受容体にはH_1受容体とH_2受容体の2種類のサブタイプがある。
- 炎症反応やアレルギー疾患に関与するのはH_1受容体である。
- したがって、アレルギー疾患に用いられる抗ヒスタミン薬はH_1受容体遮断薬である。

化学伝達物質（ケミカルメディエーター）

損傷した組織や炎症が起きた部位に放出される生理活性物質のことで、白血球や肥満細胞、マクロファージなどの炎症性細胞や細胞膜から産生される。炎症初期に炎症細胞からヒスタミン、ブラジキニンが産生し、さらに細胞膜からプロスタグランジンが産生され、ロイコトリエン、トロンボキサンA_2を産生する（表3-9-2）。

表3-9-2　化学伝達物質

化学伝達物質	生理作用
ヒスタミン	血管拡張、血管透過性亢進（発赤・発熱）、気管支収縮（咳）
ブラジキニン	疼痛
プロスタグランジン	血管拡張、血管透過性亢進（発赤・発熱）、気管支収縮（咳）、疼痛
ロイコトリエン	気管支収縮（咳）
トロンボキサンA_2	血管収縮、血小板凝集（止血）

（2）ステロイド性抗炎症薬

- ステロイドのもつさまざまな薬理作用を用いて炎症を抑える薬のこと（表3-9-3～表3-9-5）。
- 効果は大きいが、副作用に留意しなければならない（表3-9-6）。

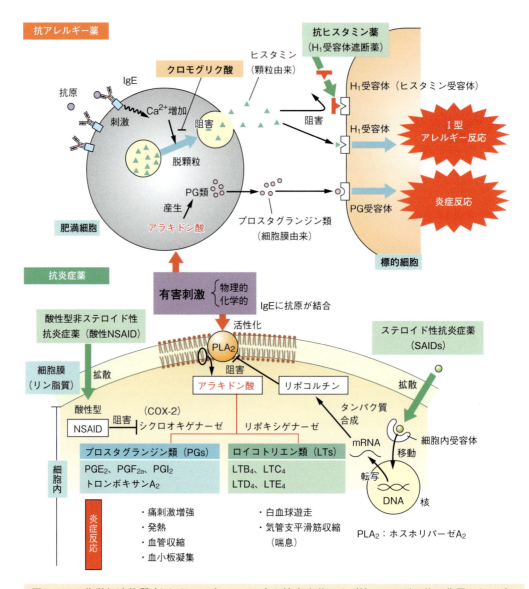

図3-9-4　化学伝達物質（ケミカルメディエーター）と抗炎症薬および抗アレルギー薬の作用メカニズム

表 3-9-3　ステロイド性抗炎症薬の分類

副腎皮質ステロイド	コルチゾン、ヒドロコルチゾン
合成ステロイド	プレドニゾロン、デキサメタゾン、トリアムシノロン

表 3-9-4　ステロイド性抗炎症薬の薬理作用

抗炎症作用
抗アレルギー作用（免疫抑制）
副腎皮質ホルモン遊離阻害
抗腫脹作用
タンパク分解促進作用

表 3-9-5　ステロイド性抗炎症薬の臨床応用

炎症
アレルギー疾患
腎不全（ネフローゼ）
自己免疫疾患
急性白血病
副腎皮質機能低下（Addison〔アジソン〕病）

表 3-9-6　ステロイド性抗炎症薬の副作用

顔面の円形化（ムーンフェイス）	骨粗鬆症
消化性潰瘍	緑内障
感染症の誘発・増悪	皮膚炎
抑うつ	肥満
副腎皮質機能障害	浮腫
骨多孔症	

（3）非ステロイド性抗炎症薬

●非ステロイド性抗炎症薬の作用メカニズム　表 3-9-7〜表 3-9-10

　非ステロイド性抗炎症薬（NSAID：non-steroidal anti-inflammatory drug）には、①酸性型と②塩基性型がある。酸性型が塩基性型より抗炎症作用は強い。

①酸性型

　侵害刺激により細胞膜から細胞内遊離されたアラキドン酸からプロスタグランジン（PG）類を産生する酵素シクロオキシゲナーゼ（COX）を阻害して、PG 類産生が抑制される。COX には COX-1 と COX-2 があり、COX-1 は生理的機能として重要な PG 産生に関与し、炎症にかかわりの深いプロスタグランジン（発熱、痛みの増幅、血管収縮、血管透過性亢進）は COX-2 が関与している（図 3-9-4）。

②塩基性型

　塩基性には COX 阻害による PG 類産生抑制作用はない。したがって、酸性型 NSAID より抗炎症作用は弱い。作用メカニズムは炎症性ケミカルメディエーターの拮抗、血管透過性の抑制、白血球遊走の抑制などが抗炎症効果に関与する。酸性型 NSAID の過敏反応が現れたときにはこの薬物に切り替えられる。

表 3-9-7 非ステロイド性抗炎症薬の分類

酸性型	アスピリン、インドメタシン、メフェナム酸、ジクロフェナクナトリウム、イブプロフェン、ロキソプロフェン、ピロキシカム
塩基性型	エピリゾール、チノリジン、チアラミド

表 3-9-8 非ステロイド性抗炎症薬の薬理作用

抗炎症作用
解熱作用
鎮痛作用

表 3-9-9 非ステロイド性抗炎症薬の臨床応用

頭痛	歯痛
神経痛	筋肉痛
慢性関節リウマチ痛	

表 3-9-10 非ステロイド性抗炎症薬の有害作用

胃腸障害	ショック
過敏症	肝障害
血液障害	浮腫

5）呼吸器系に作用する薬物

● 気管支喘息治療薬
気管支喘息治療薬とはアレルギー反応による気管支平滑筋の収縮、気道分泌の促進、気道粘膜の腫脹で起こる呼吸困難（気管支喘息）を治療する薬物。

● 鎮咳薬
鎮咳薬とは延髄の咳中枢を抑制して咳発作を止める薬物である。①麻薬性鎮咳薬、②非麻薬性鎮咳薬がある。

● 去痰薬
去痰薬とは粘着性の痰を溶解して排出を容易にする薬物である。

6）循環器系に作用する薬物

循環器系に作用する薬物の分類

①強心薬：心筋の収縮力を増強して血液循環を改善させる薬物
　・強心配糖体：ジギタリス、ジゴキシン、ジギトキシン
　・β_1作用薬：ドブタミン
②抗不整脈薬：心拍の乱れ（不整脈）を改善する薬物
　・キニジン、リドカイン、プロカインアミド、β遮断薬、カルシウム拮抗薬
③高血圧症治療薬：血液容量の減少、心機能の抑制、血管拡張させる降圧薬。
　・第一選択薬：利尿薬、カルシウム（Ca^{2+}）拮抗薬、アンジオテンシン変換酵素（ACE）阻害剤、アンジオテンシンⅡ受容体遮断薬（ARB）
　・その他：ニューロン遮断薬、血管拡張薬（ヒドララジン）
④狭心症治療薬：心筋の一時的酸素欠乏で生じる狭心症発作を改善する薬物
　・β遮断薬：心筋の酸素消費量を減少させる薬物
　・ニトログリセリン：冠血管を拡張させる薬物
　・カルシウム拮抗薬（ニフェジピン）：冠血管を拡張させる薬物
⑤動脈硬化防止薬：血管へのコレステロール沈着、石灰化による硬化を予防する薬物
　・プラバスタチン（コレステロール合成阻害）

7）止血薬と抗血栓薬

●止血薬

止血薬とは出血を止める薬物である。**局所性止血薬**と**全身性止血薬**に区分される（図3-9-5）。

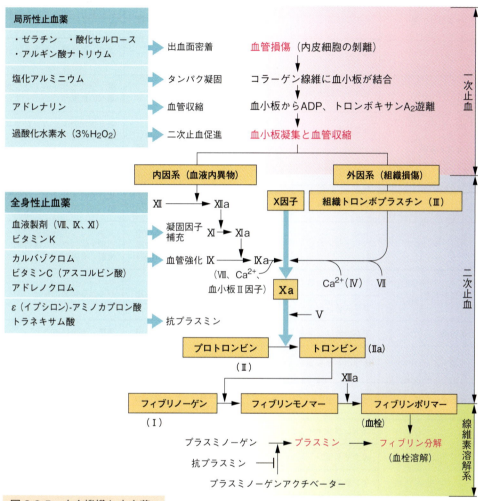

図3-9-5　止血機構と止血薬

8）抗菌薬　図3-9-6

- ●感染を起こす病原微生物（細菌、真菌、ウイルス、寄生虫）に選択的に毒性を発揮する物質を化学療法薬といい、原因療法薬として用いられる。
- ●抗感染症薬は抗細菌薬や抗真菌薬（抗菌薬）と、抗ウイルス薬に区分される（表3-9-11）。

第**3**章 疾病の成り立ちと回復過程の促進

表3-9-11A 抗細菌薬の分類と作用メカニズム（図3-9-6参照）

種類			薬物	作用メカニズム	抗菌作用	有用な細菌・真菌・ウイルス
抗細菌薬						
β-ラクタム系	ペニシリン系		ペニシリンG	細胞壁合成阻害	殺菌作用	第一世代ペニシリン：グラム陽性菌に有効
			メチシリン			ペニシリン耐性ブドウ球菌に有効
			アンピシリン			グラム陰性菌に対するスペクトル拡大
	セフェム系		セファクロチン	細胞壁合成阻害	殺菌作用	第1世代セフェム：グラム陽性菌への抗菌力
			セフロキシム			第2世代セフェム：グラム陰性菌への抗菌力拡大
			セフスロジン			第3世代セフェム：グラム陰性菌への抗菌力さらに拡大
			セフタジジム			第3世代セフェム：グラム陰性菌への抗菌力さらに拡大
グリコペプチド系			バンコマイシン	細胞壁合成阻害	殺菌作用 静菌作用 （腸球菌）	メチシリン耐性黄色ブドウ球菌（MRSA）、グラム陽性菌、嫌気性菌に有効
ポリペプチド系			ポリミキシンB	細胞膜障害	殺菌作用	グラム陰性菌に有効
			コリスチン			
ポリエン系			アムホテリシンB	細胞膜障害	殺菌作用	真菌、原虫に有効
キノン系			オフロキサシン	核酸合成阻害 （DNA合成阻害）	殺菌作用	ニューキノロン：グラム陽性・陰性、緑膿菌等に有効
リファンピシン系			リファンピシン	核酸合成阻害 （RNA合成阻害）	静菌作用	結核菌
アミノグリコシド系			ストレプトマイシン	タンパク質合成阻害	静菌作用	グラム陰性菌、ブドウ球菌、緑膿菌に有効 （嫌気性菌には無効）
			カナマイシン			
			ゲンタマイシン			
テトラサイクリン系			テトラサイクリン	タンパク質合成阻害	静菌作用	グラム陽性・陰性菌、マイコプラズマ、クラミジアに有効
			ミノサイクリン			
クロラムフェニコール系			クロラムフェニコール	タンパク質合成阻害	静菌作用	グラム陽性・陰性菌
マクロライド系			エリスロマイシン	タンパク質合成阻害	静菌作用	グラム陽性菌、マイコプラズマ、カンピロバクターに有効
			ジョサマイシン			
			クラリスロマイシン			
サルファ剤			スルファメトキサゾール	葉酸代謝拮抗	静菌作用	グラム陽性・陰性菌

表3-9-11B　抗真菌薬と抗ウイルス薬の分類と作用メカニズム

種類	薬物	作用メカニズム	抗菌作用	有用な細菌・真菌・ウイルス
抗真菌薬				
ポリエン系	アムホテリシンB	細胞膜障害	殺菌作用	ほとんどの真菌に有効
イミダゾール系	ミコナゾール	細胞膜障害	殺菌作用	カンジダ、クリプトコッカス アスペルギルス
	フルシトシン	核酸合成阻害（DNA合成阻害）	静菌作用	カンジダ クリプトコッカス
ポリペプチド系	ポリミキシンB硫酸塩	細胞膜障害	殺菌作用	ほとんどの真菌に有効、緑膿菌
抗ウイルス薬				
HIV治療薬	ジドブジン	ウイルスの増殖を抑制		ヒト免疫不全ウイルス
	ジダノシン			
	リトナビル			
抗ヘルペスウイルス薬	アシクロビル			単純ヘルペスウイルス 水痘・帯状疱疹ウイルス
抗インフルエンザウイルス薬	アマンタジン	ウイルスの脱殻阻害		A型インフルエンザウイルス
	オセルタミビル	ウイルスの増殖を抑制		A型・B型インフルエンザウイルス
	ザナミビル			
抗B型・C型肝炎ウイルス薬	インターフェロン	ウイルスの増殖を抑制、免疫増強作用		B型・C型肝炎ウイルス

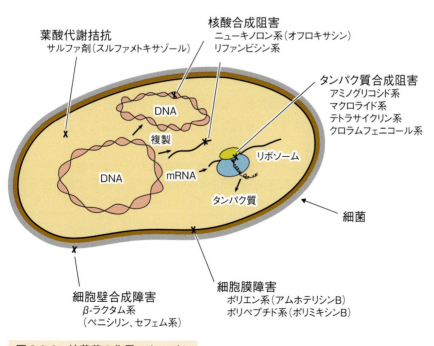

図3-9-6　抗菌薬の作用メカニズム

- ●抗菌スペクトル：病原微生物に対する化学療法薬の抗菌作用の有効範囲。
- ●耐性菌

抗細菌薬に対して、抵抗性を有した菌（MRSA：メチシリン耐性黄色ブドウ球菌、VRE：バンコマイシン耐性腸球菌）。

- ●日和見感染症

抗細菌薬によって、抵抗性をもたない細菌は消滅するが、その結果、抗細菌薬に対して抵抗性をもつ真菌などが増殖し（菌交代現象）症状が出ることである。カンジダ症、黒毛舌。

抗感染症薬の有害作用

- ペニシリン系：アナフィラキシーショック
- セフェム系：アナフィラキシーショック
- ポリエン系：アナフィラキシーショック
- アミノ配糖体系：聴神経障害（難聴）、腎障害
- テトラサイクリン系：歯の着色、光過敏症、キレート作用
- クロラムフェニコール系：造血器障害、再生不良性貧血
- マクロライド系：肝障害
- ポリペプチド系：腎障害
- ニューキノロン系：けいれん、キレート作用

9）消毒薬　表3-9-12

- ●消毒薬は殺菌薬ともいい、皮膚や創傷、器具、飲料水、汚物などに付着する病原微生物を死滅させる目的で使用される薬物。
- ●殺菌の作用メカニズム

病原微生物の生存と増殖に必要な酵素の阻害、細胞質のタンパク凝固、変性、細胞膜の透過性変化、加水分解、脱水、細胞成分との結合などによる細胞機能の阻害などがある。

- ●石炭係数（フェノール係数、PC）

石炭酸（フェノール）の効力を基準にして表された消毒薬の効力を示す目安。
黄色ブドウ球菌またはチフス菌を同一条件下に10分間で完全に殺菌できる最小濃度（最大希釈倍数）の比で表す。

表3-9-12　消毒薬の分類

人体に使用できる消毒薬		
薬　物	使用濃度	有効病原微生物
フェノール系		
・クレゾール石鹸液	2%（手指消毒） 3～5%（器具の消毒） 5%（痰・糞便の消毒）	細菌、結核菌（芽胞・ウイルスに無効）
アルコール系		
・消毒用エタノール ・イソプロパノール	80%（v/v）（皮膚・手指消毒） 30～50%（v/v）	細菌、結核菌、ウイルス、スピロヘータ 細菌、結核菌、ウイルス、スピロヘータ
過酸化物系		
・過酸化水素水	3%（v/v）過酸化水素水	
四級アンモニウム系		
・逆性石鹸 　（ベンザルコニウム）	0.05～0.1%	グラム陽性菌、グラム陰性菌（芽胞、結核菌には無効） 普通石鹸と併用すると効果が消失する
ヨウ素系		
・ヨードチンキ ・希ヨードチンキ ・ポビドンヨード液 　（イソジン） ・クロルヘキシジン液 　（ヒビテン）	原液（皮膚の消毒） 原液（皮膚の消毒） 10%（皮膚の消毒）、5%（創傷） 0.02%（手指、一般器具の消毒） 0.5%（手術前の皮膚の消毒）	細菌、真菌、ウイルス 細菌、真菌、ウイルス 細菌、ウイルスに有効、微生物一般 広範囲の微生物（細菌、芽胞、ウイルスに無効）
人体に使用できない消毒薬		
薬　物	使用濃度	有効病原微生物
アルデヒド系		
・ホルマリン	0.5～5% （物品、衣類、家屋の消毒）	細菌、ウイルス、ほとんどの微生物
・グルタルアルデヒド 　（グルタラール）	1～2%（手術器具の消毒）	細菌、真菌、ウイルスに有効
塩素系		
・次亜塩素酸ナトリウム 　（ミルトン、ハイター）	0.05%（食器、衣類の消毒）	細菌、ウイルスに有効（結核菌に無効）

（李　昌一）

第4章

歯・口腔の健康と予防にかかわる人間と社会の仕組み

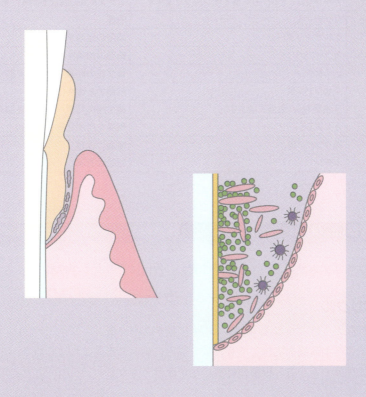

第4章　歯・口腔の健康と予防にかかわる人間と社会の仕組み

1 総論

1）歯・口腔の機能

●歯と口腔の機能には、摂食嚥下、唾液の分泌、味覚、発音などがある。

（1）摂食嚥下

●食物を認知し、口腔に取り込み、咽頭、食道を経て胃に送り込むまでの過程。

（2）唾液の分泌

●唾液は、大唾液腺（耳下腺・顎下腺・舌下腺）と小唾液腺でつくられる。
●大唾液腺でつくられた唾液は、導管を通って口腔内に分泌される。
●1日の分泌量は1〜1.5Lで、99.5％が水である。
●刺激時は、pHが上昇し、アミラーゼが多くなる。

表 4-1-1　唾液の作用、成分とその機能

作用	成分	機能
緩衝	重炭酸イオン、リン酸イオン	唾液のpHを一定にする
再石灰化	カルシウムイオン、リン酸イオン、フッ素イオン	エナメル質の脱灰を防ぎ、再石灰化を促す
抗菌	リゾチーム	殺菌
	ペルオキシダーゼ	細菌の増殖を防ぐ
	ラクトフェリン	細菌の増殖を防ぐ
	ヒスタチン	微生物の粘膜への定着を防ぐ
	チオシアン酸	抗菌力を活性化する
	分泌型IgA（免疫グロブリン）	微生物の粘膜への定着を防ぐ
消化	α – アミラーゼ	糖質を加水分解する
保護	糖タンパク質	歯面の保護
	ムチン	粘膜の潤滑

2）歯・口腔の付着物・沈着物

●歯にはペリクルやプラークなどが付着し、舌には舌苔などが付着する。

（1）ペリクル

●獲得被膜とも呼ばれる透明な唾液由来の糖タンパク質。
●機械的に歯面研磨を実施しても、数分以内に歯面に形成されはじめる。
●歯面を保護する一方、細菌の付着の足がかりともなる。

（2）プラーク

- 歯垢とも呼ばれ、70％が細菌で、残りは糖タンパク質と菌体外多糖類である。
- 1mgあたり、1億個以上の細菌が共凝集して存在する。
- う蝕に関しては、ミュータンスレンサ球菌が最も重要である。
- ミュータンスレンサ球菌はショ糖などを材料として酸（水素イオン：H^+）や菌体外多糖類をつくる。
- 菌体外多糖類のうち、グルコシルトランスフェラーゼによってつくられる不溶性グルカン（ムタン）および水溶性グルカン（デキストラン）がう蝕のリスクを高める。
- 不溶性グルカンは水に溶けないため、洗口で除去できない。
- 歯肉縁下には浮遊性プラークが存在し、そのプラークに含まれる細菌はタンパク分解酵素を産生し、内毒素を含む（図4-1-1）。

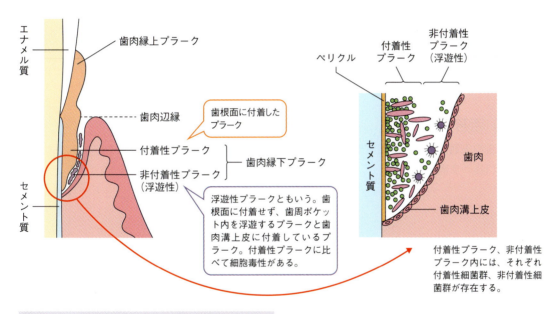

図4-1-1　歯肉縁上プラークと歯肉縁下プラーク

（3）マテリアアルバ

- 白質とも呼ばれ、粘膜から剥離した上皮細胞などからなる。
- 歯面やプラークなどに付着する。

（4）歯石

- 歯に付着したプラークが石灰化したもの。
- 主成分（80％）はリン酸カルシウム。
- プラークリテンションファクター（プラークを停留・蓄積させてしまう因子）となる。
- 歯肉縁上のものと歯肉縁下のものに分類される（表4-1-2）。

第4章 歯・口腔の健康と予防にかかわる人間と社会の仕組み

表 4-1-2 歯肉縁上歯石と歯肉縁下歯石の比較

	歯肉縁上歯石	歯肉縁下歯石
由来	唾液	血清
色	白、黄	緑、茶
構造	層状	無構造
硬さ	軟らかい	硬い
付着力	弱い	強い
好発部位	三大唾液腺管開口部に近いところ 　下顎前歯部舌側 　　舌下小丘－顎下腺、舌下腺 　　舌下ひだ－顎下腺 　上顎大臼歯部頬側 　　耳下腺乳頭－耳下腺	特異的な場所はない

（5）食物残渣

● いわゆる食べカスのこと。

（6）色素

● 歯面に付着する色素沈着は、外来性で飲食物、喫煙などによる。

（7）舌苔

● 舌の表面に付着する細菌や粘膜から剝離した上皮からなる。
● 口臭の原因となる。

（畠中能子）

2 口腔清掃

- ●口腔清掃法には、自然的清掃法、機械的清掃法、手術的清掃法、化学的清掃法がある（表 4-2-1）。
- ●このうち化学的清掃法では、歯磨剤や洗口剤を用いる。

表 4-2-1　口腔清掃法の内容

口腔清掃法	内容
自然的清掃法	唾液による自浄作用や、舌、口唇、頬粘膜などが動いて、歯・口腔内の付着物を物理的に除去する。
機械的清掃法（人工的清掃法）	手用歯ブラシ、電動歯ブラシ、デンタルフロス、歯間ブラシ、舌ブラシなどを用いて、歯・口腔内の付着物を除去する。
手術的清掃法	セルフケアでは除去できない歯・口腔内の沈着物を、歯科医師および歯科衛生士が歯科器具・器材を用いて除去する。PMTC（professional mechanical tooth cleaning）、歯石除去（スケーリング）などを含む PTC（professional tooth cleaning）がある。
化学的清掃法	歯磨剤や洗口液・洗口剤を用いてプラークの付着や歯石沈着の抑制などを図る。機械的清掃法や手術的清掃法の補助的役割

1）歯磨剤

- ●歯磨剤は「医薬品、医療機器等の品質、有効性及び安全性の確保等に関する法律（医薬品医療機器等法）」で分類される。
- ●基本成分のみの化粧品と、基本成分に薬効成分が加わった医薬部外品がある（表 4-2-2、表 4-2-3）。
- ●剤形別に、ペースト状、液状、潤製などがある。
- ●洗口剤（液）は、液体歯磨と同じ歯磨剤に分類される。

表 4-2-2　歯磨剤の基本成分

種類	成分	作用
研磨剤*（清掃剤）	炭酸カルシウム†、リン酸カルシウム†、ピロリン酸カルシウム、無水ケイ酸、リン酸水素カルシウム、水酸化アルミニウム	歯面を傷つけずに、プラークや外来性色素沈着物、食物残渣を取り除く
湿潤剤（保湿剤）	ソルビトール、グリセロール、プロピレングリコール	湿り気、しっとり感を適度に保つ
発泡剤	ラウリル硫酸ナトリウム	口腔内に拡散させて、歯の汚れを除去する
粘結剤*（結合剤）	カルボキシルメチルセルロースナトリウム、カラギーナン、アルギン酸ナトリウム	適度な粘性を与える
香味剤（香料）	サッカリンナトリウム、メントール	爽快感や香りを与える
保存剤	パラベン類、パラオキシ安息香酸エステル	変質を防ぐ

*液体の歯磨剤（液体歯磨）や泡状（液状）の歯磨剤には含まれない。
†フッ化ナトリウム、フッ化第一スズ配合歯磨剤では使用不可（フッ化物と反応するため）

表 4-2-3 歯磨剤、洗口剤（液）の薬効成分

薬用効果	成分	薬理作用
う蝕予防	フッ化ナトリウム*、モノフルオロリン酸ナトリウム、フッ化第一スズ	プラーク中での酸の産生を抑制する。歯質の耐酸性を向上させ、歯質の再石灰化を促進する
う蝕・歯周病予防	デキストラナーゼ	プラークを分解し、かつ形成を抑制する
	クロルヘキシジン塩酸塩*	殺菌作用がある
	塩化セチルピリジニウム	
	トリクロサン*	
	塩化ベンゼトニウム*	
歯周病予防	トラネキサム酸*	炎症を抑え、出血を抑制する
	グリチルリチン酸*	歯肉の炎症を抑制する
	塩化ナトリウム、ヒノキチオール	歯肉を引き締める（収斂）
	塩化リゾチーム	歯肉の炎症を抑制する
	酢酸トコフェロール	末梢の血管循環を促す
	ポリリン酸塩、ピロリン酸塩	歯石の沈着を防止する
知覚過敏予防	乳酸アルミニウム、硝酸カリウム、塩化ストロンチウム	象牙細管を封鎖して知覚過敏を抑制する
タバコのヤニ除去	ポリエチレングリコール	界面活性作用でタバコのヤニを除去する

*洗口剤の薬用成分

2）洗口剤　表 4-2-3

- 洗口剤は「医薬品医療機器等法」で医薬品になる。
- 医療用医薬品および一般用医薬品（第3類医薬品）の洗口剤がある。
- う蝕予防を目的としたフッ化物配合の洗口剤は、医療用医薬品と一般医薬品がある。
- 医療用医薬品洗口剤は処方せんが必要だが、一般用医薬品は不要である。

STEP UP　液体歯磨と洗口剤は同じ液体でも使用方法が異なる？含嗽剤の使用方法は？

液体歯磨：口に含んで歯磨きを行う、もしくは吐き出した後に歯磨きを行う。
洗口剤　：歯磨き後に口に含んですすいだ後に吐き出す。
含嗽剤　：適量を口に含み、うがい（ガラガラまたはブクブク）をして吐き出す。

（畠中能子）

3　う蝕の予防

1）う蝕の基礎知識

（1）う蝕の発生要因と機序

- う蝕とは、プラーク中の細菌が糖を代謝して酸と不溶性グルカン（ムタン）を産生し、歯が脱灰されたものをいう。
- う蝕発症因子は3つある。Keyes（カイス）によって唱えられた（図4-3-1）。
  ① 細菌：ミュータンスレンサ球菌の数が多いとう蝕になりやすい。
  ② 食餌性基質：発酵性糖質であるスクロース（砂糖；ショ糖）、グルコース（ブドウ糖）、フルクトース（果糖）、マルトース（麦芽糖）などを摂取すると、発酵によって酸ができ、う蝕になりやすい。
  ③ 宿主と歯：歯の酸に対する耐性が弱いとう蝕になりやすい。
- これら3つが同時に重なったときにう蝕が発生する可能性が高くなる。
- この3因子に、Newbrun（ニューブラン）は4つ目として時間の因子を加えた（図4-3-2）。
- さらに、Fejerskov（フェジェルスコフ）とManji（マンジ）は、う蝕を細菌の定着と歯質との関係（脱灰および再石灰化）でとらえ、これらのバランスが崩れたとき（脱灰が強くなったとき）にう蝕が発生するとした。そして、それらに関係する口腔内の因子を円の内側に、外側に社会経済要因や保健行動の要因を配置した（図4-3-3）。

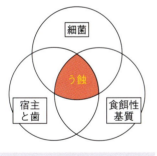

図4-3-1　Keyesの3つの輪

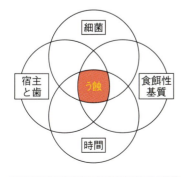

図4-3-2　Newbrunの4つの輪

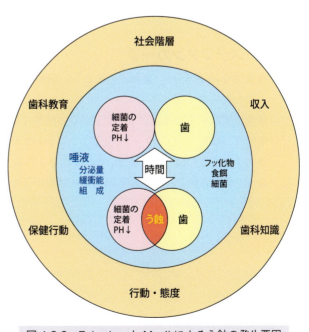

図4-3-3　FejerskovとManjiによるう蝕の発生要因

第4章 歯・口腔の健康と予防にかかわる人間と社会の仕組み

（2）う蝕のリスク評価

- う蝕のリスクとはう蝕活動性のことで、将来的に新たなう蝕が発症しやすい状態か否か、現在あるう蝕が進行しやすい状態か否かを評価しなければならない。
- 具体的なリスク因子は、KeyesやNewbrunが提唱した、細菌、食餌性基質、宿主と歯、および時間であるので、それぞれを評価することになる。
- う蝕のリスク評価システムはいくつか提案されているが、ICCMSシステムはう蝕の管理システムの世界標準とされている。
- う蝕活動性試験（CAT）は、う蝕発生やう蝕原因菌が歯を破壊する速度を把握するために考案された試験法で、細菌や唾液などのう蝕のリスク因子を試験するためにいくつかの方法が提案されている。
- 細菌に関するう蝕のリスク因子の試験として、う蝕の原因となる細菌の量やその酸産生能などを測定するものがある。
- 唾液に関するう蝕のリスク因子の試験として、唾液の分泌速度と緩衝能を測定するものがある。

（3）ミュータンスレンサ球菌の働き

- ミュータンスレンサ球菌は、発酵性糖質から乳酸を産生し、歯垢のpHを下げる（酸性にする）。
- ミュータンスレンサ球菌は、グルコシルトランスフェラーゼを用いて、発酵性糖質から多糖体をつくる。
- 多糖体のなかでも不溶性グルカン（ムタン）は歯面に付着・固着しやすく、洗口では除去できない。

（4）ステファンカーブ

- 横軸を時間（分）、縦軸をpHとし、糖摂取後の歯垢（プラーク）のpHの増減をグラフにしたもの（図4-3-4）。
- 糖を摂取すると急激にpHは下がる（酸性になる）。
- 唾液の緩衝作用で40〜60分経つと、pHは元に戻る（中性になる）。
- エナメル質の臨界pHは5.5で、これを下回ると歯は脱灰し、上回ると再石灰化する。
- pHが臨界値より低い時間が長ければ長いほど、う蝕になりやすくなる。

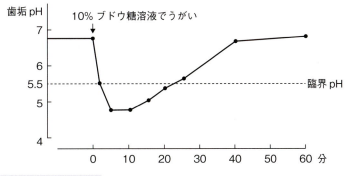

図 4-3-4　ステファンカーブ

2）う蝕の予防方法

- う蝕の3つ（4つ）の発症因子を改善することが基本の予防法となる。
  ①口腔細菌をブラッシングなどで除去する。
  ②ショ糖などの発酵性糖質を摂らないようにする。
  ③フッ素を応用して歯を強くする。小窩裂溝をシーラントで封鎖する。
- 以上を基本として、3段階の予防がある（表 4-3-1）。
- また、その手段は3つに分類されている（表 4-3-2）。

表 4-3-1　う蝕の第一次予防、第二次予防、第三次予防

第一次予防	健康増進	歯科健康教育、歯科健康相談、栄養・食事指導、ショ糖の摂取制限
	特異的予防	フッ化物応用 小窩裂溝塡塞（シーラント） PTC、PMTC 非う蝕誘発性甘味料（代替甘味料）の使用
第二次予防	早期発見・早期処置	う蝕の精密検査、初期う蝕の治療 フッ化ジアンミン銀塗布
	機能喪失の阻止	保存修復処置、抜髄、抜歯
第三次予防	リハビリテーション	補綴歯科処置、インプラント

表 4-3-2　う蝕予防のセルフケア、プロフェッショナルケア、パブリックヘルスケア

セルフケア （ホームケア）	ブラッシング、フロッシング、 フッ化物洗口（家庭）、 フッ化物配合歯磨剤の使用（家庭）、 フッ化物錠剤（フッ化物補充剤）
プロフェッショナルケア	PTC、PMTC、小窩裂溝塡塞（シーラント）、 フッ化物歯面塗布
パブリックヘルスケア （コミュニティケア）	フッ化物洗口（学校）、 水道水フロリデーション（フッ化物濃度調整）、 食品へのフッ化物添加（食塩、ミルク）

3）フッ化物によるう蝕予防

- フッ化物によるう蝕予防機序は、歯質と歯垢（プラーク）に対する2つに分けられる（図4-3-5）。

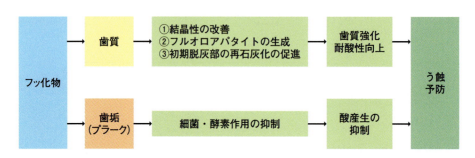

図4-3-5　フッ化物のう蝕予防機序

- フッ素は、歯に塗布されたり、洗口剤に含まれたり、上水道に含ませて、歯、口腔内、体内に取り込まれる。
- フッ素の濃度が高ければう蝕予防の効果は高くなるが、フッ素の体内への取り込みが多すぎると死に至ることもある。
- う蝕予防のため、歯科医院では歯面塗布として2％のフッ化ナトリウム水溶液が用いられることが多い。これは、フッ素の濃度では0.9％、すなわち9,000 ppmに相当する。1 g（mL）の水溶液中にはフッ素が9 mg含まれる。
- 洗口剤は0.1％のフッ化ナトリウム水溶液のことが多い。これは、フッ素の濃度では0.045％、すなわち450 ppmに相当する。
- 体重1 kgあたりフッ素2 mgで嘔吐や腹痛などの症状が現れ出し、5 mgで重篤な急性中毒症状となり、45 mgで死亡することがある。すなわち、体重が15 kgの小児では、30 mgで症状が現れ出し、75 mgで重篤な症状となり、675 mgで致死量となる。
- 水道水フロリデーションは、上水道に0.6〜1 ppmのフッ素を人工的に添加し、地域全体のう蝕を減少させる。
- この濃度が高すぎると、歯のフッ素症となってしまうことがある。

（杉原直樹、江口貴子）

4 歯周病の予防

1）歯周病の基礎知識

（1）歯周病の発生要因

- 歯周病とは、歯周組織に発生した疾患で、歯肉炎と歯周炎に分類される。
- 歯周組織には、歯肉、歯根膜、セメント質、および歯槽骨が含まれる（図4-4-1）。

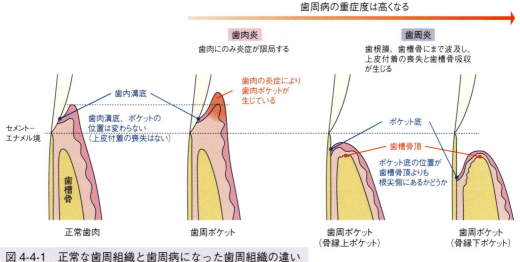

図4-4-1　正常な歯周組織と歯周病になった歯周組織の違い

- 歯周病の発生因子は3つに分類される。歯周病のリスクファクターとも呼ばれる。
  ①細菌因子：プラーク中の歯周病原細菌のことで、歯周病の直接の原因である。
  ②宿主因子：局所性修飾因子と全身性修飾因子のほか、遺伝的要因、人種、年齢、性別も因子となる。
  ③環境因子：喫煙、栄養状態、およびストレスが歯周病と関連する。

（2）歯周病に関する局所性修飾因子

- プラークを停留・蓄積させてしまう因子（プラークリテンションファクター）：歯石、歯や軟組織の形態異常、食片圧入、歯列不正、不適合修復・補綴物、口呼吸など。
- 外傷性修飾因子：外傷性咬合、ブラキシズム、口腔習癖など。

（3）歯周病に関する全身性修飾因子

- 歯周病は多くの全身疾患と関連している。
- 歯周病と、糖尿病、心内膜炎、誤嚥性肺炎、早期低体重児出産、脳血管疾患、骨粗鬆症、関節リウマチ、認知症、慢性閉塞性肺疾患（COPD）、慢性腎臓病（CKD）などが関連するとされている。

- 特に糖尿病は、歯周病が糖尿病を悪化させ、糖尿病が歯周病を悪化させるように、双方向性に影響し合う（図4-4-2）。

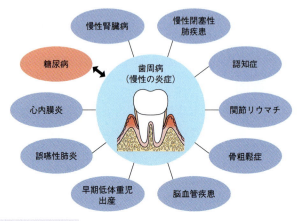

図4-4-2　歯周病と全身疾患

2）歯周病の予防方法

- LeavellとClarkによる「疾病の予防法」を歯周病に適用した（表4-4-1、p.271〔6〕疾患の予防法も参照）。
- この予防法の考え方は、歯周病や認知症などさまざまな疾患に応用されている。

表4-4-1　歯周病の第一次予防、第二次予防、第三次予防

予防の段階	手段の分類	歯周病の予防や治療での例
第一次予防	健康増進	歯周病に関する教育、口腔清掃、禁煙など
	特異的な予防	PMTC、スケーリング、歯周病用の歯磨剤・洗口剤
第二次予防	早期発見	定期検診
	早期治療	初期治療（スケーリング・ルートプレーニング）
第三次予防	機能喪失の阻止*	歯の固定、歯周外科処置
	リハビリテーション	歯周補綴、矯正治療

＊「機能喪失の阻止」を第二次予防にする考え方もある。

3）歯周病予防へのケア・アプローチ

- セルフケア
  ・自ら行うブラッシング・フロッシング、禁煙、生活習慣の改善など。
- プロフェッショナルケア
  ・歯科医師や歯科衛生士によるPMTCやスケーリングによるプラークコントロールがある。
  ・歯科医師や歯科衛生士によるプラークリテンションファクターの除去や改善など。
- パブリックヘルスケア
  ・公衆衛生活動（教育、指導、検診機会の提供）など。

（畠中能子）

5 その他の歯科疾患とその予防

1) 口臭とその予防

（1）口臭

- 口臭とは、口腔を通って排泄される気体（ガス）のうち、社会的容認限度を超えた悪臭のこと。
- 口臭（症）は、真性と仮性（心因性）のものに分けられる。
- 真性口臭（症）は、生理的なものと病的なものに分けられる。
- 生理的口臭は、起床時、空腹時、緊張時などに強くなる。
- 病的口臭は、歯周病などの歯科疾患が原因であることが多い。
- 口臭の主要な原因物質は、口腔由来の揮発性硫黄化合物である。
- 揮発性硫黄化合物：嫌気性菌が唾液や食物残渣中のアミノ酸を分解・腐敗することで産生し、舌苔から最も多く産生される。
    - ・硫化水素
    - ・メチルメルカプタン
    - ・ジメチルサルファイド

（2）口臭の予防方法

- 口臭を予防し改善するためには、その原因への対策が必要である。
- 歯科治療のほか、舌苔を除去しなければならない。
- 舌苔とその除去方法
    - ・舌苔とは、舌表面の苔（コケ）状の付着物である。
    - ・剝離上皮細胞、白血球、口腔細菌などから構成される。
    - ・舌背後方部が好発部位である。
    - ・舌背後方から前方へ舌ブラシなどで掻き出す（図4-5-1）。
- 消臭作用や抗菌作用のある洗口剤は有効である。
- 塩化亜鉛には消臭作用があり、クロルヘキシジン塩酸塩や塩化セチルピリジニウムには抗菌作用があり、口臭の改善が期待できる。

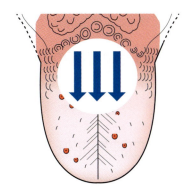

図4-5-1　舌苔と舌清掃の方向

2）口腔がんとその予防

（1）口腔がんとは
- 口腔に発生するがんで、病理組織学的には扁平上皮癌が90％以上を占める。
- 全がんの1～2％で、1年間に約4,000人が口腔がんで死亡する。

（2）口腔がんの予防方法
- 口腔がんのリスクファクターとして、**喫煙**、**飲酒**、不適合修復・補綴物などが挙げられる。
- 口腔がんの予防には、生活習慣の改善と、歯科医院での正しい治療が求められる。

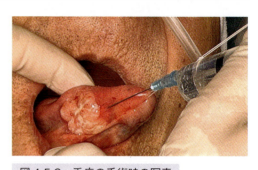

図4-5-2　舌癌の手術時の写真
舌癌は舌の側縁部に発生することがほとんどである。

3）歯の損耗とその予防

（1）歯の損耗（tooth wear）とは
- う蝕以外の原因で起きる歯の物理的・化学的侵食の総称。
- **咬耗**：歯ぎしりなどの過剰な咬合による摩擦で起こる。
- **摩耗**：硬い歯ブラシの使用や過度のブラッシング、補綴装置などの摩擦で起こる。
- **アブフラクション**：強い咬合力による歯頸部への応力の集中によって起こる。
- **酸蝕**：酸性食品・炭酸飲料の摂取や口腔へ逆流した胃酸などで起こる。

（2）歯の損耗の予防方法
- それぞれの損耗には原因があるので、これを予防し改善する。
- 咬合を改善し、適切なブラッシングや食事の指導を行う。

4）口腔機能低下症とその予防

（1）口腔機能低下症とは
- 唾液の分泌、咀嚼力、嚥下力、口腔内の感覚などの口腔機能の衰えのこと。
- 食べこぼし、むせるなどの口の機能の軽微な衰えである**オーラルフレイル**が悪化することで口の機能の低下から障害に至り、口のみならず全身のフレイルや筋肉減弱（**サルコペニア**）、低栄養を引き起こすと考えられている。

（2）口腔機能低下症の予防方法
- 口の健康（健口）を保つことが重要で、口腔を清潔に保ち、加齢で衰える口腔機能の維持・改善に努めることが目標となる。
- また、定期的な歯科検診で自分の口の状態を把握することもオーラルフレイルの予防につながる。

（日野出大輔、福井　誠）

6 環境・社会と健康

1) 健康の概要

(1) 健康の概念
- 健康とは、WHO憲章には、「単に疾病がないとか、虚弱でないだけでなく、身体的（肉体的）、精神的、社会的に完全に良好な状態」と定義されている。

(2) 健康日本21
- 正式名称は「21世紀における国民健康づくり運動」である。
- 厚生労働省が健康増進法の「国民の健康の増進の総合的な推進を図るための基本的な方針」として、2000年度より健康日本21、2013年度より健康日本21（第二次）を開始し、2024年度より健康日本21（第三次）が開始された。
- 国民の健康の増進に関する基本的な4つの方向
    ①健康寿命の延伸と健康格差の縮小
    ②個人の行動と健康状態の改善
    ③社会環境の質の向上
    ④ライフコースアプローチを踏まえた健康づくり
- 健康日本21（第三次）では、具体的な数値目標が設定された（図4-6-1、表4-6-1）。

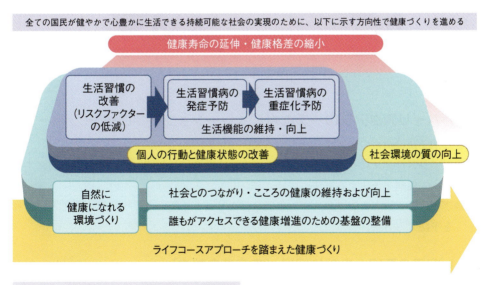

図4-6-1 健康日本21（第三次）の概念図

（厚生労働省ホームページ, 健康日本21〔第三次〕の概要, 2023.〔https://www.mhlw.go.jp/content/10904750/001158810.pdf〕を基に作成）

表 4-6-1　歯・口腔の健康の目標と目標値

目標	指標	目標値
①歯周病を有する者の減少	40歳以上における歯周炎を有する者の割合（年齢調整値）現状値 57.2%	40%（2032年度）
②よく噛んで食べることができる者の増加	50歳以上における咀嚼良好者の割合（年齢調整値）現状値 71.0%	80%（2032年度）
③歯科検診の受診者の増加	過去1年間に歯科検診を受診した者の割合 現状値 52.9%	95%（2032年度）

（厚生労働省ホームページ，健康日本21〔第三次〕の概要，2023.〔https://www.mhlw.go.jp/content/10904750/001158810.pdf〕を基に作成）

（3）プライマリ・ヘルスケアとヘルスプロモーション

● WHO の健康政策の概念である。

A. プライマリ・ヘルスケア（アルマ・アタ宣言）
● 保健医療政策に関する概念。
● すべての人にとって健康を基本的な人権として認め、その達成の過程において住民の主体的な参加や自己決定権を保障するという理念である。

B. ヘルスプロモーション（オタワ憲章）
● 人々が自らの健康をコントロールし、改善できるようにするプロセスのこと（図 4-6-2）。

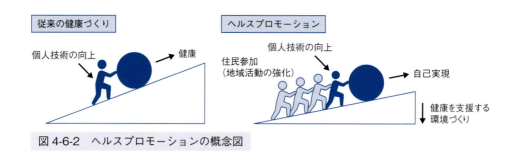

図 4-6-2　ヘルスプロモーションの概念図

（4）ハイリスクアプローチとポピュレーションアプローチ

● 疾病予防のためのアプローチ法のこと。
● ハイリスクアプローチ：特にリスクの高い人たちに対して、そのリスクを削減することによって疾病を予防する方法。
● ポピュレーションアプローチ：集団全体のリスクを低いほうへ誘導することによって疾病を予防する方法。

（5）疾患の要因と自然的経過（疾病の自然史）

● 疾病の発生前から転帰（帰結）までを時期を追って示したモデルのこと。
● 何らかの理由で異常が発生するが臨床症状はない時期を発症前期と呼ぶ。
● 臨床症状が現れ疾病と診断される時期を疾患期と呼び、その後、死亡したり治癒したりする。
● これらの経過を疾病の自然的経過（疾病の自然史）と呼んでいる（図 4-6-3）。

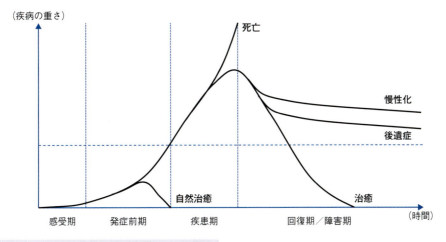

図 4-6-3　疾病の自然的経過（疾病の自然史）

（6）疾患の予防法

- 1965 年に Leavell と Clark は、疾病の自然史に合わせた「疾病の予防法」を提案した。
- この予防法の考え方は、う蝕や歯周病のみならず、認知症など、さまざまな疾患に応用されている（p.263 表 4-3-1、p.266 表 4-4-1 参照）。
- 第一次予防
  ・罹患前に、健康増進を行い、各疾患に対した特異的な予防を行う。
- 第二次予防
  ・発症前期には、早期発見に重点を置く。
  ・疾患期には、早期治療を行う。
- 第三次予防
  ・機能喪失の阻止を行い、リハビリテーションを行う。

2）人口

（1）世界とわが国における人口の現状と推移　図 4-6-4

A．世界とわが国における人口の推移と将来予測

- 1950 年の世界人口は約 25 億人であったが、1990 年には 50 億人を超えた。
- 2015 年に 70 億人を超え、2050 年には世界人口は 97 億人になると予測されている。
- 先進地域では 2040 年頃より人口が減少し、発展途上地域の人口増加は将来も継続すると予測される。
- 一方、わが国の人口は、2050 年代に 1 億人を下回ると予測されている。

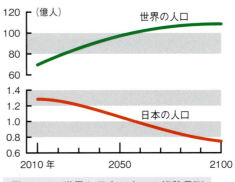

図 4-6-4　世界と日本の人口の推移予測

B. わが国の人口ピラミッド

- 人口ピラミッドとは、年齢階層別の人口を上下に、男女を左右に分けて並べた図のことである（図4-6-5）。
- その形態によって人口構成を知り、将来を予想することができる。
- 現在の日本は、2つの突出のあるツボ型。2つの突出は、第一次・第二次のベビーブームが原因である。
- 出生数が少ないため、底辺が短い。この傾向は将来ますます強くなることが予想されている。
- 15歳未満を年少人口、65歳以上を老年人口と呼び、その間を生産年齢人口としている。
- 老年人口指数は、生産年齢人口に対する老年人口の割合のことで、高齢化の指標となる。
- 2023年の老年人口指数は49％に達した。

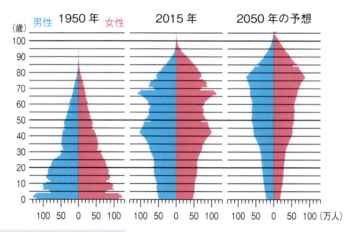

図4-6-5　日本の人口ピラミッド

（2）わが国における人口静態統計

- 人口静態とは、ある一時点での人口の規模や構成を表すもの。
- 日本の人口静態統計は国勢調査によって把握される。
- 国勢調査は5年ごとに実施され、調査年の10月1日時点での調査結果が公表される。
- 調査事項は世帯員に関する事項（在学・卒業等教育の状態や就業状態）や世帯に関する事項（世帯の種類や住居の種類）である。
- 2023年での日本人の人口は約1億2100万人で、女性が約6200万人と男性より多い。

（3）わが国における人口動態統計

- 毎年国勢調査をする代わりに、1年ごとに、出生、死亡、死産、婚姻、離婚に関して調査される。
- 戸籍法に基づき出生は生後14日以内に、死亡・死産は7日以内には市町村に届け出る。
- 2023年の調査結果では、出生数は約73万人、死亡者数は約158万人で、約85万人の人口減少となっている。
- 2007年から、出生数が死亡者数を下回り、人口減少が続いており、社会的な問題となっている。
- 合計特殊出生率とは、15歳から49歳までの女性の年齢別出生率を合計したもので、1人

の女性が仮にその年次の年齢別出生率で一生の間に生むとしたときの子ども数に相当する。

- ●死亡原因　図 4-6-6
  - ・1950年から約30年間にわたって死亡原因のトップは脳血管疾患（脳卒中）であった。
  - ・現在は、悪性新生物（がん）がトップで、心疾患、老衰と続く。
- ●死亡した人のがんの部位
  - ・肺癌が最も多く、胃癌、膵癌、結腸癌で約半数を占める。

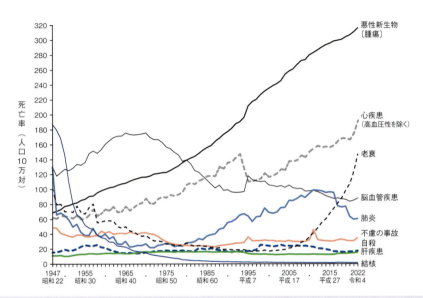

図 4-6-6　日本人の死因上位の（第1位～5位）の年次別死亡率（人口10万対）の推移
（厚生労働省ホームページ，令和4年〈2022〉人口動態統計月報年計〈概数〉の概況を参考に作成）

3）環境と健康

(1) 地球環境と健康

A．地球規模の温度上昇

- ●地球温暖化：温室効果ガスが原因で起こる地球全体の気温が上昇する現象。
- ●温室効果：太陽が地球を暖めた熱が大気中へ放出されようとするとき、温室効果ガスによってその放出がさえぎられ、再び地球表面の大気を暖めてしまうこと（図 4-6-7）。
- ●温室効果ガス：二酸化炭素、メタン、一酸化二窒素、フロンなどがある。
- ●地球温暖化によって、異常気象の増加、自然生態系への影響、熱中症による高齢者の死亡、マラリアなどの感染症の流行などが懸念されている。
- ●ヒートアイランド現象：地球温暖化という背景のもと、都市化が進む大都市圏で、都心部の気温が郊外に比べて高くなる現象。

B. 海洋プラスチックごみ問題
- 捨てられたプラスチックごみは、海岸や海底に溜まったり、海中を浮遊したりする。
- 特に、5 mm未満の微細なプラスチックは「マイクロプラスチック」と呼ばれる。
- マイクロプラスチックは細かすぎて回収することが困難で、分解されずにいつまでも残ってしまうことが問題となる。

C. 酸性雨
- 硫酸や硝酸が溶けた pH 5.6 以下の酸性の雨のこと。
- 化石燃料の燃焼に伴って発生する二酸化硫黄（亜硫酸ガス）や窒素酸化物が、大気中で酸素や水蒸気と反応して硫酸や硝酸を生じる。
- 酸性雨によって、建造物の被害、河川や湖沼の酸性化による水中生物の死滅、森林破壊（樹木の立ち枯れ）などが起こることが知られている。

D. オゾン層破壊
- オゾン層がフロンなどによって破壊されること。
- オゾン層は成層圏に存在し、有害な紫外線の大部分を吸収して地球上の生物を保護している。
- そのオゾン層が破壊されることによって、紫外線が直接降り注ぐことになる（図 4-6-8）。
- 紫外線による人間への健康障害としては皮膚がんや白内障の発症があり、地球環境では植物プランクトンの減少、農作物の生産減少などの生態系への悪影響がある。

E. 砂漠化
- 農耕地や遊牧地が砂漠になってしまうこと。
- 砂漠化の原因：地球温暖化、薪炭材の過剰採取、家畜の過放牧や過耕作など。
- 砂漠化によって、食糧の供給が減少し、多くの飢餓者や難民を出している。

F. 森林の減少
- 世界の森林は減少を続けており、毎年 500 万ヘクタール以上の森林が減少している。
- 干ばつ、森林火災、家畜による食料採取、森林の農地への転用、燃料用木材の過剰採取、焼き畑農業などが原因である。
- 森林の減少によって、地球温暖化、野生生物種の絶滅、水害や森林火災などが引き起こされる。

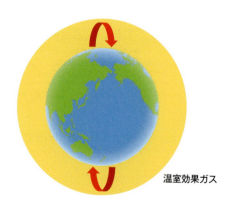

図 4-6-7　地球温暖化と温室効果

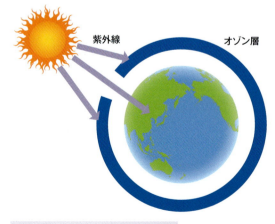

図 4-6-8　オゾン層破壊の影響

（2）生活環境と健康

A．空気

- ●正常な空気の割合
  - ・空気の構成は、78％が窒素で最も高く、次に、ヒトに必須の酸素は21％であり、3番目がアルゴンの0.9％である。
  - ・産業保健の場では、酸素濃度が18％未満にならないよう注意する。
  - ・二酸化炭素は0.04％と少ない。毒性は低いため空気中濃度が3％程度まで上昇しても中毒とならない。衛生学的な許容濃度は0.1％とされる（図4-6-9）。

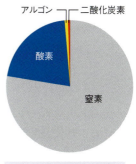

図4-6-9　空気の構成

- ●異常成分の混入による健康への影響として以下のものが挙げられる。

a．一酸化炭素（CO）

- ●不完全燃焼の際に発生する無色で無臭の有毒ガスのこと。
- ●酸素を運ぶヘモグロビンに対する親和力は、酸素の約200～300倍強いことから、中毒時に低酸素症を生じる。
- ●一酸化炭素の濃度が0.01％を超えるとさまざまな症状が神経に現れやすい。

b．エアロゾル、浮遊粒子状物質（塵埃）

- ●大気中に浮遊する外径が0.1～100μmの微粒子のこと。
- ●PM2.5：エアロゾルの中で、粒径2.5μm以下の粒子のこと。その大きさから人間の肺の奥にまで到達しやすい。
- ●健康被害として、珪酸や石綿（アスベスト）などによるじん肺症がある。
- ●じん肺では、気管支炎や肺気腫を生じ、肺結核や肺がんを併発することが多くなる。
- ●石綿の吸収では、肺の線維化に加え、がんや中皮腫などの悪性腫瘍が発生する。

B．温熱環境

- ●温熱因子：気温、気湿、気流、輻射熱を温熱の4要素という。

a．気温

- ●大気の温度のことで、測定にはアルコール寒暖計などが用いられる。

b．気湿

- ●空気中に含まれる水蒸気の割合のことで、相対湿度として求められる。
- ●測定にはアウグスト乾湿計やアスマン通風乾湿計を用い、得られた乾球温度と湿球温度の差から求める。
- ●アウグスト乾湿計は、測定場所の気流や輻射熱に影響を受ける。
- ●アスマン通風乾湿計は、気流や輻射熱の影響を避けるために、アウグスト乾湿計を風車付きの金属製の筒に入れたものである。

c．気流

- ●大気の流れのことで、体熱放散に影響を与える。
- ●測定には、屋内の微気流の測定ではカタ寒暖計、屋外の気流の測定にはダインス風速計やロビンソン風速計が用いられる。

第4章　歯・口腔の健康と予防にかかわる人間と社会の仕組み

d．輻射熱

- 遠赤外線によって直接伝わる熱のこと。
- 測定には、黒球寒暖計が用いられる。

C．温熱環境の総合指標　表 4-6-2

- 人体が感じる温感や冷感は、4つの温熱因子が複合的に影響する。

a．不快指数

- 気温と気湿から算出する。

b．感覚温度

- 気温、気湿、および気流を測定後、感覚温度図表から求める。

c．カタ冷却力

- 測定場所における空気の冷却力のこと。
- 気温、気湿、および気流の3つを取り入れた指標で、測定にはカタ寒暖計が用いられる。

d．暑さ指数

- 熱中症予防を目的として、気温、気湿、および輻射熱の3つを取り入れた指標である。
- 屋外では、乾球温度、湿球温度、黒球温度から算出する。
- 屋内では、湿球温度、黒球温度から算出する。

表 4-6-2　温熱環境の総合指標

	気温	気湿 (湿度)	気流	輻射熱	備考
不快指数	○	○			
感覚温度	○	○	○		感覚温度図表から求める
カタ冷却力	○	○	○		カタ寒暖計を用いる
暑さ指数	○	○		○	

D．水

a．上水道

- 日本の上水道の普及率は98％以上と高い。
- 水源は河川と湖沼が主であり、取水後、浄水施設に集められ、浄水操作が行われ、配水される。
- 浄水操作は、沈殿→ろ過→消毒の順に行われる。
- 水質基準
  - ・一般細菌：1 mL あたり100個まで。大腸菌は検出されないこととなっている。
  - ・水銀：0.003 mg/L 以下、フッ素：0.8 mg/L 以下、総トリハロメタン：0.1 mg/L 以下、ホルムアルデヒド：0.08 mg/L 以下などと決められている。
  - ・平成24年より放射性セシウムの目標値（10 Bq/kg）が設定された。

b．下水道

- 下水：人の生活や事業に伴う排水と雨水のこと。
- 日本の下水道の普及率は80％程度で、上水道の普及率に比べて低い。
- 下水は、処理場において処理され、最終的に河川や海に放流される。

- 放流下水の水質基準として、色、臭気、水素イオン濃度（pH）のほか、生物化学的酸素要求量（BOD）、化学的酸素要求量（COD）、浮遊物質量（SS）、溶存酸素量（DO）、アンモニア性窒素、大腸菌群数などが示されている。
- 溶存酸素は、下水の汚れがひどいと低くなる。

（3）環境保全・公害防止

- 公害：社会活動によって環境が破壊されることにより生じる社会的災害のこと。
- 公害の例：大気汚染、水質汚濁、土壌汚染、騒音、振動、地盤沈下、悪臭など（表4-6-3）。
- 健康に影響を及ぼす大気汚染の一つに光化学スモッグがある。
- オゾンなどからなる気体成分の光化学オキシダントと、硝酸塩や硫酸塩などからなる固体成分の微粒子が混合して、周囲の見通しが低下した状態を指す。
- 工場や自動車の排出ガスなどに含まれる窒素酸化物や揮発性有機化合物が、太陽紫外線により光化学反応を起こした結果、オゾンなどが発生する。

表4-6-3　4大公害病

公害病	発生場所	原因
水俣病	熊本県水俣市	メチル水銀による水質汚濁
新潟水俣病	新潟県阿賀野川流域	メチル水銀による水質汚濁
イタイイタイ病	富山県神通川流域	カドミウムによる水質汚濁
四日市喘息	三重県四日市	硫黄酸化物による大気汚染

（4）廃棄物処理

- 廃棄物処理法では、廃棄物を一般廃棄物と産業廃棄物に区分している。
- このうち、爆発性、毒性、感染性など、人の健康または生活環境に被害の生じるおそれのある廃棄物を、特別管理廃棄物としている。
- 廃棄物処理の責任は、一般廃棄物は市町村に、産業廃棄物は排出事業者にある。
- 感染性廃棄物は、廃棄物に病原体が含まれるもので、バイオハザードマークを付ける（図4-6-10、表4-6-4）。

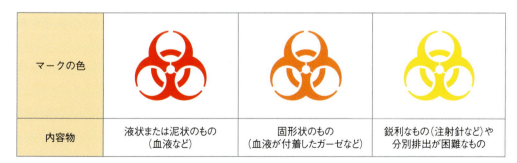

図4-6-10　バイオハザードマークと色による内容物の違い

第4章 歯・口腔の健康と予防にかかわる人間と社会の仕組み

表 4-6-4　歯科医療施設から排出される主な廃棄物

一般廃棄物		産業廃棄物	
特別管理一般廃棄物 （感染性一般廃棄物）	その他の事業系一般廃棄物	特別管理産業廃棄物 （感染性産業廃棄物）	その他の産業廃棄物
血液付着物（ガーゼ、脱脂綿、抜去歯）	血液付着物（ガーゼ、脱脂綿） 紙類	使用済み注射針 血液付着物（プラスチック類、ガラス類、ゴム手袋）	石膏模型、印象材、エックス線写真定着液、エックス線写真現像液、有機溶剤、バー類、空き缶

4）疫学

●疫学とは、人間集団における傷病の分布と規定因子（決定因子）を研究する学問のこと。

●規定因子とは、その疾患の原因を含み、その疾患を増加あるいは減少させる要因のこと。

（1）健康・疾病・異常の指標　図 4-6-11

A．有病と罹患

●有病：ある一時点でその疾病に罹っている状態をいう。

●罹患：特定された期間中に新たにその疾病に罹ること。

$$有病率 = \frac{ある一時点で目的とする疾病にかかっている人数}{観察集団の人数}$$

$$罹患率 = \frac{特定された期間中に新たにその疾病にかかった人数}{観察集団の各構成員の罹患危険期間の合計}$$

$$累積罹患率 = \frac{特定された期間中に新たにその疾病にかかった人数}{観察開始時点の有病者を除いた罹患危険人口}$$

図 4-6-11 有病と罹患を表す疫学指標

B．スクリーニング検査

●迅速に実施できる試験や検査を用いることにより、無自覚な疾病や障害を暫定的に識別することである。そこで疾患や障害のある者とない者を、ある限度をもってふるい分けることができる。スクリーニング検査は、あくまで外見的に良好な人々から、疾患があると思われる人々のふるい分けを目的とし、診断を目的としたものではない。

●検査値が測定値の場合、ある値を境にそれより大きいときを検査陽性、小さいときを検査陰性と判定し、このとき、その値をカットオフ値（カットオフポイント）という（図4-6-12）。

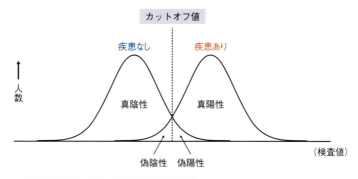

図4-6-12　カットオフ値(カットオフポイント)

(2) 疫学の調査・研究方法

A. 調査方法の分類
- 横断調査：ある時点での状態を捉えて調査する方法のこと。
- 縦断調査：同じ対象（集団）を引き続いて経時的に追って観察する調査のこと。

B. 時間的流れによる分類
- 前向き調査：研究開始時点から将来に向かって罹患情報を収集してゆく調査のこと。
- 後向き調査：疾病が発生した後に研究を始め、過去をさかのぼる調査のこと。

C. 疫学研究方法の分類　表 4-6-5

表 4-6-5　疫学研究のタイプ

観察研究	(1) 記述疫学（記述的研究）	
	(2) 分析疫学（分析研究）	①生態学的研究
		②横断研究
		③症例対照研究（患者対照研究）
		④コホート研究
介入研究	(1) 臨床試験	
	(2) 野外試験	
	(3) 地域試験	

- 疫学研究は、観察研究と介入研究とに大別される。
- 観察研究：集団の健康状態や疾病発生状態などを観察し、疾病の発生、予後等に関与する要因を明らかにする研究手法で、記述疫学と分析疫学に分かれている。
- 介入研究：人為的に要因を操作して、疾病の発生や予後に変化があるかどうかを観察し、その要因との関連性を明らかにすることを目的とした研究手法である。
- 分析疫学は、病気とその原因の関連を統計学的に検証し、その要因の因果関係の推定を行う方法である。
- コホート研究は、ある特定の集団を経時的に追跡し、その集団からどのような疾病・死亡が起こるかを観察して、要因と疾病との関連を明らかにする研究である。
- コホート研究は一般的に前向き研究であるが、何年にもわたる定期健診のデータがあった場合、これを利用して過去にさかのぼって同じ集団を追跡することも可能なため、後向きコホート研究も存在する。

第4章　歯・口腔の健康と予防にかかわる人間と社会の仕組み

D．臨床試験と無作為化比較試験（ランダム化比較試験）
- ●臨床試験とは、人を対象にした治療法や予防法の効果判定のための実験のこと。
- ●このうち無作為化比較試験（ランダム化比較試験）では、治療群と対照群にランダム（無作為）に分け、治療群と対照群の健康結果を比較するので最も質が高い。

（3）データのまとめ方と分析方法

A．代表値
- ●データを分析するときに、データ全体の代表的なものを代表値と呼び、いくつかの種類がある。
- ●平均値：最もよく使われる代表値の一つで、データのすべての観測値を合計し、測定度数で割ることによって計算される。
- ●中央値（median）：観測値を大きさの順に並べたとき、ちょうど中央にくる値のこと。
- ●最頻値（mode）：頻度が最も多い観測値のこと。
- ●百分位（percentile）：観測値を大きさの順に並べて、そのとき全体を100％とすると、ちょうど下から25％目にあたる値を25パーセンタイル値や第一四分位数という。ちょうど上から25％目（下から75％目）にあたる値を75パーセンタイル値や第三四分位数という。

B．質的データ（離散量）と量的データ（連続量）
- ●データは測定尺度によって、質的データか量的データに分類される。
- ●質的データ：名義尺度および順序尺度で得られたもの。
- ●量的データ：間隔尺度および比率尺度で得られたもの。
- ●名義尺度：集団をいくつかの部分集合に分類するだけの尺度である。
  例）性別（1：男性、2：女性）、う蝕の有無（0：う蝕なし、1：う蝕あり）、血液型
- ●順序尺度：与えられた値の大小関係のみに意味がある尺度のこと。
  ・大小関係はあるが、1と2、2と3が等間隔でない場合は順序尺度にあたる。
  例）満足度（1：非常に満足、2：満足、3：どちらでもない、4：不満）、最終学歴（1：中学校、2：高等学校、3：大学）
- ●間隔尺度：日数などのように等間隔性が保たれている尺度。
  ・2つの数値の差をとることはできるが、比をとることには意味がない、数字の0が絶対的な0ではない。
  例）温度、西暦
- ●比率尺度（比尺度）：2つの数値の差と比をとることができ、数字の0が絶対的な0である尺度である。
  例）身長、体重、DMF歯数

（4）根拠に基づいた医療（EBM）

A．EBM（evidence based medicine）の定義
- ●最良の「根拠」を思慮深く活用する医療のこと。
- ●診ている患者の臨床上の疑問点に関して、医師が関連文献等を検索し、それらを批判的に吟味したうえで患者への適用の妥当性を評価し、さらに患者の価値観や意向を考慮したうえで臨床判断を下し、専門技術を活用して医療を行う。

B. EBM の実践（手順）

● EBM の実践とは、臨床における問題解決のためのプロセスのこと。

● 臨床判断の根拠として、最新の研究成果を系統的に探し出し、吟味し、そして使用する過程をいう。表に示した 5 つのステップが一般的である（表 4-6-6）。

表 4-6-6　EBM の 5 つのステップ

ステップ 1	患者の問題を明確にする（疑問の定式化）
ステップ 2	問題についての情報収集
ステップ 3	情報の批判的吟味
ステップ 4	情報の患者への適用
ステップ 5	自己評価（1〜4 のプロセスの評価）

● ステップ 1 ＝疑問の定式化
 ・目の前の患者から生じる疑問や問題を、分かりやすい形に整理する過程。
 ・疑問をこの PICO の形にすることを疑問の定式化と呼ぶ（表 4-6-7）。

表 4-6-7　PICO と疑問の定式化の例

	PICO		説明	例
P	Patient	患者	どんな患者が	舌癌と診断された 80 歳の男性患者が、
I	Intervention	介入	ある治療をするのは	放射線治療を受けるのは、
C	Comparison	比較	別の治療と比べて	手術を受けるのと比べて、
O	Outcome	結果	どうなるか	再発しやすくなるのか。

5）感染症

（1）感染成立の三要因とその予防法

● 感染症の発症には、以下の 3 つの要因がすべて必要である。

①感染源（病原体）：感染性を有する病原体（細菌、ウイルス、真菌など）

②感染経路：ヒト、媒介動物、媒介物

③宿主感受性：病原体が宿主に感染し定着する場

● 感染症の予防には、上記の 3 つの要因にそれぞれ対策が必要である。

①感染源（病原体）対策：検疫、感染者の登校・就業の禁止、早期発見と届出

②感染経路対策：マスクや手袋等の着用

③宿主感受性対策：予防接種

（2）感染症の種類

● 新興感染症：最近新しく認知され、公衆衛生上の問題となる感染症。

　例）新型コロナウイルス感染症、新型インフルエンザ、AIDS（後天性免疫不全症候群）、重症急性呼吸器症候群（SARS）、鳥インフルエンザ、エボラ出血熱など。

● 再興感染症：既知の感染症で、すでに公衆衛生上問題とならない程度にまで患者数が減少

していた感染症のうち、再び流行し始め患者数が増加した感染症のこと。

例）結核、マラリア、デング熱、コレラ、狂犬病、ペストなど。

（3）感染症法による感染症の分類

- 1類感染症：危険性がきわめて高く、患者のみならず、無症状の病原体保有者は入院が必要となる。
  例）エボラ出血熱、ペストなど。
- 2類感染症：危険性が高く、患者は入院が必要となる。
  例）重症急性呼吸器症候群（SARS）、鳥インフルエンザA（H5N1とH7N9）、結核など。
- 3類感染症：特定の職業への就業によって感染症の集団発生の危険性があるもの。
  例）コレラなど。
- 4類感染症：動物などの消毒措置などが必要なもの（人から人への伝染はないもの）。
  例）マラリア、デング熱、狂犬病など。
- 5類感染症：発生動向調査を行うべきもの。
  例）インフルエンザ、新型コロナウイルス感染症など。

（4）院内感染とICT

- 一つの医療機関において、患者が原疾患とは別に新たに罹患したり、医療従事者が医療機関内において感染したりすることを院内感染と呼ぶ。
- メチシリン耐性黄色ブドウ球菌（MRSA）やバンコマイシン耐性腸球菌（VRE）などは注意を要する院内感染菌である。
- 院内感染対策については個々の医療従事者ごとの判断に委ねるのではなく、チームとして相互協力して取り組まなければならない。
- 感染対策チーム：ICT（infection control team）は病院長直属下で設置され、感染制御の専門的な知識をもった医師・看護師・薬剤師・臨床検査技師で構成される。
- 感染対策マニュアルを作成し、病院長へ逐次報告し、針刺し事故にも対応する。

（5）スタンダードプリコーション（標準予防策）

- 汗を除くすべての血液・体液、創傷のある皮膚・粘膜などは、伝播しうる感染性微生物を含んでいる可能性があるという原則に基づいて行われる標準的な予防策のこと。
- 手指衛生と個人防護具（PPE）の装着が基本である。
- 個人用防護具には、手袋、マスク、ゴーグル、フェイスシールド、エプロンがある。

（6）学校感染症

- 学校での感染拡大を防止するため、特に感染力の高い感染症は、学校保健安全法で「学校において予防すべき感染症」（学校感染症）として出席停止期間を定めている。
- 学校長は感染症に罹っている者、その疑いのある者および罹るおそれのある者の出席を停止させることができる。

6）生活習慣と生活習慣病

（1）ライフスタイル

- 人の生活様式、行動様式、思考様式など個人の生き方を意味する。
- 日常生活が健康や病気に関連するように、ライフスタイルの維持あるいは改善は健康を維持増進するために重要である。
- Breslow（ブレスロー）らは7つの日常生活習慣を見出し、7つの生活習慣を実行している数の多い人たちは、数の少ない人たちよりも死亡率が低いことを報告した。
- Breslow の7つの健康習慣
  - ①喫煙をしない
  - ②飲酒を適度にするか、全くしない
  - ③定期的に運動をする
  - ④適正体重を保つ
  - ⑤7～8時間の睡眠を取る
  - ⑥毎日朝食を摂る
  - ⑦不必要な間食をしない

（2）生活習慣病と非感染性疾患（NCDs）

- 生活習慣病：食習慣・運動習慣・休養・喫煙・飲酒等の生活習慣が、その発症や進行に関与する疾患群のこと。
- 主な生活習慣病では、以下に例示するような生活習慣と疾病との関連が明らかになっている（表 4-6-8）。

表 4-6-8　生活習慣と生活習慣病との関連

生活習慣	生活習慣病
食習慣	糖尿病、肥満、脂質異常症、高尿酸血症、循環器病、大腸癌、歯周病 など
運動習慣	糖尿病、肥満、脂質異常症、高血圧症 など
喫煙	肺扁平上皮癌、循環器病、慢性気管支炎、肺気腫、歯周病 など
飲酒	アルコール性肝疾患 など

- 非感染性疾患（non-communicable diseases；NCDs）：不健康な食事や運動不足、喫煙、過度の飲酒、大気汚染などにより引き起こされる、がん・糖尿病・循環器疾患・呼吸器疾患・メンタルヘルスをはじめとする慢性疾患のこと。最大の死因である。
- 健康日本 21（第二次）では、がん、循環器疾患、糖尿病および慢性閉塞性肺疾患（COPD）を NCDs として挙げている。

（3）生活習慣病の予防

- 生活習慣病に対する予防は、原因に対する第一次予防が重要となる。
- 予防施策としては、健康日本 21 や特定健康診査・特定保健指導が挙げられる。

第4章 歯・口腔の健康と予防にかかわる人間と社会の仕組み

7) 食品と健康

（1）食中毒とその予防

A. 食中毒

●食中毒とは、細菌・ウイルス、有毒・有害物質などが含まれる飲食物を摂ることによって、発熱、腹痛、下痢、嘔吐などの症状が現れること。

B. 食中毒の分類 表4-6-9

●微生物（細菌、ウイルス、寄生虫）によるもの。

・細菌性食中毒は、感染型と毒素型に分類される。

・感染型の細菌性食中毒を引き起こす細菌には、サルモネラ属菌（鶏卵）、*Campylobacter*（カンピロバクター）などがある。

・毒素型の細菌性食中毒を引き起こす細菌には、ブドウ球菌、ボツリヌス菌、病原性大腸菌、腸炎ビブリオ（魚介類）などがあり、感染型より潜伏期間が短いのが特徴である。

・ウイルス性食中毒ではノロウイルスは感染力が非常に強く、患者数は最も多い。

・寄生虫ではアニサキスが増加しており、非淡水魚・回遊魚など海洋生物に寄生する。

●化学物質によるもの

・有害な食品添加物や事故により有害物質が混入する場合がある。

●自然毒によるもの

・植物性：毒キノコ、ジャガイモの芽など。

・動物性：フグ毒、貝毒など。

C. 食中毒の季節性

●事件数・患者数ともに冬季に多い。

●患者数で冬季に多いのはノロウイルスによる食中毒である。

●夏季に多いのは腸炎ビブリオや*Campylobacter*が原因の細菌性食中毒である。

表4-6-9 食中毒の分類

病原体による食中毒				
細菌	感染型（広義）	感染型（狭義）	●サルモネラ属菌　●*Campylobacter*（カンピロバクター） ●病原性大腸菌(EPEC、EIEC) ●エルシニア・エンテロコリチカ ●チフス菌 ●パラチフスA菌　●赤痢菌(B・C・D群)	ウイルス：●ノロウイルス　●サポウイルス　●アストロウイルス　●腸管アデノウイルス　●A型肝炎ウイルス
		生体内毒素型	●腸炎ビブリオ　●ウェルシュ菌 ●セレウス菌（下痢型）　●赤痢菌(A群) ●ナグビブリオ　●コレラ菌 ●病原大腸菌(ETEC、EHEC)	真菌：●アスペルギルス属　●ペニシリウム属　●フザリウム属
	毒素型		●ボツリヌス菌　●ブドウ球菌　●セレウス菌（嘔吐型）	寄生虫：●クリプトスポリジウム　●クドア　●アニサキス　●サルコシスティス　●トキソプラズマ　●サイクロスポラ

病原体以外による食中毒				
自然毒素	植物性自然毒	●毒キノコ　●生梅　●生銀杏 ●じゃがいも(ソラニン) ●毒ムギ　●トリカブト	化学性	無機化合物：●ヒスタミン　●ヒ素　●鉛　●カドミウム　●銅　●アンチモンなど
	動物性自然毒	●フグ毒(テトロドトキシン)　●シガテラ毒 ●貝毒 (麻痺性、下痢性、神経性)		その他：●ヒ素石灰などの無機化合物　●有機水銀　●ホルマリン　●パラチオンなど

（2）食品の安全

A．食品衛生法

- 飲食によって生じる危害の発生を防止するための法律のこと。
- 食品と添加物などの基準、表示、検査などの原則を定める。
- 特に、食中毒患者の届け出として、「食中毒患者を診断し、またはその死体を検案した医師は、直ちに最寄りの保健所長にその旨を届け出なければならない」と規定されている。

B．食品安全基本法

- 食品の安全性の確保に関し基本理念を定め、国や地方公共団体および食品関連事業者の責務並びに消費者の役割を明らかにするとともに、施策の策定に係る基本的な方針を定めることにより、食品の安全性の確保に関する施策を総合的に推進することを目的とした法律である。

C．食品表示法　図 4-6-13

- 食品表示を規定する法律のこと。
- 食品表示法は食品表示の適正を確保し、消費者の利益の増進を図るとともに、国民の健康の保護および増進、食品の生産および流通の円滑化、消費者の需要に即した食品の生産の振興に寄与することを目的としている。
- 内容としては、加工食品、生鮮食品、添加ごとに記載すべき表示内容、容器包装への記載事項として、原材料名、賞味期限、保存方法、栄養成分、遺伝子組み換え、アレルゲンの有無などの食品の表示基準を規定している。

名　　称	スナック菓子
原材料名	じゃがいも（遺伝子組換えでない）、植物油脂、食塩、デキストリン、乳糖、たんぱく加水分解物（小麦を含む）、酵母エキスパウダー、粉末しょうゆ、魚介エキスパウダー（かに・えびを含む）、香料、調味料（アミノ酸等）、卵殻カルシウム

内 容 量	81g	賞味期限	この面の右部に記載
保存方法	直射日光および高温多湿の場所を避けて保存してください。		

販 売 者	████████████ **39**

※「39」は製造所固有記号

主要栄養成分 1袋(81g)当たり	（当社分析値）
エネルギー　483kcal	炭水化物　37.6g
たんぱく質　3.8g	ナトリウム　330mg
脂　　質　35.3g	食塩相当量　0.8g

※栄養表示は任意

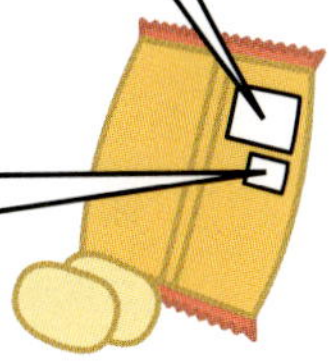

図 4-6-13　食品表示の例

（杉原直樹、江口貴子）

第4章　歯・口腔の健康と予防にかかわる人間と社会の仕組み

7 ▶ 地域保健

1）地域保健

（1）地域保健とその対象

●地域保健とは、地域社会に生活する人々の健康の保持増進と質の高い生活を目指す組織的な活動のこと。

●地域保健を推進するための対象とその根拠となる法令が存在する（表4-7-1）。

表4-7-1　地域保健を推進するための対象、主要法令、関係行政機関および主な活動

対象	主要法令		関係行政機関	主な活動・事業
母子保健	母子保健法	歯科口腔保健の推進に関する法律／地域保健法／健康増進法	厚生労働省都道府県（政令市）市町村	両親学級 妊産婦・乳幼児健康診査 1歳6カ月児・3歳児健康診査 保健指導・訪問指導
学校保健	学校保健安全法		文部科学省 都道府県（政令市） 都道府県教育委員会 市町村教育委員会	就学時健康診断 定期健康診断 学校保健委員会
産業保健	労働安全衛生法		厚生労働省 都道府県労働局 労働基準監督署	一般健康診断 特殊健康診断 THP（トータルヘルスプロモーションプラン）
成人保健 高齢者保健	高齢者医療確保法 介護保険法		厚生労働省 都道府県（政令市） 市町村（保険者）	特定健康診査 特定保健指導 がん検診・歯周疾患検診・骨粗鬆症検診 介護予防事業

●保健医療計画とは、都道府県が医療法に基づいて、地域の実情に応じた医療提供体制を確保するために策定する計画のこと。

●5疾病・5事業に関する目標を定め、医療圏の設定や基準病床数なども定める。

　5疾病：①がん、②脳卒中、③心筋梗塞等の心血管疾患、④糖尿病、⑤精神疾患

　5事業：①救急医療、②災害医療、③へき地医療、④周産期医療、⑤小児医療

●医療圏とは、医療の整備を図るために都道府県が設定する地域的な単位のこと。

●一次医療圏：住民の生活に密着した医療サービスを提供する区域で、プライマリケアなど、かかりつけ医への外来受診需要を基準とする。

●二次医療圏：入院までの一般的な医療を提供する区域で、保健所の所管区域や地域医療支援病院の配置、病院病床数を整備する際の地理的な単位となる。

●三次医療圏：特殊な医療を提供する区域で、主に都道府県を単位とする。病院病床数の整備を図るべき区域である。

（2）地域包括ケアシステム

●住み慣れた地域で自分らしい暮らしを人生の最後まで続けることができるよう、住まい・医療・介護・予防・生活支援が一体的に提供されるシステムのこと。

- おおむね30分以内に必要なサービスが提供される日常生活圏域（中学校区）が単位となる。
- 地域包括支援センターは、地域の住民を包括的に支援することを目的とする施設である。
- 設置主体は市町村で、保健師、社会福祉士、介護支援専門員（ケアマネジャー）等が配置される。

（3）地域保健活動の進め方　図4-7-1

- PDCAサイクルが基本で、地域の特性を踏まえて展開される。
  - P：Plan（計画）
  - D：Do（実行）
  - C：Check（評価）
  - A：Action（改善）
- 地域保健活動の評価指標には4項目がある（表4-7-2）。

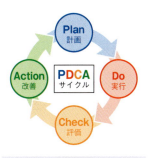

図4-7-1　PDCAサイクル

表4-7-2　地域活動の評価指標

評価指標	内　容
アウトカム評価	活動（事業）による本質的な結果や成果のことで、最も重要な評価である。具体的には有病率の低下や医療費の削減など、社会への影響を評価する。
アウトプット評価	活動（事業）とその定量的な成果を意味する。具体的には実施回数や参加者数などである。
プロセス評価	活動（事業）の手順など実施過程を評価するものである。具体的には健康教室の内容、健診の方法や参加者の満足度など、活動の経過を評価する。
ストラクチャー評価	活動（事業）の仕組みや体制など、構造の評価である。具体的には事業を実施するための人員体制や投入する予算額、他機関との連携体制、社会資源の活用などがある。

（4）ヘルスプロモーション、ソーシャルキャピタル、ノーマライゼーション、ICF

A. ヘルスプロモーション
- 1986年にオタワ憲章でうたわれた「人々が、自らの健康とその決定要因をコントロールし、改善することを増大させようとするプロセス」のこと。

B. ソーシャルキャピタル
- 人々の協調行動を活発にすることにより社会の効率性を高めることのできる社会組織の特徴。
- 「信頼」「規範」「ネットワーク」などが該当する。

C. ノーマライゼーション
- 高齢者や障害者などの社会的弱者が一般市民と同等に生活ができる社会を目指す考え方。
- バリアフリー：物的・社会的障害の除去。
- ユニバーサルデザイン：障害の有無や年齢・性別にかかわらず、だれもが利用しやすいようにデザインすること。

D. ICF
- 国際生活機能分類のこと。
- 人が生きていくうえでの障壁を、その人の個性や周りの環境との関わりを考えたうえで体系立てた世界共通の分類指標である。

第4章　歯・口腔の健康と予防にかかわる人間と社会の仕組み

2） 地域歯科保健

（1） 歯科口腔保健の推進に関する法律（歯科口腔保健法）

● 2011年に歯科保健に関する単独法として制定された。
● 国民保健の向上に寄与するため、歯科疾患の予防等による口腔の健康の保持に関する施策を総合的に推進することを目的とする。
● 地方自治体における歯科保健条例制定の急速な拡大も同法制定の背景の一つである。
● 口腔保健支援センターの設置、基本的事項の策定が記載されている。

（2）歯科口腔保健の推進に関する基本的事項（第二次）（2024 ～ 2035年度）

● 歯・口腔の健康づくりプランにおける目標・指標が示されている。
● 健康日本21（第三次）と重複する内容が3つ示されている（p.270 表4-6-1 参照）。
　① 40歳以上における歯周炎を有する者の割合：目標値40％
　② 50歳以上における咀嚼良好者の割合：目標値80％
　③ 過去1年間に歯科検診を受診した者の割合：目標値95％

3） 母子保健

● 母と子の健康を保持・増進させることを目的とした活動である。
● 主に思春期から妊娠・出産・育児期における一連の保健支援が該当する。
● 日本の母子保健施策は、保健対策、医療対策、および母子保健の基盤整備の3つの柱から構成されている。
● 行政組織の中核として、2022年4月に内閣府に、こども家庭庁成育局（母子保健課）が設置された。
● 2001年から親子の健康を目的とした「健やか親子21」が開始され、2015年度から2024年度までは「健やか親子21（第2次）」が行われている。

4） 母子歯科保健

（1） 母子歯科保健の意義

● 妊婦に歯科健診の受診を勧め、う蝕・歯周病に関する知識の習得や、自らの適切な口腔清掃方法を学ぶこと、さらに、生まれた児の歯・口腔の健康の保持増進に努めさせる必要がある。

（2） 母子健康手帳

● 「妊娠中と産後の歯の状態」に、要治療のう蝕、歯石、歯肉の炎症を記載する項目がある。
● 歯周病が早産等の原因となることがあると示されている。

（3） 1歳6カ月児歯科健康診査、3歳児歯科健康診査と保健指導

● 1歳6カ月児歯科健康診査の危険因子を判断する問診項目として「哺乳瓶の使用」「間食

時刻」「歯の清掃」、視診項目として「プラーク付着状態」がある。
- 1歳6カ月児歯科健康診査のO_2型では、フッ化物溶液の局所塗布等の予防処置や、6カ月以内の再検査を受けるように指導する。
- 3歳児歯科健康診査のC_2型では、未処置う蝕の治療に加え、全身的背景がある場合には小児科医にも相談することを勧める。

5）学校保健

（1）学校保健とは

- 子どもたちが生涯を通じて心身の健康を保持増進するための資質・能力を育成することを目指す。
- 学習指導要領に基づき、体育科・保健体育科や特別活動をはじめ、学校教育活動全体を通じた体系的な保健教育を実施する。
- 保健主事・養護教諭・学級担任・学校医等が行う健康相談および保健指導、保健管理、保健組織活動等の取り組みを推進するなど、学校保健の充実を図っている。

（2）学校保健の3領域

①保健教育
- 学級担任・養護教諭と連携したブラッシング指導などのチームティーチング（T.T.）やゲストティーチャー（G.T.）による講義などが該当する。

②保健管理
- 対人管理と対物管理に分けられる。
- 対人管理のうち、心身の管理に保健調査、健康診断や学校感染症の予防などが含まれる。

③組織活動
- 学校保健委員会が含まれる。

（3）学校保健安全対策

A. 学校感染症
- 学校保健安全法施行規則で、第一種から第三種に指定された疾病のこと。
- 罹った児童生徒は学校長による出席停止措置が講じられる。
- 第二種に水痘、インフルエンザや新型コロナウイルス感染症が該当する。

B. 学校病
- 児童生徒に多発し感染しやすい病気のこと。
- 学校保健安全法により生活保護を受けている児は医療援助を受けられる。
- う歯、結膜炎、中耳炎、慢性副鼻腔炎、寄生虫病、白癬（はくせん）などが含まれる。

6）学校歯科保健

- 学校保健のなかで歯科の分野のもので、教員のみならず学校歯科医や歯科衛生士も担当する。
- 歯科保健活動は、「疾病発見・管理重視型」から「健康志向・教育重視型」へ転換している。

（1）学年に応じた取り組み

- 小学校低学年：第一大臼歯のう蝕予防と管理、食後の歯・口の清掃の習慣化。
- 小学校中学年：歯肉炎の原因と予防方法の理解、歯の形と働きの理解（歯の交換期）。
- 小学校高学年：第二大臼歯のう蝕予防と管理、咀嚼と体の働きや健康とのかかわりの理解。
- 中学生：歯周病や口臭の原因と予防等に関する理解。
- 高校生：生涯にわたる健康づくりにおける歯・口の健康の重要性の理解。

（2）歯科健康診断

- 幼稚園から高等学校において、毎年6月30日までに定期歯科健康診断を実施し、21日以内に報告する。
- 歯科健康診断に先立ち、保健調査を行う（図4-7-2）。
- 児童生徒健康診断票（歯・口腔）は、義務教育の9年間使用する。
- 健康診断結果に基づくブラッシング指導などの事後措置や、臨時の健康診断も実施されることがある。
- 各歯について、う歯→C、処置歯→○、喪失歯→△、要注意乳歯→×、要観察歯→COを記入する。
- 歯肉・歯垢付着の状態のほか、顎関節や歯列・咬合についても、0、1、2で記載する。
- 歯周疾患要観察者→GO、要処置者→Gと学校歯科医所見欄に記載する。
- 「う歯」は年々減少傾向にあり、現在はすべての学校種別において、主な疾病・異常被患率では第1位の「裸眼視力0.1未満」に続く第2位となっている。

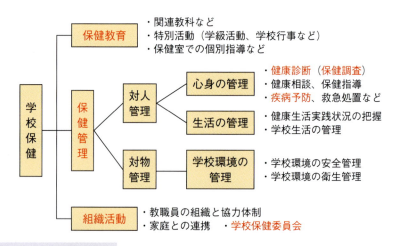

図4-7-2　学校保健の構成

7）成人・高齢者保健

（1）成人・高齢者保健の特徴

●死因は圧倒的に悪性新生物（がん）が多く、心疾患が続く。

●成人期には非感染性の慢性疾患である生活習慣病の発症が増加する。

●生活習慣病には、糖尿病、高血圧症、脂質異常症（高脂血症）、およびメタボリックシンドロームがある。

●メタボリックシンドロームとは、内臓脂肪型肥満に加えて、高血糖・高血圧・脂質異常のうちいずれか2つをあわせもつと定義されている。

（2）成人・高齢者保健に関する法律や施策

●高齢者の医療の確保に関する法律（高齢者医療確保法）

・高齢者の医療の確保に関する法律である。

・国民保険の向上と高齢者の福祉の増進を図る。

●健康増進法

・国民の健康の増進や栄養の改善などを行うことにより国民保健の向上を図る。

●健康日本21

・21世紀における国民健康づくり運動のこと

・2000年度から第一次、2013年度から第二次、2024年度からは第三次が実施された（p.269参照）。

8）成人・高齢者歯科保健

（1）成人・高齢者歯科保健の特徴

●喪失歯数は、40歳代以降に急速に増加する。

●歯の抜去の第一原因は歯周病である。

●歯周病検診を受けた者は約半数で、以前に比べると増加傾向にある。

（2）成人・高齢者保健に関する口腔保健事業

●歯周病検診

・健康増進法で定められた市町村が行う事業である。

・20歳、30歳、40歳、50歳、60歳、70歳の者を対象とする。

●8020運動

・厚生労働省と日本歯科医師会が推進する事業である。

・「80歳でも20本の歯を保つ」をスローガンとしている。

●健康日本21と歯科口腔保健の推進に関する法律（歯科口腔保健法）

・健康日本21（第二次）の目標を法制化したものが歯科口腔保健法である。

・歯科検診受診者の増加を促し、歯科保健指導を受けることを国民の努力義務とした。

第4章　歯・口腔の健康と予防にかかわる人間と社会の仕組み

9）産業保健

（1）産業保健と作業関連疾患

- 労働者の作業関連疾患（職業性疾病、職業病）を予防し、労働者の健康を維持するための労働者の健康対策。
- 作業関連疾患の要因のうち、温度、気圧、振動、騒音、放射線などは物理的要因である。
- 粉塵、酸素欠乏、一酸化炭素などの有毒ガス、有機溶剤、金属などは化学的要因である。
- 病原微生物（細菌・ウイルスなど）、衛生害虫（ダニ・シラミなど）、有機粉塵（花粉・木材など）などは生物学的要因である。

（2）安全衛生管理体制

- 労働安全衛生法により、常時50人以上の労働者を使用する事業場は産業医および衛生管理者を選任し、衛生委員会を月1回以上開催しなければならないと規程されている。

（3）労働衛生管理

- ①作業環境管理、②作業管理、③健康管理の基本となる3管理（労働衛生の3管理）と、④労働衛生教育、⑤総括管理を合わせた5管理で行われる。

10）産業歯科保健

（1）THP（トータル・ヘルスプロモーション・プラン）

- 企業が従業員の心身の健康づくりを推進するための取り組み。
- 企業が健康保持増進計画に基づき健康診断や指導を行うことで、従業員が健康に働ける環境をつくる。
- 厚生労働省が発表した「事業場における労働者の健康保持増進のための指針」に基づく。
- この指針では、事業場における労働者の健康保持増進対策の一つとして、定期的な歯科健診を通じた歯科口腔保健が挙げられている。

（2）歯科特殊健康診断

- 職業性歯科疾患を把握するために歯科特殊健康診断を実施する。
- 労働安全衛生法では、「事業者は、有害な業務に従事する労働者対して、歯科医師による健康診断を行わなければならない」と規定している。
- 有害な業務とは、塩酸・硝酸・硫酸・亜硫酸・フッ化水素・黄りん・その他、歯またはその支持組織に有害な物のガス、蒸気または粉塵を発散する場所における業務とされている。

（3）職業性歯科疾患

- 職業性歯科疾患とは、職業に特異的な歯科疾患のこと。
  - 例）・歯の酸蝕症：酸を扱う職場で、酸によって歯が脱灰する。
  - ・カドミウムリング（黄色環）：カドミウムを扱う職場で、歯に黄色い輪が取り巻く。
  - ・職業摩耗症：管楽器演奏家やガラス職人などにみられ、歯が器具によって摩耗する。

11）災害時の保健

（1）災害時の医療救護
- 大規模災害時の重要な医療援護チームに災害派遣医療チーム（DMAT）がある。
- 発災直後に被災地に急行し、48時間を目途に活動する医療チームである。

（2）トリアージ
- 大規模災害などの現場において、多数の傷病者を短時間に「重症度」や「緊急度」にて判断・分類し、搬送と治療の優先度を決定すること。
- 傷病者選別後に右手首関節部につける識別票（トリアージタッグ：図4-7-3）は次のような4つに区分される。

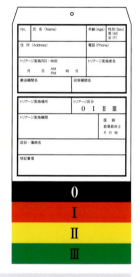

0（黒）：死亡または救命困難群
Ⅰ（赤）：緊急治療群
Ⅱ（黄）：非緊急治療群
Ⅲ（緑）：治療不要もしくは軽処置群
搬送の優先順位はⅠ（赤）→Ⅱ（黄）→Ⅲ（緑）→0（黒）の順である

図4-7-3 トリアージタッグ

12）災害時の歯科保健

- 災害関連死を抑制し、被災者のQOLの向上を目指す。
- 避難所などでは、口腔衛生状態の悪化などから誤嚥性肺炎のリスクが高まる。
- 発災後、24～72時間以内の口腔衛生用品の配布や口腔健康管理、歯科相談の実施が求められる。

13）国際保健

（1）国際交流と国際協力

- WHO（世界保健機関）、ILO（国際労働機関）および UNICEF（国連児童基金）などが関連する。
- 領域ごとの行政的な調整や人的交流などにより自国の向上を図ることを国際交流という。
- 開発途上国に対して人的、物的、技術的資源を提供して相手国の向上を図ることを国際協力という（図 4-7-4）。
- 多国間・2 国間の経済協力では ODA（政府開発援助）などがある。
- 日本と開発途上国との 2 国間協力を行う機関として JICA（国際協力機構）がある。

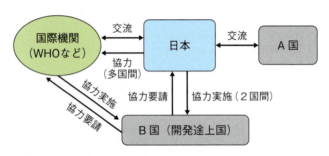

図 4-7-4　国際協力・国際交流の仕組み

（2）SDGs

- 「持続可能な開発目標」と訳されている。
- 人類、地球およびそれらの繁栄のために 2030 年までの達成を目指し設定された行動計画である。
- 2015 年 9 月の国連サミットにおいて採択され、17 のゴールと 169 のターゲットで構成される。
- すべての人が適切な予防、治療、リハビリなどの保健医療サービスを支払い可能な費用で受けられるユニバーサル・ヘルス・カバレッジ（UHC）がゴール 3（健康と福祉）に含まれる。

14）国際歯科保健

- 12 歳児のう蝕は減少傾向にあり、DMF 3 以下の国は 130 カ国以上である。
- 開発途上国を中心とした約 5 億人に乳歯う蝕の未処置が常態化している。
- 歯周病罹患の地域差は顕著でないが、多くの若者に歯石沈着を含む歯肉炎が認められる。
- 口腔がんの発生率は男性に多く、喫煙や飲酒などのリスクが高い行動と関連している。

（日野出大輔、福井　誠）

8 保健・医療・福祉の制度

1）法規

（1）法の分類

- 憲法は国の最高法規であり、法律は国会が制定する法で、憲法に次ぐ効力を有する。
- 条約は国家間や国と国際機関との間の文書による合意で、国内法としての効力をもつ。
- 国の行政機関が制定する法規を命令と呼び、内閣が定める命令を政令、各府省の大臣が制定する命令を省令という。
- 地方公共団体（都道府県、市町村、特別区）が議会の議決により制定する法は条例、その長が制定するものを規則という。

（2）歯科衛生士法　表4-8-1

表4-8-1　歯科衛生士法（昭和23年制定）

目的	歯科衛生士の資格を定め、もって歯科疾患の予防及び口腔衛生の向上を図ること
内容	歯科衛生国家試験と免許（平成4年から） 　①歯科衛生士国家試験に合格 　②免許の申請と歯科衛生士名簿への登録 　③歯科衛生士免許の交付（厚生労働大臣） 相対的欠格事由 　①罰金以上の刑になった者 　②歯科衛生士の業務に関し犯罪または不正の行為があった者 　③心身の障害により業務を適正に行うことができない者 　④麻薬・あへん又は大麻の中毒者
	業務（制定年）：歯科予防処置（1948年）、歯科診療補助（1955年）、歯科保健指導（1989年） 　①業務独占：歯科予防処置が該当 　②名称独占：歯科衛生士でない者は紛らわしい名称を使用してはならない
	歯科衛生士法で規定されている義務 　①品位を損する行為の禁止 　②衛生上危害を生ずるおそれのある行為の禁止（臨時応急の手当は除外） 　③主治の歯科医師の指示などを受ける義務 　④保健所長の指示に従う義務 　⑤歯科医師等と緊密な連携を図り適正な歯科医療を確保する努力義務 　⑥秘密保持義務 　⑦業務従事時の届け出義務（2年に1回）〔氏名・年齢・勤務先・名簿の登録番号と登録年月日〕 　⑧業務記録の作成と保存義務（3年間）

（3）関連する医療関係者の身分に関係する法規

A．歯科医師法（1948年制定）

- 歯科医師は歯科医療および保健指導をつかさどることによって、公衆衛生の向上および増進に寄与し、もって国民の健康な生活を確保することを目的としている。
- 歯科医行為（業務独占、名称独占）が規定されている。
- 同法で規定されている義務に①応招義務（診察を行う義務）、②診断書の交付義務、③無診察治療の禁止、④処方せんの交付義務、⑤診療後の保健指導を行う義務、⑥診療録の記載・保存の義務（5年）、⑦品位を損する行為の禁止、⑧歯科医師臨床研修を受ける義務（1年）、⑨業務従事状況の届け出義務（2年に1回）がある。

第4章　歯・口腔の健康と予防にかかわる人間と社会の仕組み

●歯科医師の守秘義務は刑法で規定されている。

B．その他の主な医療関係職種の概要

●医師は医業、薬剤師は調剤や服薬指導、看護師は療養上の世話や診療の補助、保健師は保健指導、助産師は妊婦・新生児等への保健指導が主な業務である。

●臨床検査技師は検体検査や生理機能検査、診療放射線技師は放射線の照射や画像検査、言語聴覚士は言語訓練や嚥下訓練、理学療法士は基本的動作能力の回復、作業療法士は応用的動作能力や社会的適応能力の回復、臨床工学技士は生命維持装置の操作、管理栄養士は傷病者に対する栄養指導が主な業務である。

●歯科技工士は歯科技工を主な業務とし、歯科技工指示書による実施義務などがある。

（4）医療法

●日本の医療供給体制の基本となる法律で、医療機関について規定している。

●インフォームド・コンセントについて定めている。

●病院（入院施設20床以上）および診療所（入院施設19床以下）を定義している。

●特定機能病院および地域医療支援病院を定義している。

●病院・診療所の開設および管理についての規定を定めている。

●患者等からの相談、医療安全研修を担う医療安全支援センターの設置を定めている。

●医療機関の広告規制についての規定を定めている。

●都道府県が地域の実情に応じて医療計画を定めることを規定している。

2）医療の動向

（1）医療施設と医療従事者

●医師、歯科医師および薬剤師について2年に一度、医師・歯科医師・薬剤師調査で調査する。就業看護師、就業歯科衛生士等の就業医療関係者数は衛生行政報告例の隔年報で報告される。

●令和4年時点の歯科診療所数は67,755施設であり、歯科医師数は105,267人、就業歯科衛生士数は145,183人である（図4-8-1）。

●1歯科診療所あたりの常勤歯科衛生士数は1.5人で、常勤歯科医師数1.4人とほぼ同じだが、常勤歯科技工士数は0.2人と少ない。

●令和4年時点の就業場所別歯科衛生士数は診療所が90.1%である。

（2）国民の受療状況と国民医療費

●国民の受療状況

・令和2年患者調査では、1日の外来患者の総数は714万人で、歯科診療所の患者数は133万人である。

・歯科に関連した傷病に関する受療率（人口10万対）では、歯肉炎および歯周疾患が401であり、う蝕が231、歯の補綴が195、その他の歯および歯の支持組織の障害が181である。

●国民医療費

・令和3年度の国民医療費は45兆359億円で、人口一人当たりでは35万8,800円であり、

国内総生産（GDP）に対する比率は8.2%である。
・令和3年度の医科診療医療費は32兆4,025億円（71.9%）に対して歯科診療医療費は3兆1,479億円（7.0%）であり、近年はほぼ横ばいの推移である（図4-8-2）。

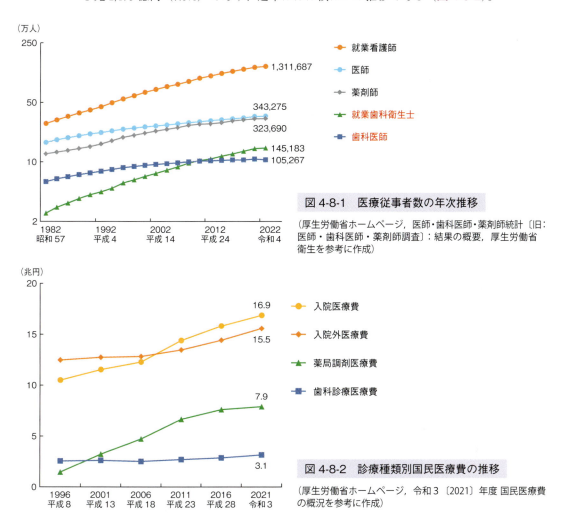

図4-8-1　医療従事者数の年次推移

（厚生労働省ホームページ，医師・歯科医師・薬剤師統計〔旧：医師・歯科医師・薬剤師調査〕：結果の概要，厚生労働省衛生を参考に作成）

図4-8-2　診療種類別国民医療費の推移

（厚生労働省ホームページ，令和3〔2021〕年度 国民医療費の概況を参考に作成）

3）社会保障

（1）わが国の社会保障制度

- ●社会保障とは国民の生存権の確保を目的に、国家レベルで行う保障のことである。
- ●日本の社会保障は日本国憲法第25条を基礎とし、国が国民に対して行う生存権の保障は**社会保険、社会福祉、公的扶助、公衆衛生および医療**からなる（図4-8-3）。
- ●社会保険
  - ・社会保険とは国民の共通の社会的リスク（疾病、負傷、分娩、死亡、老齢、失業、困窮など）に対して**保険的方法**によって**相互扶助**的に社会保障を行う総称である。
  - ・日本の社会保険制度の特徴は、**国民皆保険（強制加入）、国の管理、所得に応じた保険料（所得の再分配）**である。

- 保険制度の運営者（保険者）が国民（被保険者）から保険料を徴収し、被保険者がそのリスクに遭遇したときに徴収された保険料から一定の給付（保険給付）を行う。

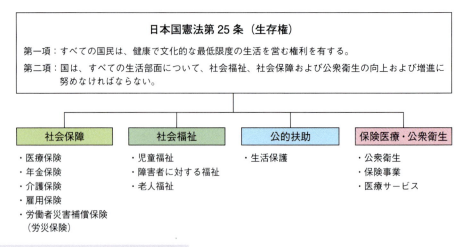

図 4-8-3　日本の社会保障制度の概要
（厚生労働省：戦後社会保障制度史を参考に作成）

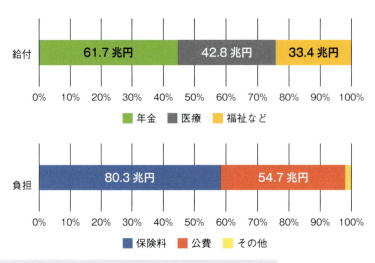

図 4-8-4　社会保障の給付と負担の現状（2024 年度予算ベース）

（2）医療保険制度

●医療保険
- 社会保障における医療の保障を担うもので、疾病、負傷、分娩、死亡などの短期的な損失に対して現物（サービス）給付をする制度で、すべての年代が給付対象となる。
- 日本の公的医療保険制度では被用者保険（職域保険）と地域保健（国民健康保険、後期高齢者医療制度）がある（表4-8-2）。
- 被用者保険の被保険者は、加入者とその扶養家族（一定の収入要件あり）で、保険料は事業主および被保険者で折半して負担する。被扶養家族の保険料負担はない。

・国民健康保険と後期高齢者医療制度の被保険者は加入者本人のみであり扶養の概念はなく、保険料は全額加入者の負担となる。
・後期高齢者医療制度では、被保険者からの保険料と現役世代からの後期高齢者支援金を徴収する。

表 4-8-2　日本の公的医療保険制度の概要

保険制度			被保険者		保険者	法律
被用者保険（職域保険）	一般被用者保険	健康保険	一般被用者	健康保険の適用事業所で働く者（民間会社の勤労者）	全国健康保険協会（協会けんぽ）：中小企業 健康保険組合：大企業単独あるいは複数の企業群	健康保険法
			日雇い特例被保険者	健康保険の適用事業所の臨時使用者や季節的事業従事者等	全国健康保険協会	
	特定被用者保険	船員保険	船員として船舶所有者に使用される者		全国健康保険協会	船員保険法
		共済組合	国家公務員		国家公務員共済組合	国家公務員共済組合法
			地方公務員		地方公務員等共済組合	地方公務員等共済組合法
			私学の教職員		日本私立学校振興・共済事業団	私立学校教職員共済法
地域保険	国民健康保険		農業や個人事業主等 地域住民 （被用者保険や後期高齢者医療制度、生活保護の適用者以外の、日本国内に住所を有する、短期滞在の外国人を除くすべての者）		都道府県と市区町村（市町村国保）	国民健康保険法
			医師・歯科医師等、300人以上の同業者		各業種の国民健康保険組合（職域国保）	
	後期高齢者医療制度		75歳以上の高齢者あるいは65歳以上74歳未満で一定の障害の状態にあり広域連合が認めた者		後期高齢者医療広域連合	高齢者の医療の確保に関する法律（高齢者医療確保法）

（厚生労働省ホームページ，令和5年版厚生労働白書・資料編・保健医療を参考に作成）

●保険診療
・保険診療では、被保険者が保険医療機関を自由に選び、保険医からの医療の給付を受けることができる。
・保険医療機関で被保険者に診療サービスを提供後、被保険者は保険診療報酬の一部負担金を窓口で支払う。
・一部負担金が高額になった場合、収入に応じて一定の金額を超えた部分を払い戻しする高額療養費制度がある。
・診療の必要のない、美容上の理由による整形手術や健康診断、経済的な理由による人工妊娠中絶等は療養の給付の対象ではなく保険外診療（全額自己負担）となるが、例外として保険診療と自費診療を組み合わせて行うことができる保険外併用療養費制度がある。
・その他の給付として、移送費、傷病手当金、出産育児一時金、埋葬料等の給付がある。
・診療報酬審査・支払機関が各保険者から委託されて、診療報酬明細書（レセプト）の審査および医療機関への診療報酬の支払いを代行する（図 4-8-5）。

- 被用者保険の審査支払機関は社会保険診療報酬支払基金であり、国民健康保険および後期高齢者医療は国民健康保険団体連合会である。
- 医療保険診療報酬の改定は2年に一度行われる。

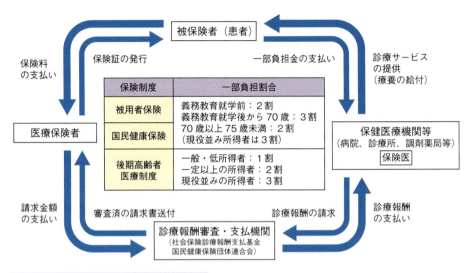

図 4-8-5　保険診療・報酬支払の流れ
（厚生労働省ホームページ，令和5年版厚生労働白書・資料編・保健医療を参考に作成）

（3）年金保険制度

- 年金保険は、老後の生活扶助（老齢年金）、障害者になった場合の保障（障害年金）や、死亡したときには遺族に対して保険給付（遺族年金）をする制度である。
- 日本の公的年金は、日本に住む20歳以上60歳未満の者が強制加入する保険制度からなり、国民年金法、厚生年金保険法、各種共済組合法で規定されており、財源は保険料と公的負担からなる。
- 日本の公的年金は2階建てであり、1階部分が「国民年金（基礎年金）」、2階部分が「厚生年金」である。さらに3階部分として「iDeCo（個人型確定拠出年金）」や「企業年金」、「国民年金基金」などの、公的年金の上乗せとする制度がある。

（4）雇用保険・労働者災害補償保険制度

- 日本において雇用保険と労働者災害補償保険（労災保険）とを総称したものを労働保険という。
- 労働保険の保険者は国（政府）である。
- 雇用保険
  - 雇用保険は、雇用保険法を法的根拠とし、労働者に失業等給付や育児休業給付のほか、雇用状態の是正および雇用機会の増大、労働者の能力の開発および向上等を図る雇用保険二事業がある。
  - 保険料は労働者負担分と事業主負担分があり、雇用保険二事業に関する保険料は全額事業主負担である。

●労働者災害補償保険（労災保険）

・労災保険は、労働者災害補償保険法（労災保険法）を法的根拠とし、業務上の事由または通勤による労働者の負傷や疾病等（労働災害）に対して保険給付や社会復帰の促進や遺族の援護等を目的とする。

・保険加入者は事業主で、被保険者は保険関係の成立している事業に使用されるすべての労働者であり、保険料は全額事業主が負担する。

（5）介護保険制度

●介護保険制度と被保険者

・介護保険法に基づき、介護が必要になった高齢者を社会全体で支える制度である。

・介護保険の保険者は市町村・特別区（東京23区）であり、保険料と税金で運営されている。

・介護保険の被保険者には65歳以上の第1号被保険者と40歳以上65歳未満の第2号被保険者がある。

・第1号被保険者の保険料は原則年金から徴収される。

・第2号被保険者は40歳になると介護保険料を加入している健康保険と一緒に徴収される。

●要介護認定

・介護保険サービスを受給するためには要介護（要支援）認定を受ける必要がある。

・要介護度は自立（非該当）、要支援1および2、要介護1〜5で区分される。

・要介護判定の一次判定はコンピュータによる判定、二次判定は介護認定審査会で保険給付の必要性や要介護度を診査し、市町村が要介護認定を行う。

・要介護認定を受けた被保険者が介護サービスを利用した場合、自己負担は1割であるが、一定以上の所得のある利用者の自己負担は2割であり、特に所得の高い利用者の自己負担は3割である。

・介護報酬はサービスごとに設定した単位と地域ごとに設定された単価から算定される。

●地域包括支援センター

・地域包括支援センターは地域住民の保健医療の向上および福祉の増進を包括的に支援することを目的とし、地域包括ケアの中核的な機関として市町村が設置する。

・地域包括支援センターの基本機能として、高齢者の権利擁護や総合相談支援、介護予防ケアマネジメントのほか、包括的・継続的ケアマネジメント支援や地域ケア会議の開催が含まれる。

（日野出大輔、福井　誠）

第4章 歯・口腔の健康と予防にかかわる人間と社会の仕組み

9 ▶ 歯科疾患の疫学と歯科保健統計

1）歯科疾患の指標

D（d）：未処置のう蝕（乳）歯
M（m）：う蝕により抜去した（乳）歯
　　 e：う蝕により抜去を指示された乳歯
F（f）：う蝕を治療した（乳）歯

（1）う蝕に関する指標

A．DMFとdef（あるいはdmf）

●永久歯ではDMF方式、5歳以上の乳歯では一般にdef方式、5歳未満の乳歯ではdmfを使用する。乳歯（特に混合歯列期）では喪失に相当するものと生理的脱落とを区別することが困難なので、混合歯列期にはmに代わってeを使用する。DMFは永久歯のう蝕経験を表す。

B．DMFを用いた指数

●集団におけるう蝕有病状態を表すのが、DMF者率、DMF歯率、DMFT指数（DMF tooth index）、DMFS指数（DMF tooth surface index）である（図4-9-1）。

$$DMF者率 \quad \frac{DMFのいずれか1歯でももつ者の数}{被験者数} \times 100（\%）$$

$$DMF歯率 \quad \frac{DMF歯の合計}{被験歯数（M歯数を含む）} \times 100（\%）$$

$$DMFT指数 \quad \frac{被験者のDMF歯の合計}{被験者数}$$

$$DMFS指数 \quad \frac{被験者のDMF歯面の合計}{被験者数}$$

$$D（M・F）歯率 \quad \frac{D（M・F）歯の合計}{被験歯数} \times 100（\%）$$

$$def歯率 \quad \frac{def歯の合計}{被験歯数（喪失乳歯を含まない）} \times 100（\%）$$

$$dft指数 \quad \frac{被験者のdf歯の合計}{被験者数}$$
（乳歯の1人平均df歯数）

図4-9-1　DMFおよびdmf（def）を用いた指数

（2）歯周病に関する指標

A. CPI〔WHO、2013年改訂〕（地域歯周疾患指数）
- 全歯の出血の有無と歯周ポケットの深さ（表4-9-1）を図4-9-2に示す専用のCPIプローブ（WHOプローブ）を用いて評価する指標である。なお、プローブ圧は20 g以下とする。

表4-9-1 CPIのスコア

歯肉出血スコア		歯周ポケットスコア	
0	プロービング後の出血なし	0	所見なし
1	プロービング後の出血あり	1	歯周ポケット4～5 mm
		2	歯周ポケット6 mm以上
9	除外	9	除外
X	対象歯なし	X	対象歯なし

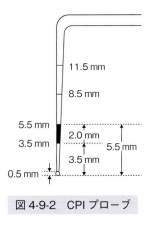

図4-9-2 CPIプローブ

B. PMA指数（PMA index）
- 一般に上下顎前歯部唇側歯肉の乳頭部歯肉（P）、辺縁部歯肉（M）付着部歯肉（A）を対象に、歯肉炎の広がりを評価した指数であり、歯肉炎が「ある」か「ない」かで判定する。最高点は34点となる。

C. GI（gingival index；歯肉炎指数）
- 代表歯（図4-9-3）の頰・舌側、近・遠心側の4歯面を対象に、歯肉炎の程度（広がり）と炎症の強さを評価する指数である。なお現在は、代表歯6歯に限られていない。

D. GBI（gingival bleeding index；歯肉出血インデックス）
- 全歯の歯周ポケット内部、特にポケット底部の炎症の有無を評価する指数である。歯肉溝の開口部に沿ってプローブを挿入した後、約10秒後の出血有無を記録し、出血部位数の割合（％）で示される。

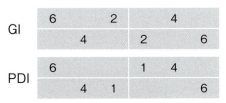

図4-9-3 GIとPDIの代表歯

E. RussellのPI（periodontal index）
- 全歯を対象にフィールド調査（歯肉炎の程度、歯周ポケットの形成、咀嚼機能の喪失）の基準とエックス線による評価（歯槽骨の吸収の程度）の基準により評価する指数である。エックス線による評価を併用しない場合もある。スコアは、0、1、2、4、6、8の6段階であり、全歯の合計点数を歯数で割ったものがPI値になる。最高点は8点である。

F. PDI（periodontal disease index）
- 代表歯（図4-9-3）の歯肉炎の程度、アタッチメントロスの程度を評価する指数である。代表歯の合計点数を代表歯数で割ったものがPDI値となり、最高点は6点である。歯周ポケットとアタッチメントロスの関係を図4-9-4に示す。

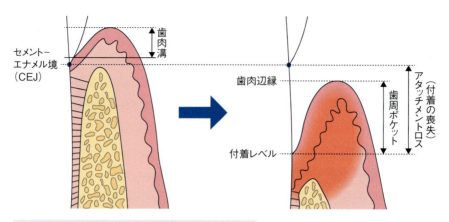

図4-9-4 歯周ポケットとアタッチメントロス

G. GB count（gingival bone count）

- 全歯の歯肉炎の程度（gingival score）と歯槽骨吸収の程度（bone score）を評価する指数である。gingival scoreの最高点は3点、bone scoreの最高点は5点、GB countの最高点は8点である。

（3）口腔清掃状態に関する指標

A. OHI（oral hygiene index）とOHI-S（simplified oral hygiene index）

- 歯垢（debris index；DI）と歯石（calculus index；CI）を評価する指数であり、用いられるスコアは同じである。OHIは口腔を6区分し、1区分を唇頰側と舌側に分け、それぞれの最高スコアの6区分合計を診査した区分数で割って求める。
- OHI-Sは図4-9-5に示す代表歯面を評価し、スコアの合計点数を診査した歯面数で割って求める。OHIの最高点は12点（DI：6点、CI：6点）、OHI-Sの最高点は6点（DI-S：3点、CI-S：3点）である。

6	1	6
6	1	6

※ 6|6 は舌面、その他は唇頰側を診査

図4-9-5 OHI-SとPHPの代表歯面

B. O'Learyのプラークコントロールレコード（plaque control record；PCR）

- 全歯の歯頸部（頰側、舌側、近心、遠心の4歯面）のプラークの存在（有無）を歯垢染色剤を用いて評価し、プラーク沈着歯面数を全歯面数で割って求める（％で表わす）。20％以下がよくコントロールされた状態であると評価される。

C. PHP（patient hygiene performance）

- 代表歯（OHI-Sと同じ歯面）について歯面を5分割し、プラークの付着状況を歯垢染色剤を用いて評価する指数である。最高点は5点である。

D. PlI（plaque index；プラーク指数）

- 代表歯（GIと同じ）のプラークの付着状況を、プローブを用いて評価する指数である。最高点は3点である。

（4）歯のフッ素症に関する指標

A．地域フッ素症指数（CFI）

●地域全体の住民にフッ化物がどの程度の影響を与えているかを示す指標であり、Deanの分類と点数を用いて評価した指数である。（各点数×各階級の人数）の合計を被検者数で割って求める。

●CFI値が0.4以下はフッ素の歯に対する影響がほとんどないと考えられる地域、0.6以上は飲料水のフッ素を除去または減少させる必要のある地域である。

2）歯科疾患の疫学

（1）う蝕の疫学

●歯科疾患実態調査で年次推移を比較すると、乳歯のう蝕有病者率（う蝕を経験した者の割合）は、2〜11歳で減少傾向を示している。dft指数でみると各年齢で減少傾向にある。また、永久歯のう蝕有病者率は、35〜44歳まで減少傾向にあるが、55歳以上では増加傾向を示している。

（2）歯周病の疫学

●歯科疾患実態調査で年次推移を比較すると、4mm以上の歯周ポケットを有する者の割合は、35〜74歳の年齢階級において2016年の前回よりも減少しているが、75歳以上の年齢群で増加を示した。

（3）歯の喪失の疫学

●歯科疾患実態調査で年次推移を比較すると、無歯顎者の割合、喪失歯がある者の割合、一人平均喪失歯数ともに減少傾向にある。2018年の抜歯の原因調査によると、第1位が歯周病で37.1%、次いでう蝕が29.2%、歯の破折が17.8%の順であった。

（4）口腔の悪性新生物の疫学

●口腔がんとは、口腔に発生するがんの総称で、扁平上皮癌が9割以上を占める。

●人口動態統計では、口腔に認められる悪性新生物は「口唇、口腔および咽頭」に分類されている。

●2021（令和3）年の人口動態統計では、悪性新生物（腫瘍）による死亡は、男性222,467人、女性159,038人であり、そのうち、「口唇・口腔および咽頭」は男性5,634人、女性2,367人で、このうち約半数が口腔がんであった。

●「口唇・口腔および咽頭」の占める割合は、男性2.5%、女性1.5%、男女全体で約2.1%であった。性別では男性に多く、加齢とともに増加する傾向にあり、60代が約4割を占めている。

●口腔がんの発生部位別では舌が最も多く、次いで歯肉、口腔底である。

第4章　歯・口腔の健康と予防にかかわる人間と社会の仕組み

3）歯科保健調査

（1）国家統計調査の分類（統計法に基づく分類）

●統計法における国家統計調査には行政機関が行う統計調査のうち、総務大臣が指定する基幹統計と基幹統計調査以外の一般統計の2種類がある。表4-9-2に歯科に関連する統計調査を示した。

表4-9-2　歯科に関連する統計調査

基幹統計	一般統計
国勢調査 人口動態調査 学校保健統計調査 患者調査 国民生活基礎調査 医療施設調査	歯科疾患実態調査 国民健康・栄養調査 病院報告 医師・歯科医師・薬剤師統計

（2）歯科疾患実態調査

●わが国の歯科保健状況を把握し、8020運動（歯科保健推進事業等）の種々の対策の効果についての検討等、今後の歯科保健医療対策を推進するための次期の目標設定に必要な基礎資料を得ることを目的として行われる。

●国民生活基礎調査の調査区に設定された単位区から、300単位区を無作為に抽出する一般統計である。

●主な調査項目と令和4年度の簡単な結果については以下のとおり。

・歯や口の状態：歯や口で気になるところがないと回答した者は58.9％であった。この割合は、年齢階級が上がるとともに低値を示した。

・歯を磨く頻度：毎日歯を磨く者の割合は97.4％であった。毎日2回以上歯を磨く者の割合は増加を続けており、79.2％であった。

・歯や口の清掃状況：デンタルフロスや歯間ブラシを用いた歯間部清掃を行っている者は50.9％であった。舌清掃を行っている者は21.1％であった。

・過去1年間における歯科検診受診の有無：歯科検診を受けた者の割合は8.0％であった。男性では30〜50歳で歯科検診を受診している者が低かった。

・過去1年間におけるフッ化物応用の有無：フッ化物応用の経験のある者は59.4％であった。

・矯正治療の経験の有無：矯正歯科の経験がある者の割合は7.7％であった。

・歯・補綴の状況：欠損補綴物の装着者は、60歳以上で半数を上回った。

・歯肉の状況：歯肉出血を有する者の割合は、加齢とともに増加あるいは減少するような一貫した傾向は認められなかった。

（3）その他

●厚生労働省による国民健康・栄養調査

・健康増進法のもと、国民の健康を一般統計として調査する。

・食習慣、運動習慣、喫煙率などのほか、非常食の準備状況なども調査する。

・歯・口腔の健康に関する状況調査として、何を噛めるか、奥歯で咬みしめられるかなども聞かれる。

●文部科学省による学校保健統計調査

・幼児、児童および生徒の発育や健康状態を調査する。

・身長や体重のほか、視力、心臓の疾病・異常、結核、歯・口腔の疾病・異常の有無を調査する。

（杉原直樹、江口貴子）

索引

索引の使い方
たとえば「凝固壊死」という言葉を知りたいとき索引から探します。もし、索引になければ、「壊死」を探してみてください。単語をいくつかに分けてそれぞれを探してみると索引に載っていることが多いです。

数字・記号

Ⅰ型コラーゲン　129
1歳6カ月児歯科健康診査の危険因子　288
5つの基本味　133
8020運動　291

欧文

A
ATP　82

B
B型肝炎ウイルス　203
B細胞　29, 217
Blandin-Nuhn（ブランディン・ヌーン）嚢胞　197

C
C型肝炎ウイルス　204
Candida albicans（カンジダ アルビカンス）　204
Carabelli（カラベリー）結節　118
CFI　305
CPI〔2013年改訂〕　303

D
def方式　302
DMF者率　302
DMF歯率　302
DMF方式　302
DMFT指数　302
Down（ダウン）症候群　157

E
EBM　280
ES（embryonic stem）細胞　4

F
Fournier（フルニエ）歯　183

G
GB count　304
GBI　303
GI　303

H
HIV　204
Hutchinson（ハッチンソン）歯　183
Hutchinson（ハッチンソン）の三徴候　183

I
ICF　287
iPS（induced pluripotent stem）細胞　4

K
Keyes（カイス）の3つの輪　261

Klinefelter（クラインフェルター）症候群　157

M
MRSA　201, 212, 252

N
Newbrun（ニューブラン）の4つの輪　261

O
OHI　304
OHI-S　304
O'Learyのプラークコントロールレコード　304

P
PCR　304
PDCAサイクル　287
PHP　304
PICO　281
PlI　304
PM2.5　275
PMA指数　303
Porphyromonas gingivalis（ポルフィロモナス ジンジバリス）224, 225

R
Red complex（レッド コンプレックス）229

S
SARS-CoV-2　204

SDGs　294

Sjögren（シェーグレン）症候群
　196

Staphylococcus aureus　201

Streptococcus mutans（ストレプ
　トコッカス ミュータンス）　224

Streptococcus pneumoniae　201

Streptococcus salivarius（ストレ
　プトコッカス サリバリウス）
　224

Streptococcus sanguinis（ストレ
　プトコッカス サングイニス）
　224

Streptococcus sobrinus（ストレプ
　トコッカス ソブリナス）　224

T

T 細胞　29

Tannerella（タンネレラ）属
　225

THP（トータル・ヘルスプロモー
　ション・プラン）　292

tooth wear　184, 268

Treponema（トレポネーマ）属
　225

Turner（ターナー）歯　183

Turner（ターナー）症候群　157

V

VRE　252

和文

あ

悪性黒色腫　195

悪性腫瘍　180

アゴニスト　232

アドレナリン　38, 68

アフタ性口内炎　193

アポトーシス　162

アルブミン　29, 85

アレルギー　221

安全域（治療係数）　232

アンタゴニスト　232

い

胃　46, 47

胃液　48

移行上皮　10

萎縮　160

移植免疫　222

位相差顕微鏡　205

一次口蓋　142

一酸化炭素　156, 275

一般体性感覚　77

一般統計　306

一般廃棄物　277

遺伝子　92

遺伝性疾患　157

異物処理　171

医薬部外品　259

医療圏　286

医療施設　296

医療従事者　296

医療の給付　299

医療法　296

医療保険　298

咽頭　40, 46

院内感染　212, 282

インフルエンザウイルス　204

う

ウイルス　156, 202, 203

う蝕　185, 224, 227, 261, 302

う蝕円錐　185

う蝕活動性　262

う蝕活動性試験　262

う蝕発症因子　261

う蝕予防機序　264

後向き調査　279

うっ血　163

運動神経　73, 109, 110, 111,
　112

え

エアロゾル　275

永久細胞　94, 169

永久歯　115, 149, 302

疫学　278

壊死　161

壊死性歯周疾患　190

壊疽　162

エナメル芽細胞　122, 129

エナメル器　146, 147

エナメル質　122, 129

エナメル質う蝕　185

エナメル小柱　122

エナメル上皮腫　192

エナメル滴　118

エナメル突起　118

エプーリス　191

エブネル腺　130

嚥下　134

塩酸　48

炎症　172

延髄　72

円錐歯　118

円柱上皮　10

エンテロトキシン　208

お

黄色ブドウ球菌　201, 207

横断調査　279

嘔吐　137

横紋（エナメル質）　122

横紋（筋原線維）　16, 17

オーバージェット　121

オーバーバイト　121

オーラルフレイル　268

オゾン層破壊　274

オトガイ下リンパ節　114

オトガイ孔　52, 101

温室効果　273

温室効果ガス　273

か

外頸動脈　113

開口筋　108

開口反射　136

外呼吸　41

介護認定審査会　301

介護保険　301

介在結節　118

開始期　147

外舌筋　109

外側鼻突起　143

外側翼突筋　106, 107, 108

介入研究　279

外胚葉　2, 5

外膜　33

海綿骨　14

下顎窩　104, 105

下顎管　101, 110

下顎孔　101, 110

下顎骨　101, 105

下顎神経　110

下顎神経支配　106, 108

下顎張反射　136

化学伝達物質　173, 245

下顎頭　101, 105

下顎突起　141

核　20

顎下腺　100, 111, 130

顎下リンパ節　114

顎関節　55, 101, 105

顎関節症　196

顎顔面の発生　143

核酸（DNA）　26

顎舌骨筋　102, 108

顎動脈　113

獲得被膜　140, 256

獲得免疫　217

顎二腹筋　108

顎反射　131, 136

過形成　168

下肢　54

下歯槽神経　110

下肢帯　54

過剰歯　182

下垂体　65

化生　171

加生歯　115, 149

喀血　165

学校感染症　282, 289

カットオフ値　278

カドミウムリング　292

化膿性炎　176

ガマ腫（ラヌーラ）　197

眼窩下孔　52, 102, 103

眼窩下神経　110

感覚温度　276

感覚神経　70, 73

観察研究　279

含歯性囊胞　191

癌腫　181

緩衝作用　140

冠状動脈　37

眼神経　110

関節円板　105

関節突起　101, 105

感染型　284

感染経路　213, 281

感染源　213, 281

感染症の分類　282

肝臓　49, 84

顔面神経　105, 109, 111

顔面頭蓋　52

き

キーゾウ領域　132

気温　275

気管　40, 137

器官形成期　143

気管支　40

基幹統計　306

奇形　158

起始　55, 106

義歯装着時の疼痛　151

気湿　275

拮抗作用　237

拮抗薬　232

揮発性硫黄化合物　267

ギャップ結合　23

臼後結節　118

急性壊死性潰瘍性歯肉炎（ANUG）
　229

吸息筋　40

吸啜運動　135

309

吸入麻酔薬　240

臼傍結節　118

橋　72

胸郭　53

凝固時間　31

狭心症治療薬　248

協力作用　237

局所麻酔薬　244

局方薬　238

虚血（局所貧血）　164

気流　275

菌交代現象　212, 252

筋組織　9

菌体外多糖類　257

筋突起　101

く

隅角徴　116

クラミジア属　202

グラム陰性菌　198, 199

グラム陽性菌　198, 199

グリア細胞　18

け

形質細胞　12, 175

茎状突起　104

劇薬　239

下血　165

化粧品　259

下水道　276

血圧　34, 38

血液型　29

血液凝固　31

血管　33, 34

月経周期　63

結合組織　11

血小板　28, 29

欠如歯　182

血栓症　166

血中薬物濃度　235

血尿　165

解熱鎮痛薬　230, 242

ケミカルメディエーター　173, 245

原因療法　230

嫌気性菌　200

健康増進法　291, 306

健康日本21　269

健康の概念　269

犬歯　115, 117

減数分裂　23

顕性感染　210

原生セメント質　126

原虫　198, 204

現物（サービス）給付　298

こ

抗ウイルス薬　230, 251

構音　137

口窩　142

口蓋　98, 103

公害　277

口蓋骨　103

口蓋腺　130

口蓋突起の正中癒合　145

口蓋扁桃　99

光学顕微鏡　205

交感神経　100, 130

交感神経系　74

好気性菌　200

咬筋　106

抗菌作用　140

抗菌スペクトル　252

抗菌薬　249

口腔　46, 98

口腔がん　268

口腔感覚　131

口腔感覚の神経支配　132

口腔カンジダ症　194

口腔機能低下症　268

口腔清掃法　259

口腔前庭　98

口腔粘膜の感覚　132

口腔の加齢変化　151

口腔の発生　142

口腔扁平苔癬　194

口腔保健支援センター　288

高血圧症治療薬　248

抗原　216

抗原抗体反応　31, 35

膠原線維　11, 13, 127

咬合　121

硬口蓋　98, 103

咬合性外傷　190

抗細菌薬　250

交差適合試験　31

口臭（症）　267

溝状舌　195

抗真菌薬　251

口唇ヘルペス　193

厚生年金　300

梗塞　167

硬組織　129

抗体　217, 218

抗脱灰作用　140

喉頭　40

咬頭　116

喉頭蓋　39, 98

紅斑症　194

抗ヒスタミン薬　245

抗不安薬　240

抗不整脈薬　248

咬耗症　184

肛門　46

誤嚥性肺炎　293

呼吸　39

呼吸器　40

呼吸器系の構造　40

呼吸中枢　44

国際協力　294

国際交流　294

国民医療費　296

国民年金（基礎年金）　300

国民の受療状況　296

鼓索神経　80, 111

呼息筋　40

骨格筋　16, 55

骨芽細胞　15, 127

骨細胞　15

骨髄炎　195

骨折の治癒　170

骨組織　14

骨盤　54

コホート研究　279

固有口腔　98

固有心筋　32

雇用保険　300

コラーゲン線維　11, 13, 127

ゴルジ装置　21

コレステロール代謝　86

根尖性歯周炎　187

根尖肉芽腫　188

さ

サービカルループ　148

災害派遣医療チーム（DMAT）
　293

鰓弓（咽頭弓）の発生　141

細菌　198, 261

細菌性食中毒　284

再興感染症　281

再生　169

再石灰化　129, 140

再発　179

細胞外マトリックス　13

細胞骨格　21

細胞性免疫　29, 218

細胞膜　21, 199

砂漠化　274

作用薬　232

サルコペニア　268

産業廃棄物　277

三叉神経　73, 106, 109, 110

酸蝕症　184

酸性雨　274

三尖弁　32

し

歯科医師法　295

歯科衛生士法　295

歯科疾患実態調査　305, 306

歯牙腫　192

耳下腺　100, 112, 130

耳下腺乳頭　98

歯科特殊健康診断　292

歯冠　116

時間（の因子）　261

歯冠形成期　147

色素　258

子宮　2, 62

シクロオキシゲナーゼ（COX）
　247

刺激伝導系　32, 33

止血薬　249

歯原性腫瘍　192

歯原性嚢胞　191

歯垢　257

自己免疫疾患　155, 222

歯根　116

歯根徴　116

歯根嚢胞　188, 189, 191

歯根膜　122, 126, 127

歯根膜主線維　126

歯根膜の機能　139

支持組織　9, 11

脂質　81, 86

歯周炎　190

歯周疾患要観察者（GO）　290

歯周組織　122

歯周病検診　291

歯周病のリスクファクター　265

歯周ポケット　128, 265

視床　72

視床下部　65, 72

歯小嚢　147

歯髄　122, 127, 139

歯髄壊死　187

歯髄壊疽　187

歯髄炎　186

歯髄細胞　127

歯髄の機能　139

歯石　185, 226, 257

自然免疫　217

歯槽孔　103, 104

歯槽骨　122, 127, 128

歯槽骨の機能　139

歯帯　120

死帯　125, 150

疾病の自然史　270

歯堤の形成　146

児童生徒健康診断票　290

311

歯肉 122, 128
歯肉炎 190, 229, 296
歯肉溝 128
歯肉溝上皮 128
歯肉の機能 139
歯乳頭 146, 147
歯胚 146
脂肪酸代謝 86
脂肪代謝 86
歯磨剤 259
社会保険 297
社会保障 297
充血 163
周産期 2, 4
重層扁平上皮 10, 171
縦断調査 279
周波条 122
修復象牙質 125, 150
宿主感受性 281
宿主と歯 261
受精 2
出血 164
出血時間 31
受動輸送 22
腫瘍 177
受容体 231, 232
漿液細胞 130
消化管 46
消化管ホルモン 47
消化器系 7, 45
消化器付属腺 46
上顎骨 52, 102, 103
上顎神経 110
上顎洞 103
上顎突起 141
上顎の発生異常 145
小臼歯 115

小口蓋孔 103
上肢 54
上肢帯 54
鐘状期後期 147
鐘状期初期 147
上水道 276
常染色体顕性（優性）遺伝 158
常染色体潜性（劣性）遺伝 158
小泉門 52, 105
小腸 46, 48
消毒 214
消毒薬 215, 252
小脳 72
上皮小体 67
上皮性腫瘍 181
上皮組織 8, 9
小胞体 21
静脈 33
静脈血 34
静脈内麻酔薬 240
静脈弁 33
初回通過効果 233
職業性歯科疾患 292
職業性疾病 292
職業病 292
食餌性基質 261
食中毒 212, 284
食中毒の分類 284
食道 46
食品安全基本法 285
食品衛生法 285
食品表示法 285
食物残渣 258
女性生殖器 62
ショック 36, 165
処方せん 239
自律神経 73, 100, 130

自律神経系 70, 74
歯列弓 121
心外膜 32
新型コロナウイルス 204
心筋 16, 32
真菌 156, 204
心筋梗塞 37, 165
心筋層 32
神経膠細胞 18, 19, 70
神経細胞 18
神経組織 9, 18
神経頭蓋 51, 52
新興感染症 281
人口静態統計 272
人工多能性幹細胞 4
人口動態統計 272
人口ピラミッド 272
新産線 122
心室 32
侵襲性歯周炎 190
滲出性炎 175
浸潤麻酔 245
尋常性天疱瘡 193
心臓 32
心電図（ECG） 33
浸透圧 89
心内膜 32
心拍出量 32, 34, 38
心房 32
診療報酬審査・支払機関 299
診療報酬明細書 299
森林の減少 274

す

膵臓 49, 50, 68, 69
垂直感染 213
垂直被蓋 121

水痘症　193

水平感染　213

水平被蓋　121

スクリーニング検査　278

健やか親子21（第2次）　288

スタンダードプリコーション　282

スティップリング　128

ステファンカーブ　262

ステロイド性抗炎症薬　246

せ

正円孔　52, 104, 110

生活習慣病　283

成熟型嚥下　134

成熟型嚥下への移行　135

性腺　68

精巣　62, 68

精巣上体　62

正中菱形舌炎　195

生物学的半減期（$t_{1/2}$）　235

生物学的利用能　235

生理的口臭　267

脊髄　70, 71

脊髄神経　74

脊柱　53

舌　99

舌咽神経　109, 111

切縁　116

舌炎　195

石灰化　129

舌下錠　234

舌下小丘　98

舌下神経　98, 100, 258

舌下腺　100, 111, 130

舌下ひだ　98, 100

舌筋　109, 112

赤血球　28, 29

舌骨下筋　57, 108

舌骨上筋　57, 108

舌根　99

切歯　115, 116

摂食嚥下　256

舌体　99

舌苔　258, 267

接着結合　23

舌乳頭　99

舌の発生　144

舌の由来と神経支配　144

セメント芽細胞　126, 127, 129

セメント細胞　126

セメント質　122, 126, 127, 129

セメント質う蝕　186

セメント質の機能　139

セルフケア　263, 266

線維芽細胞　12, 127

洗口剤（液）　259

染色体　92

染色体異常　157

全身麻酔薬　240

選択的透過性　22

先天歯　183

尖頭　117

蠕動運動　47

前頭鼻隆起　141, 143

泉門　105

腺様嚢胞癌　197

そ

素因　154

象牙芽細胞　124, 127, 129

象牙細管　124

象牙質　122, 124, 129

象牙質う蝕　186, 227

象牙質の感覚　131

象牙線維　122, 124

象牙前質　125

造血幹細胞　14, 174

桑実胚　2

創傷の治癒　169

増殖細胞　94

僧帽弁　32

ソーシャルキャピタル　287

塞栓症　167

側頭筋　106

側頭骨　104, 105

組織活動　289

咀嚼筋　106, 107

疎性結合組織　11

た

第一次予防　263, 266, 271

第一生歯　115

体液　88

体液性免疫　217, 218

体温　90

大臼歯　115, 117

大口蓋孔　103, 110

退行性病変　158

体細胞分裂　23

第三次予防　271

第三象牙質　125, 150

胎児期　2, 4

体循環　36

帯状疱疹　193

対症療法　230

体性感覚　76

耐性菌　252

代生歯　115, 120

体性神経系　70

大泉門　51, 52, 105

大腸　46, 48

313

大腸菌　201

大動脈弁　32

第二次予防　271

第二生歯　115

第二象牙質　125, 150

大脳基底核　72

大脳皮質　72

代表値　280

唾液アミラーゼ　46, 140

唾液腺　100, 151, 256

唾液の作用（と成分）　140, 256

多形腺腫　197

唾石症　196

脱灰　129, 140

多列線毛上皮　10

男性生殖器　62

単層扁平上皮　10

胆嚢　49

ち

地域包括ケアシステム　286

地域包括支援センター　287

地域保健　286

知覚神経　98, 109, 110, 111

地球温暖化　273

蓄膿　176

地図状舌　195

緻密骨　14

着床　2

注射　234

中心結節　118

中枢神経　17

中枢神経系　70

中脳　72

中胚葉　2

中膜　33

腸管毒素　208

蝶形骨　104

腸絨毛　46, 48

鎮痛薬　241

つ

通性菌　200

通性嫌気性菌　200

て

手足口病　193

停止　55

挺出　151

転移　179

電子顕微鏡　206

転写　93

伝達麻酔　245

天疱瘡　193

と

頭蓋骨　51, 52, 101

頭蓋底　52

動脈　7, 33

動脈血　32, 34

動脈硬化防止薬　248

透明象牙質　125, 150

トームス顆粒層　124

トームス線維　124

特殊感覚　7, 76, 78

特殊心筋　32

毒素型　284

特別管理廃棄物　277

毒薬　238

吐血　165

トリアージ　293

な

内頸静脈　113

内呼吸　41

内舌筋　109

内臓感覚　76

内臓頭蓋　52

内側鼻突起　143

内側翼突筋　106

内胚葉　2, 5

内分泌　64

内分泌異常　155

内膜　33

軟口蓋　98, 103, 108

軟骨組織　13

軟骨内骨化　15

に

肉芽腫性炎（特異性炎）　177

肉芽組織　169, 170

肉腫　181

二次口蓋　142

二次口蓋の発生　144, 145

二次セメント質　126

乳臼歯　115

乳犬歯　115

乳歯　115, 120

乳児型嚥下　134

乳切歯　115

乳頭腫　181

ニューロン　18, 70, 241

尿細管　60

ね

ネクローシス　161

粘液細胞　130

粘液嚢胞　192, 197

年金保険　300

粘表皮癌　197

粘膜免疫　220

の

脳　5, 70, 72

脳幹　72

脳頭蓋　51, 52

能動輸送　22

膿瘍　176

ノーマライゼーション　287

は

肺　39, 40

肺炎レンサ球菌　201

バイオアベイラビリティ　235

バイオハザードマーク　277

バイオフィルム　226

胚子期　2

肺循環　36

胚性幹細胞　4

肺動脈弁　32

排尿　61

胚盤胞　2, 4

ハイリスクアプローチ　270

白板症　194

破骨細胞　15

破歯細胞　139, 149

バソプレッシン　38

バッカル錠　234

白血球　28, 29

抜歯窩の治癒過程　197

発声器官　137

発声のしくみ　138

歯の加齢変化　150

歯の感覚　131

歯の交換　149

歯の損耗　184, 268

歯のフッ素症　264, 305

歯の萌出　148

パブリックヘルスケア　263, 266

晩期残存　184

バンコマイシン耐性腸球菌　212, 252

伴性遺伝　158

ハンター・シュレーゲル条　122

ひ

非感染性疾患　283

鼻腔　40, 98

鼻口蓋管（切歯管）嚢胞　192

非歯原性嚢胞　192

非上皮性腫瘍　181

非ステロイド性抗炎症薬（NSAID）　247

肥大　168

ビタミンの欠乏　156

ヒト免疫不全ウイルス　204, 251

ヒドロキシアパタイト　129, 228

肥満細胞　12

病原体　210, 281

標準予防策　282

表情筋　56, 105, 106, 111

病的口臭　267

表面麻酔　245

日和見感染　211

貧血　29, 230

ふ

フィブリン　31

フォーダイス斑　194

不快指数　276

副交感神経　70, 100, 109, 111, 112, 130

副交感神経系　74, 75

副甲状腺　67

輻射熱　276

副腎　68

副鼻腔　40, 103

不顕性感染　210

浮腫（水腫）　167

不整脈　33

付着上皮　127, 128

不溶性グルカン　257, 262

プラーク　226, 257

プラークリテンションファクター　265

プライマリ・ヘルスケア　270

プラセボ効果　237

振子運動　48

プロテアーゼ　209

プロトスタイリッド　118

プロフェッショナルケア　263, 266

吻合　33

分節運動　48

へ

平滑筋　16, 33

閉口反射　136

ペプシン　47, 48

ヘマトクリット値　28

ヘモグロビン　29

ペリクル　140, 226, 256

315

ヘルスプロモーション（オタワ憲章） 270, 287
ヘルトヴィッヒ上皮鞘 127, 149
ヘルパンギーナ 193
ヘルペスウイルス 193, 203
ヘルペス性口唇炎 193
変性 158
偏性嫌気性菌 200, 224
扁桃 35, 99
扁平上皮癌 178, 181

ほ

蜂窩織炎 176
萌出遅延 183
帽状期 147
法の分類 295
保険医療機関 299
保健医療計画 286
保健管理 289
保健教育 289
母子健康手帳 288
補体 220
ボツリヌス菌 207, 284
ポピュレーションアプローチ 270
ホルモン 62, 64
翻訳 93

ま

マイクロプラスチック 274
マイコプラズマ属 202
埋伏歯 184
前向き調査 279

膜性骨化 15
マクロファージ 12, 28, 175, 189, 217
末梢神経 17
末梢神経系 18, 70, 73
マテリアアルバ 257
摩耗症 184
麻薬 239
麻薬性鎮痛薬 242
マラッセ上皮遺残 127, 148, 149
慢性歯周炎 190, 229

み

味覚 80, 99, 112, 133
味覚異常の要因 133
味覚神経 111, 112
味覚の意義 133
水ぼうそう 193, 203
密性結合組織 11
密着結合 23
ミトコンドリア 20, 21
ミネラル 26, 129
ミュータンスレンサ球菌 208, 226, 228, 257, 261, 262
ミュールライターの3表徴 116
味蕾 80, 99

む

無機質 25, 129
無細胞セメント質 126, 129
無作為化比較試験 280
無歯症 182
無髄神経 18

め

メタボリックシンドローム 291
メチシリン耐性黄色ブドウ球菌 201, 250, 252
滅菌 214
メラニン沈着症 194
免疫異常 155
免疫不全 223

も

盲孔 118
毛細血管 33
毛舌 195

や

薬剤関連顎骨壊死（MRONJ） 196
薬物併用 237
薬効成分 260

ゆ

有細胞セメント質 126, 129
有髄神経 18, 74
有病 278
遊離歯肉 127, 128
輸血 31
癒合歯（融合歯） 182

よ

要介護（要支援）認定 301
要観察歯（CO） 290
溶血 29
翼状突起 104

ら

蕾状期　147
ライフスタイル　283
卵円孔　104, 110
卵巣　2, 8, 62

り

罹患　278
リケッチア目　202
立方上皮　10
リボ核酸（RNA）　26
流行性耳下腺炎　196
良性腫瘍　180, 192
緑膿菌　202
臨界 pH　262
リン酸カルシウム　129, 140
臨床試験　280
リンパ　7, 11, 35
リンパ管　7, 35, 48
リンパ器官　35

る

類天疱瘡　193

れ

レセプター　203, 231, 232
レセプト　299
レチウス条　122

ろ

老化　94
労働安全衛生法　317
労働衛生管理　292
労働者災害補償保険（労災保険）
　298, 300, 301

わ

ワクチン　201, 204, 221
ワルシン腫瘍　197
ワルダイエル輪　99
彎曲徴　116

この度は弊社の書籍をご購入いただき、誠にありがとうございました。
本書籍に掲載内容の更新や訂正があった際は、弊社ホームページにてお知らせ
いたします。下記のURLまたはQRコードをご利用ください。

https://www.nagasueshoten.co.jp/BOOKS/9784816014444

イラストでわかる歯科医学の基礎　第5版　　　　　　　　　　　　　　　　　ISBN 978-4-8160-1444-4

© 2007.	3.15	第1版	第1刷
2008.	3. 6	第1版	第2刷
2010.	9.15	第2版	第1刷
2013.	2. 5	第2版	第2刷
2016.	2.19	第3版	第1刷
2019.	4. 1	第3版	第2刷
2021.	6.17	第4版	第1刷
2025.	1.20	第5版	第1刷

監　修　　村上秀明　天野　修　大川由一
　　　　　西村　康　吉田　篤

発行者　　永末英樹

印刷・製本　半七写真印刷工業株式会社

発行所　　株式会社　永末書店

〒602-8446　京都市上京区五辻通大宮西入五辻町 69-2
（本社）電話 075-415-7280　FAX 075-415-7290
永末書店 ホームページ　https://www.nagasueshoten.co.jp

＊内容の誤り、内容についての質問は、編集部までご連絡ください。
＊刊行後に本書に掲載している情報などの変更箇所および誤植が確認された場合、弊社ホームページにて訂正させていただきます。
＊乱丁・落丁の場合はお取り替えいたしますので、本社・商品センター（075 - 415 - 7280）までお申し出ください。

・本書の複製権・翻訳権・翻案権・上映権・譲渡権・貸与権・公衆送信権（送信可能化権を含む）は、株式会社永末書店が保有します。